Kohlhammer

Die Herausgeber

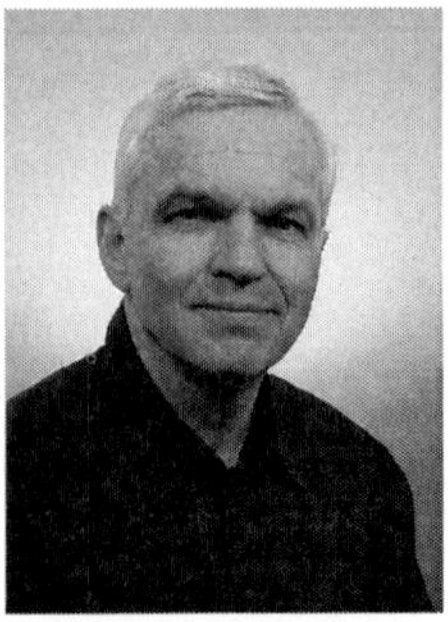

Helmut Rießbeck, Dr. med.
ärztlicher Psychotherapeut, tiefenpsychologisch fundiert, Allgemeinarzt, Internist, spezielle Psychotraumatologie (DeGPT), Weiterbildungen in Katathym Imaginativer Psychotherapie, EMDR, Ego-State Therapie, enaktive Traumatherapie (E. Nijenhuis), niedergelassen in freier Praxis, Supervisor von Einzel- und Gruppenpsychotherapie, Dozent für Psychotherapie regional und überregional, Mitbegründer von Ego- State Deutschland, Mitgründer und Vorsitzender des Traumahilfezentrums Nürnberg e.V., im Vorstand der Pierre-Janet Gesellschaft tätig, Arbeiten und Veröffentlichungen zu Teilemodellen der Persönlichkeit und dissoziative Störungen.

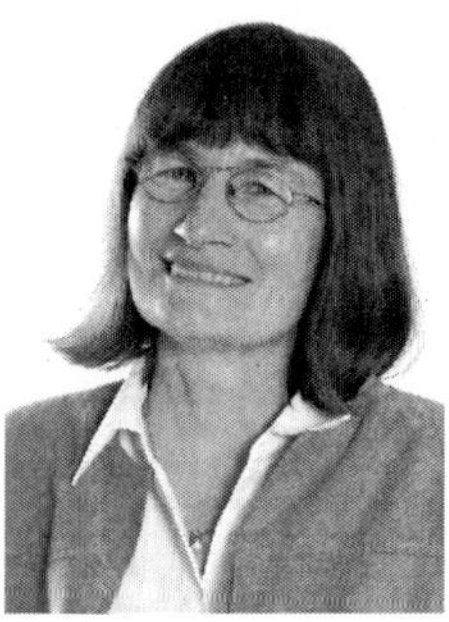

Müller, Gertraud, Dr. med.
Internistin, Psychotherapeutin, Weiterbildung in Katathym Imaginativer Psychotraumatherapie, seit 1989 Professorin an der Evangelischen Hochschule Nürnberg, langjährige Leitung des DAAD-Projektes »Qualifikation zukünftiger SozialpädagogInnen für die soziale Arbeit mit psychisch kranken und behinderten Menschen« im Rahmen des »Stabilitätspakts Südosteuropa«, Arbeitsschwerpunkte: Chronische Krankheiten, Psychotraumata. Seit vielen Jahren in eigener Praxis psychotherapeutisch tätig.

Helmut Rießbeck/Gertraud Müller (Hrsg.)

Traumakonfrontation – Traumaintegration

Therapiemethoden im Vergleich

Verlag W. Kohlhammer

Umschlagabbildung: Gerhard Rießbeck

1. Auflage 2019

Gesamtherstellung: W. Kohlhammer GmbH, Stuttgart

Print:
ISBN 978-3-17-035134-9

E-Book-Formate:
pdf: ISBN 978-3-17-035135-6
epub: ISBN 978-3-17-035136-3
mobi: ISBN 978-3-17-035137-0

Abkürzungsverzeichnis

AIP	Adaptive Information Processing
BASK	Behavior, Affect, Sensation, Knowledge (Cognition)
BLS	Bilaterale Stimulation
CARES	Constant Activation of Resourceful Ego States and Safety
CIPOS	Constant Installation of Present Orientation and Safety
DESNOS	Disorder of Extreme Stress Not Otherwise Specified
EMDR	Eye Movement Desensitization and Reprocessing
ES	Ego State
EST	Ego-State Therapie
K	Klientin
(k)PTBS	(komplexe) Posttraumatische Belastungsstörung
KReST	Körper-, Ressourcen- und Systemorientierte Traumatherapie
KIPT	Katathym Imaginative Psychotraumatherapie
ICD	International Classification of Diseases
IRRT	Imagery Rescripting & Reprocessing Therapy
NK	Negative Kognition
P	Patient/Patientin
PE	Prolonged Exposure
PITT	Psychodynamisch-Imaginative Traumatherapie
PK	Positive Kognition
RDI	Resource Development and Integration
RIT	Ressourcen Integrierende Therapie
SARI	Safety and Stabilisation/ Accessing/ Resolving and Restabilisation/Integration and Identity
SUC	Subjective Units of Comfort
SUD	Subjective Units of Discomfort
T	Therapeut/Therapeutin
TRIMB	Trauma Recapitulation with Imagination, Motion and Breath
VoC	Validity of Cognition

Verzeichnis der Autorinnen und Autoren

Besser, Lutz-Ulrich
FA für Psychiatrie und Psychotherapie, Psychotherapeutische Medizin, Kinder- und Jugendpsychiater. Spezialisiert auf die Behandlung posttraumatischer Störungen und Persönlichkeitsveränderungen. Tiefenpsychologische, KIP- und Körpertherapie-Ausbildung. System. Familientherapie- und Supervisorenausbildung. Traumatherapie, EMDR-Trainer für Kinder- und Jugendliche / EMDRIA-Europa. Gründer und Leiter des zptn. Traumalehrtherapeut in nationalen und internationalen Kontexten.

Leutner, Susanne
Dipl.-Psychologin und Psychologische Psychotherapeutin in Bonn, Praxis für Psychotherapie mit Erwachsenen, Kindern und Jugendlichen (TP). Dozentin und EMDR-Europa zertifizierte Supervisorin. Gemeinsame Leitung mit Elfie Cronauer des Instituts für Ego-State-Therapie (EST-Institut Rheinland), Bonn. Fortbildungen in EMDR (Supervisorin), PITT (Supervisorin und Teammitglied), Hypnotherapie, Ego-State-Therapie (Trainerin), Theorie der Strukturellen Dissoziation, ISSTD-Training, Gesprächspsychotherapie, Paar-, Familien- und Sozialtherapie. Langjährige stellvertretende Vorsitzende von EMDRIA Deutschland und Vorstandsmitglied von EMDR Europe.

Müller, Gertraud, Dr. med.
Internistin, Psychotherapeutin, Weiterbildung in Katathym Imaginativer Psychotraumatherapie, seit 1989 Professorin an der Evangelischen Hochschule Nürnberg, langjährige Leitung des DAAD-Projektes »Qualifikation zukünftiger SozialpädagogInnen für die soziale Arbeit mit psychisch kranken und behinderten Menschen« im Rahmen des »Stabilitätspakts Südosteuropa«, Arbeitsschwerpunkte: Chronische Krankheiten, Psychotraumata. Seit vielen Jahren in eigener Praxis psychotherapeutisch tätig.

Reddemann, Ulrike
Dipl.Psych., Psychologische Psychotherapeutin in eigener Praxis. Spezielle Psychotraumatherapie für Kinder, Jugendliche und Erwachsene (DeGPT), EMDR-Therapeutin (EMDRIA), Lehrtherapeutin und Supervisorin PITT, Lehrtherapeutin für Psychotraumatologie u. a. am Wieslocher Institut für systemische Lösungen (WISL). Personenzentrierte Psychotherapie (GwG), Fort- und Weiterbildungen in verhaltenstherapeutischen, tiefenpsychologischen, hypnosystemischen Verfahren, Somatic experiencing.

Rentsch, Isabelle, lic. phil.,
Eidg. anerkannte Psychotherapeutin in eigener Praxis in Zürich. Psychotherapeutin ASP/SBAP. Tiefenpsychologisch fundierte Gestaltende Psychotherapeutin und Kunsttherapeutin grad. DFKGT/GPK, Lehrtherapeutin und Supervisorin Psychodynamisch Imaginative Traumatherapie PITT®, Zusatzqualifikation Spezielle Psychotraumatherapie DeGPT. Diverse Lehraufträge (u. a. Pädagogische Hochschule Bern, Alanus Hochschule Alfter).

Riedeburg-Tröscher, Ines
Dipl. Psychologin, approbierte Psychologische Psychotherapeutin. Praktische Tätigkeit an verschiedenen Kliniken, Gestalttherapeutin, Kognitive Verhaltenstherapeutin, IRRT-Therapeutin, Praxis für Psychotherapie und Psychotraumatherapie in Wiesbaden, Leiterin des IRRT-Zentrums Wiesbaden, IRRT-Workshop Co-Leiterin bei Prof. M. Schmucker, IRRT-Supervisorin.

Rießbeck, Helmut, Dr. med.
ärztlicher Psychotherapeut, tiefenpsychologisch fundiert, Allgemeinarzt, Internist, spezielle Psychotraumatologie (DeGPT), Weiterbildungen in Katathym Imaginativer Psychotherapie, EMDR, Ego-State Therapie, enaktive Traumatherapie (E.Nijenhuis), niedergelassen in freier Praxis, Supervisor von Einzel- und Gruppenpsychotherapie, Dozent für Psychotherapie regional und überregional, Mitbegründer von Ego- State Deutschland, Mitgründer und Vorsitzender des Traumahilfezentrums Nürnberg e.V., im Vorstand der Pierre-Janet Gesellschaft tätig, Arbeiten und Veröffentlichungen zu Teilemodellen der Persönlichkeit und dissoziative Störungen.

Schmucker, Mervyn, Prof. Dr.
Psychologe, Urheber der IRRT, langjähriger Mitarbeiter von Prof. Aaron Beck (University of Pennsylvania), leitete dessen Ausbildungszentrum für kognitive Verhaltenstherapie; Zusammenarbeit mit Prof. Edna Foa in PTBS-Forschung; war Supervisand und Arbeitskollege von Jeffrey Young. Seit 2008 Senior Clinical Consultant an der Klinik am Waldschlößchen, Dresden; seit 2016 Trainer und Supervisor in den Oberbergkliniken; leitet in den deutschsprachigen Ländern IRRT-zertifizierte Trainings, Seminare, Workshops, Vorträge und Supervision.

Spangenberg, Ellen
Ärztliche Psychotherapeutin, Schwerpunkt Psychotraumatologie. Nach langjähriger Tätigkeit als Assistenz- und Oberärztin in traumatherapeutischen Kliniken seit 2008 niedergelassen in eigener Praxis. Seit 2006 Referentin für Psychotraumatologie. In ihren Fortbildungen vermittelt sie neben Grundlagen der Traumatherapie behutsame Ansätze der Traumabearbeitung wie die TRIMB-Methode. Dabei wird eine Haltung vermittelt, die die Selbstwirksamkeit und Würde der Patientinnen in den Mittelpunkt stellen.

Steiner, Beate
Dipl.-Psych., Psychologische Psychotherapeutin, Psychoanalytikerin (DGPT), Psychotraumatherapeutin (DeGPT). Lehrpsychotherapeutin und -analytikerin, Supervisorin und Dozentin, Leiterin des Instituts »Arbeitskreis für Psychotraumatologie und Katathym Imaginative Psychotherapie« in Darmstadt.

Weinberg, Dorothea
Dipl.-Psych., Mag. Theol., Psychologische Psychotherapeutin und Kinder- und Jugendlichenpsychotherapeutin. Schwerpunkt: Frühe Vernachlässigung und Traumaerfahrung im Kindesalter. Entwicklung von zwei kinderspezifischen Traumabehandlungsverfahren: Traumabezogene Spieltherapie und Strukturierte TraumaIntervention. Außerdem Bindungs- und Dissoziationstherapie. Dozentin, Fachbuchautorin und Institutsleiterin.

Inhalt

Vorwort

Erich Fried, Aufhebung

»Sein Unglück ausatmen können, tief ausatmen,
so dass man wieder einatmen kann
und vielleicht auch sein Unglück sagen können in Worten,
in wirklichen Worten, die Zusammenhänge und Sinn haben
und die man selbst noch verstehen kann und
die vielleicht sogar irgendwer sonst versteht oder verstehen könnte
und Weinen können,
das wäre schon fast wieder Glück«

(aus: Erich Fried, Beunruhigungen. Gedichte © 1984, 1997 Verlag Klaus Wagenbach, Berlin.)

Ein Weiterbildungsseminar für Therapeutinnen und Therapeuten am Traumahilfezentrum Nürnberg beschäftigte sich im Herbst 2017 einerseits mit der Frage, was wir bisher über Traumakonfrontation und -integration zu wissen glauben, andererseits wurde ein Strauß von weitgehend in Deutschland entwickelten, gelehrten und angewandten Traumakonfrontationsmethoden vorgestellt. Dieser Strauß war bunt und vielfältig: Erzählen, Malen, Imaginieren, Visualisieren waren kreative Möglichkeiten des Vorgehens. Neben Knospen gab es auch voll erblühte Blumen: Manche Methoden waren noch nicht in einem Buch veröffentlicht, andere mehrfach beschrieben. Manche waren evaluiert worden, andere nicht. Gemeinsam war allen, dass aufmerksame, engagierte, kreative, klinisch erfahrene und gut belesene Therapeutinnen und Therapeuten aufgrund ihres traumatherapeutischen Wissens und eigener Beobachtungen in der Praxis Methoden entwickelt hatten, die ihre Patientinnen und Patienten aus dem Gefangensein, Eingefrorensein in Erinnerungen an traumatisches Geschehen befreien, ihr Erleben wieder lebendiger, bunter machen sollten, auch wenn die Narben immer noch sichtbar waren. Erich Fried drückt dies in obenstehendem Gedicht sehr passend aus: »...Weinen können, das wäre schon fast wieder Glück«.

Die Veranstalter des Seminars wünschten sich, dass der Strauß nicht nur einmalig für die am Seminar Teilnehmenden blühte, sondern auch für andere eine Bereicherung darstellte, und so war die Idee zu einer Publikation geboren.

Der von uns gewählte Titel dieses Buches wirkt zuerst vielleicht technisch und sehr auf Prozeduren angelegt. Bei näherer Betrachtung werden Sie feststellen, die Autorinnen und Autoren beschäftigen sich hier mit einem klinisch praktisch schwierigen wie auch umstrittenen Bereich psychotherapeutischen Denkens und Handelns. Ein Bereich, der nicht nur Therapeutinnen und Therapeuten oft in große Unsicherheiten und Zwiespälte stürzt. Wir begegnen dem Leid, der Verletzung hier sehr direkt und damit auch zumindest implizit großen Fragen der menschlichen Existenz.

Die Begegnung mit Menschen, welche die Erinnerungslast traumatischer Erfahrungen durch ihr Leben schleppen, ist eine Alltagserfahrung für die meisten von uns. Sie ist keineswegs auf therapeutische Zusammenhänge beschränkt. Fast unmittelbar und reflexhaft versuchen die so Angesprochenen einerseits berührt und auch fasziniert, das Dargebotene in irgendeiner Weise zu entschärfen, zu umgehen oder ganz auszublenden. Es ist daher auch nicht verwunderlich, wenn Therapieansätze, die sich auf die traumatische Erinnerungslast fokussieren, zu intensiven polarisierenden Debatten führen.

Dies geschah auch im Vorfeld des vom Nürnberger Traumahilfezentrum (www.thzn.org) ausgerichteten Symposions im September 2017. Die Veranstalter wollten gezielt Methodiken vorstellen, die aus unterschiedlichen und zum Teil gegensätzlichen Grundannahmen entstanden. Dabei war die Erwartung, es werde sich zeigen, dass es sehr wesentliche Gemeinsamkeiten für alle diese Therapieansätze gibt. Da Veröffentlichungen über EMDR in der traumatologischen Literatur bereits einen prominenten Platz einnehmen, entschlossen wir uns EMDR als Basiskonzept nicht erneut darzustellen, sondern in Verbindung mit dem Ego-State-Konzept. Es waren sowohl mehr defensiv wie auch offensiv orientierte Methodiken vertreten.

Das Symposion selbst verlief sehr anregend. Wegen Terminschwierigkeiten konnten einige der wichtigen Referentinnen nicht teilnehmen, so dass das Bedürfnis wuchs, den Kongressband um einige Beiträge, den von Susanne Leutner, Ulrike Reddemann und Ellen Spangenberg zu erweitern. Natürlich kann der vorgelegte Band nicht umfassend sein, alleine schon dadurch, dass es strittig sein dürfte, welche traumafokussierte Therapiemethode im Kern integrativ wirkt. Eigentlich soll es das Ziel jeglicher Therapie sein, Belastungserfahrungen besser zu integrieren. Wir haben uns daher auf die Arbeitsweisen konzentriert, die mit traumatischer Erinnerungslast explizit umgehen.

Bereits im Symposion war klar – es wird kaum eine Methode geben, die sich als überlegen erweisen wird. So unterschiedlich die Erschütterungen auf Menschen mit ihren verschiedenen Lebensentwicklungen wirken, so verschieden sind Therapeutinnen und Therapeuten auch. Daher geben alle Autorinnen und Autoren auch eine Einführung in ihre Grundannahmen, insbesondere in die Grundhaltung, die bei der Arbeit mit traumatischer Last erforderlich ist. Hier gibt es in diesem Buch ein großes Maß an Übereinstimmung für die Orientierung an Würde, Wahlfreiheit, Vorhersehbarkeit und dem Prinzip der gleichen Augenhöhe.

Alle Methodiken dieses Werkes beschreiben Vier-Augen Therapien. Allerdings sind wohl auch gruppenbasierte Methodiken mit Aktualisierung traumatischer Erinnerung wirksam, wenngleich gegenwärtig noch zu wenig erforscht, um insbesondere in der niedergelassenen Praxis als Standard angewendet zu werden. Die enge Verzahnung von ressourcenaktivierender Gruppenarbeit mit traumafokussierender Einzeltherapie ist zwar schwer zu realisieren, wird sich vermutlich aber als besonders vorteilhaft erweisen.

Aufgefallen ist uns beim Schreiben des Buches, dass sehr viel Forschungsarbeit zu leisten wäre: Nicht nur die Wirksamkeit der einzelnen Methoden bzw. ihre Nebenwirkungen, (Differential-) Indikationen und Kontraindikationen sind (noch besser) zu untersuchen, sondern auch einzelne Wirkfaktoren – so könnten die therapeutischen Wirkungen vertieft und verstetigt werden. Gleichzeitig würden Anstrengungen und Belastungen für Patientinnen vermindert.

Als Herausgeber haben wir allen Wünschen widerstanden, die Beiträge zu vereinheitlichen. Sie sind daher hinsichtlich der Einteilung, des »Zungenschlages« recht unterschiedlich, und geben etwas von der Persönlichkeit der Autorinnen und Autoren wieder. Dies ermöglicht es den Lesenden sich leichter mit einzelnen Arbeitsweisen zu identifizieren oder auch beobachtende Distanz zu wählen. Transkripte waren uns ein besonderes Anliegen, der Lebendigkeit halber. Wir sind ohnehin der Überzeugung, dass Menschen Therapie letztlich vor allem in der persönlichen Begegnung mit erfahrenen Therapeutinnen und Therapeuten lernen können. In den jeweiligen Transkripten steht das »P:« für die direkte Rede von Patient/Patientin, das »T:« für die direkte Rede von Therapeut/Therapeutin.

Die einzelnen Beiträge bauen nicht direkt aufeinander auf. Gertraud Müller beleuchtet die Problematik der Traumakonfrontation und ihrer Wirkung grundsätzlich. Dann findet sich mit Lutz Besser, Helmut Rießbeck und Susanne Leutner eine Gruppe mit starken dissoziationspsychologischen Wurzeln und Verankerung im EMDR. Mervyn Schmucker und Dorothea Weinberg sind besonders mit der Konfrontation »in sensu« verbunden. Dorothea Weinberg nutzt dabei Malen, welches auch bei der katathym imaginativen Psychotraumatherapie von Beate Steiner üblich ist. Ulrike Reddemann, Beate Steiner und Ellen Spangenberg sind am eindeutigsten als imaginative Methoden zu verorten. Auf diese Weise erfährt das Buch eine Aufteilung in zwei Schwerpunkte. Helmut Rießbeck fasst Gemeinsamkeiten und Unterschiede der Methoden zusammen und zeigt in einem abschließenden Beispiel, wie multimodales Arbeiten gelingen kann.

Die »Gender-Debatte« hat uns auch in diesem Buch erfasst. Wir haben uns dafür entschieden als geschlechtsspezifische Anrede grundsätzlich die weibliche Form zu verwenden in Würdigung der Tatsache, dass Therapeutinnen und auch Betroffene insbesondere bei sexueller Gewalt überwiegend Frauen sind. Dies war der Wunsch der Mehrheit der Beiträgerinnen und Beiträger. Bei Tätern dann ausschließlich die männliche Form zu verwenden ist aber eine problematische Suggestion, welche die Wirklichkeit nicht zutreffend abbildet. Auch die von uns verwendete Schreibweise soll so verstanden werden, dass alle Geschlechtsidentitäten selbstverständlich angesprochen sind. Zum Glück sind die Dinge hier sehr im Fluss – die Zukunft wird hinsichtlich der Schreibweise sicher mehr Gelassenheit bringen.

Unser Dank als Herausgeber gilt unserer Lektorin, Frau Annika Grupp, die sorgfältig und kritisch ermutigend unser Projekt mit großer Geduld und Verständnis für technische Schwächen begleitet hat. Das Team des Traumahilfezentrums Nürnberg, insbesondere Edith Erhard, hat das Symposion mit Zuversicht und Ausdauer zum Erfolg geführt. Unsere Familien habe uns bei der Überwindung von Selbstzweifeln geholfen, und dabei, nicht dauerhaft an den Schreibtischen kleben zu bleiben.

In einer Zeit in der soziale Dominanz zum gesellschaftlichen Prinzip zu werden droht, sind Bücher die offenen Diskurs und kooperative Begegnung fördern sollen auch im psychotherapeutischen Bereich keine leichte Sache. Wir wünschen uns umso mehr diesen Austausch, auf Tagungen, Kongressen, Intervisionszirkeln, Trialogen mit Betroffenen und im öffentlichen Raum. Der vorliegende Band soll hierzu beitragen.

Hilde Domin, Wen es trifft

…
Keine Katze mit sieben Leben,
keine Eidechse und kein Seestern,
denen das verlorene Glied nachwächst,
kein zerschnittener Wurm
ist so zäh wie der Mensch,
den man in die Sonne
von Liebe und Hoffnung legt.
Mit Brandmalen auf seinem Körper
und den Narben der Wunden
verblaßt ihm die Angst.
Sein entlaubter
Freudenbaum
treibt neue Knospen,
selbst die Rinde des Vertrauens
wächst langsam nach.
…

(aus: Hilde Domin, Gesammelte Gedichte © S. Fischer Verlag GmbH, Frankfurt am Main 1987)

1 Einführung – grundsätzliche Überlegungen zur Traumakonfrontation und -integration

Getraud Müller

1.1 Einleitung

Im alten Griechenland wurde einst das Orakel gefragt, was die durch einen Speer verursachte, seit langem eiternde Wunde des Königs Telephos heilen könne. Die Antwort lautete: »der, der verwundet hat, soll auch heilen« (Rose, 2003, S. 224). Tatsächlich führten schließlich Eisenspäne eben dieser Waffe in Form einer Wundauflage zu einer zügigen Heilung des chronischen Geschwürs. Dies erscheint auf den ersten Blick widersprüchlich – das einst traumatisierende Agens wird zur Heilung benötigt. Ähnliches geschieht, wenn Patientinnen, die psychisch verwundet wurden, im Rahmen einer Konfrontation mit ihren Traumaerinnerungen Linderung ihrer psychischen Schmerzen erfahren – sie stellen sich noch einmal dem, was sie vielleicht am meisten fürchten und vermeiden.

Im ersten Kapitel soll diesem Paradox nachgegangen werden und es sollen theoretische Grundlagen für »Traumakonfrontation« und »Traumaintegration« gelegt werden, die dann im Zuge der Vorstellung verschiedener Traumakonfrontationsmethoden in den folgenden Kapiteln in praktische therapeutische Handlungsanweisungen umgesetzt werden. Theoretische Grundlagen der Psychotraumatologie werden verkürzt und nur insoweit dargestellt, als sie für das Verständnis der Wirkung von Traumaexposition notwendig sind. Da es noch kein vollständiges Theoriegebäude zu dieser Thematik gibt, werden sicherlich viele Fragen offenbleiben – zukünftige Forschergenerationen werden also noch ausreichend zu tun haben.

1.2 Trauma, Traumakonfrontation, Traumatherapie – Begriffsbestimmungen

1.2.1 Psychisches Trauma

Die in Deutschland wohl meistzitierte Definition für ein psychisches Trauma lautet:

> »Vitales Diskrepanzerlebnis zwischen bedrohlichen Situationsfaktoren und den individuellen Bewältigungsmöglichkeiten, das mit Gefühlen von Hilflosigkeit und schutzloser Preisgabe einhergeht und so eine dauerhafte Erschütterung von Selbst- und Weltverständnis bewirkt.« (Fischer & Riedesser, 2003, S. 82).

Die Autoren betonen, dass diese Paradoxie, nämlich in existenzieller Bedrohung nicht adäquat handeln zu können, nicht nur in seiner subjektiven und objektiven, sondern auch in seiner individualistischen und sozialen Dimension, sowie seiner Entwicklung im Laufe der Zeit, also dynamisch, gesehen werden müsste. Traumatische Ereignisse, wie z. B. Umweltkatastrophen oder Gewalterlebnisse können zu Krankheitssymptomen führen, die entweder spontan ausheilen oder aber wegen erheblicher Beeinträchtigungen zu krankheitswertigen Störungen führen.

1.2.2 Traumafolgestörungen

Traumatische Ereignisse können (müssen aber nicht!) zu Symptomen bzw. zu unterschiedlichen Krankheitsbildern führen, wobei es bei einmaliger Traumatisierung (Monotrauma) seltener zu krankheitsrelevanten Störungen kommt, wie z. B. zu einer Anpassungsstörung oder einer ggf. mit zeitlicher Latenz auftretenden posttraumatischen Belastungsstörung (PTBS) mit Symptomen der Übererregung, Vermeidung bzw. Intrusionen, wie Alpträumen oder Flashbacks. Mehrfachtraumatisierungen, insbesondere wenn sie in der Kindheit durch nahe Bezugspersonen verursacht werden, führen zu komplexeren Störungsbildern, die neben den Symptomen der PTBS nicht nur zu Störungen im interpersonellen und affektiven Bereich, wie z. B. Beziehungsstörungen oder Depressionen, sondern auch zu negativen Veränderungen des Selbstkonzepts führen (Reddemann & Wöller, 2017). Auch Folgen für die körperliche Stressregulation sollten Beachtung finden. Von den primären, also bei der Traumatisierung direkt durch die Überflutung des Informationsverarbeitungssystems entstandenen Folgen wie Übererregung, können sekundäre, traumakompensatorische, abgegrenzt werden, wie z. B. Suchterkrankungen oder Vermeidungsverhalten.

1.2.3 Traumapsychotherapie

Bereits seit Pierre Janet (van der Hart, Brown & van der Kolk, 1989) wird die Traumapsychotherapie in die drei Phasen Stabilisierung, Konfrontation und Integration der traumatischen Erfahrung in die Lebensgeschichte (Trauer und Neuorientierung) eingeteilt. Ulrich Sachsse (2009a) definiert *Stabilisierung* als das Erlernen der Fähigkeit Erregungsniveau, Affekte und dissoziatives Verhalten kontrollieren, sowie verletzten innere Anteile trösten zu können. *Traumakonfrontation/-exposition* wird insbesondere in der Verhaltenstherapie wie folgt definiert (Boos, A., 2014): Ein möglichst lebendiges und detailgetreues Wiedererleben des traumatischen Erlebnisses über einen längeren Zeitraum hinweg in der Vorstellung (in sensu).

Natürlich wäre auch eine Exposition in vivo denkbar. Im Gegensatz zum hier erwähnten »längeren Zeitraum« definieren Reddemann & Wöller (2017, S. 66) »schonender«: »Eine detaillierte Auseinandersetzung mit einer traumatisierenden Erfahrung als eine wohldosierte Konfrontation mit den traumatischen Szenen«. Einige Experten führen aus, dass der Begriff »Traumakonfrontation« schlichtweg falsch oder zumindest unscharf sei, da man ja keine Konfrontation mit einem vergangenen Trauma durchführen könne. Stattdessen komme es nur zu einer Begegnung mit inneren Sinneseindrücken, Gefühlen, Körpersensationen, also eigentlich

»mit Phantomen, Hirngespinsten, inzwischen dysfunktionalen Gerhirn-Engrammen« (Sachsse 2010, S. X). Wobei »Hirn-Engramme« zu kurz greift (»Reductive Physicalism«), ist doch der Mensch bzw. sind doch des Menschen Erinnerungen mehr als in der Materie Gespeichertes! (Nijenhuis, 2015). Durch die Konfrontation mit diesen Erinnerungen soll u. a. Traumatisches *prozessiert* werden. Hierunter versteht man die Verknüpfung von Informationen, die bisher getrennt gehalten wurden, so dass Verstehen möglich wird. Ein Prozess, der sich ggf. auch nach der Therapiestunde fortsetzt (Huber, 2011).

In der letzten *Therapiephase des Trauerns und Neubeginnens* geht es vor allem um die Akzeptanz des Erlittenen und die Trauer um traumabedingte Einschränkungen (Reddemann & Wöller, 2017). Eines der wichtigsten Ziele der gesamten Traumatherapie ist die *Integration*, nämlich der

> »Prozess der völligen Akzeptanz oder vielleicht besser Assoziation aller dissoziierten Aspekte, wie Gedanken, Gefühle, Ängste, Kognitionen, Erfahrungen, Gedächtnisinhalte. Diese Aufnahme des Abgespaltenen ins normale Bewusstsein kann innerhalb einer Therapie erfolgen, ist aber auch ein Prozess im Rahmen der natürlichen (spontanen) Traumaheilung« (Downing, 2003, Übersetzung der Autorin).

1.3 Theoretische Erwägungen zur Wirkungsweise der Traumakonfrontation

1.3.1 Furchtstrukturmodell – Wirkprinzip der Konfrontation: Habituation

Die eigene Sicherheit bedrohende Ereignisse, die eine intensive psychophysiologische Erregung auslösen, führen zur Ausbildung von Furchtstrukturen (Foa & Kozak, 1986), also Nervennetzwerken, die den bedrohlichen Stimulus ebenso beinhalten, wie kognitive und emotionale Elemente sowie körperliche Reaktionen. Triggerreize bzw. intrusives Wiedererleben führen über eine Teilaktivierung des Furchtnetzwerkes zu einem unkontrollierten Anstieg der Symptomatik, was durch Vermeidungsverhalten (kurzfristig) verhindert werden kann. Bei der Konfrontation mit den Erinnerungen an das traumatische Erleben über 10 bis 15 Minuten kommt es zu einer vollständigen Aktivierung des Furchtnetzwerks und zunächst zu einer starken Angstreaktion, die dann aber wieder abnimmt. Letztendlich wird die Furchtstruktur gelöscht. Gleichzeitig werden Informationen, die mit denen der Furchtstruktur inkompatibel sind, z. B. die sichernde Anwesenheit der Therapeutin, integriert, was zu einem Nachlassen der traumassoziierten Gefühle durch Gewöhnung (Habituation) führt. Ziel von Exposition ist letztendlich, dass die Betroffenen die gegenteilige Erfahrung machen, also dass Befürchtetes (z. B. ich werde sterben) nicht eintritt, Angst ausgehalten werden kann und abnimmt (für eine zusammenfassende Darstellung vgl. Boss, 2014, S. 35). Das Neulernen bei diesem Extinktionsmodell geht also über den Aufbau gegenregulatorischer Prozesse. Eine aktive

Hemmung aversiver, impliziter Gefühlszustände soll durch Wiederholungen aufgebaut werden – es handelt sich also eigentlich nicht um eine Löschung, sondern um zusätzliches, gegenregulatorisches Lernen – hier: Angst kann ausgehalten werden. (Hensel, 2017).

1.3.2 Traumagedächtnismodell – Wirkprinzip der Konfrontation: Integration und Verortung bzw. Vergeschichtlichung, Symbolisierung, Bildung eines Narrativs

Durch das hohe Erregungsniveau, das beim Abspeichern von traumatischer Erinnerung herrscht, kommt es zur Bildung verschiedener sensorischer, emotionaler, kognitiver und körperlicher Erinnerungsfragmente im implizite Gedächtnis, die im weiteren Verlauf durch Triggerreize erneut aktiviert werden können und nicht mit funktionalen Gedächtnisinhalten vernetzt sind, weshalb sie nicht überarbeitet oder verändert werden können. (Van der Kolk, Burbidge & Suzuki, 1998). Gleichzeitig werden das Sprachzentrum und die Aktivität des Hippocampus gehemmt, so dass eine zeitliche und räumliche Einordnung des Erlebten ebenso wenig gelingt, wie die Konstruktion eines Narrativs (Van der Kolk et al. 1998). Auch können Teile des Geschehens nicht erinnert werden (peritraumatische Dissoziation); andere werden, mitverursacht durch den hohen Adrenalinspiegel während der Traumatisierung, ins Gedächtnis scheinbar unveränderlich »eingebrannt« und verändern sich durch nachfolgende Erfahrung nicht. (Van der Kolk et al., 1998). Mittels der Konfrontation mit den traumatischen Erinnerungen werden dysfunktional gespeicherte, kompartimentierte Erinnerungen, wie die Teile eines Puzzles wieder zusammengesetzt (Prozession), zu einem Ganzen integriert (Integration) und ins semantische Gedächtnis übernommen, ein Narrativ wird ermöglicht, die Abspeicherung ins Dort und Damals gelingt.

1.3.3 Das Modell der Gedächtnisrekonsolidierung: Wirkprinzip der Konfrontation: Modifikation, Tilgung von »dysfunktionalen« Gedächtnisinhalten

Bisher war man der Meinung, dass unter hoher emotionaler Aktivierung Erlerntes, das im impliziten Gedächtnis gespeichert wird, also dem Bewusstsein nicht zugänglich ist, nur sehr schwer bis gar nicht veränderbar sei (► Kap. 1.3.2, der wie »eingebrannte« Traumagedächtnisinhalt). Dem widersprechen neuere, durch Experimente an Tieren und Menschen gewonnene Forschungsergebnisse: Emotional Erlerntes, das im impliziten Gedächtnis, also im Unbewussten gespeichert ist, kann getilgt werden, wenn der zu ändernde Gedächtnisinhalt 1) aktiviert wird, 2) gleichzeitig eine Erfahrung angeboten wird, die in Diskrepanz zum vormals Erlernten steht und zuletzt 3) eine Modifikation durch das Hinzufügen von etwas Neuem, Anderen erreicht wird (Ecker, Ticic & Hulley, 2016). Dies wäre beispielsweise beim klassischen EMDR-Protokoll (Shapiro, 1998) gegeben: Es wird ein Hotspot der traumatischen Erinnerung aufgerufen, z. B. der körperliche Angriff (= Aktivierung des Gedächtnisinhaltes), es wird die damalige Kognition »Ich sterbe« und die wünschenswerte Kognition z. B. »Ich lebe!« erarbeitet (= Diskrepanzerzeugung) und im Laufe der Prozessierung werden weitere Ressourcen »eingewebt« (= Hinzufügen von Neuem). Für die praktische Anwendung wichtig ist, dass sich die Rekonsolidierung nur auf den anvisierten, zum jetzigen Zeitpunkt dysfunktionalen Inhalt bezieht (im Beispiel die Kognition »Ich werde sterben«), andere Gedächtnisinhalte also nicht gelöscht werden und die Erinnerungen des expliziten Gedächtnisses davon unberührt bleiben. Das bedeutet, dass z. B. das traumatisches Geschehen, hier der Überfall, erinnert werden kann, ebenso, dass wahrscheinlich Angst empfunden wurde, aber die Angstreaktion wird nicht mehr ausgelöst (Ecker et al., 2016). Wichtig ist, dass es bei der Gedächtnisrekonsolidierung, also beim Überschreiben der »dysfunktionalen« Information, nur einer kurzen Exposition mit moderatem Arousal bedarf und die Symptomreduktion oft unmittelbar erfolgt und anstrengungsfrei aufrechterhalten werden kann. Dies steht im Gegensatz zum Extinktionslernen, das u. a. beim Furchtstrukturmodell (▶ Kap. 3.1) zugrunde liegt: Hier ist zum Aufbau gegenregulatorischer Prozesse – das neu Gelernte steht ja in Konkurrenz zu alten Gedächtnisinhalten – eine lange Exposition mit hohem Arousal und mehreren Wiederholungen erforderlich und die Symptomreduktion erfolgt nur allmählich (Hensel, 2017).

1.3.4 Das Modell der Strukturellen Dissoziation – Wirkprinzip der Konfrontation: Integration traumatisierter Persönlichkeitsanteile

Definiert man Konfrontation als ein möglichst lebendiges und detailgetreues Wiedererleben des traumatischen Erlebnisses über einen längeren Zeitraum hinweg in der Vorstellung (▶ Kap. 1.2.3), so würde dieses dritte Modell nicht aufgenommen werden können, da es bei ihm um die (tröstende, liebevolle) Begegnung mit einem traumatisierten Selbstanteil geht. Lässt man aber auch die Begegnung mit einem *Teil* des traumatischen Erlebnisses in der Vorstellung gelten, hier also die Begegnung mit dem Selbstanteil, der das Trauma erleiden musste, so wäre diese Betrachtungsweise eine fruchtbare Ergänzung. Den theoretischen Hintergrund bildet die Strukturelle Dissoziation der Persönlichkeit: Infolge der Traumatisierung bilden sich Persönlichkeitsanteile aus, die Erinnerungen an das traumatisierende Ereignis in sich tragen – es handelt sich um psychobiologische Systeme, die ein Selbstempfinden haben und innerhalb der Gesamtpersönlichkeit nicht ausreichend integriert sind (Van der Hart, Ellert, Nijenhuis, & Steele, 2008). Im Extremfall sind sie unbewusst, in weniger gravierenden Fällen will das Alltags-Ich (anscheinend normaler Persönlichkeitsanteil, ANP, Van der Hart, et al. 2008) mit den traumatisierten jüngeren Anteilen »nichts zu tun haben«, es will diese Anteile meiden, weil sie an das Trauma erinnern, von diesem »beschmutzt« sind. Regt man die tröstende Hinwendung zu diesen abgespaltenen Ego-States durch das innere Team, das Alltags-Ich oder Innere Helfer an (z. B. PITT ▶ Kap. 7, Katathym Imaginative Psychotraumatherapie ▶ Kap. 8, Ego-State-Therapie ▶ Kap. 3) so kommt es ebenfalls zu einer Integration, nämlich der des traumatisierten Selbstanteils.

Kernaussage

Neben dem klassischen Modell der Habituation und dem Extinktionsmodell (▶ Kap. 1.3.1) existieren neuere Modellvorstellungen, die besagen, dass auch implizit unter hoher emotionaler Erregung eingespeicherte im Jetzt dysfunktionale Gedächtnisinhalte unter ganz bestimmten Bedingungen modifiziert werden können (▶ Kap. 1.3.3), und eine Assoziation mit den durch die traumatische Übererregung bei der Einspeicherung fragmentierten Gedächtnisinhalten möglich ist, wodurch letztendlich eine Speicherung als Narrativ im biographischen Gedächtnis erfolgt (▶ Kap. 1.3.2).

1.4 Traumakonfrontation als ein methodischer Teil im Gesamtsetting Traumatherapie

1.4.1 Notwendigkeit einer Stabilisierungsphase vor der Exposition?

Wie weiter oben ausgeführt (▶ Kap. 1.2.3), steht Traumakonfrontation nicht für sich alleine, sondern ist Teil eines Therapiekonzeptes, das häufig in drei Phasen (Stabilisierung, Konfrontation, Neubeginn) gegliedert wird. Hochgradig umstritten ist im Diskurs der Therapierenden und Forschenden, ob eine Stabilisierung vor der Konfrontationsphase überhaupt notwendig ist, wie lange diese Phase insbesondere bei komplextraumatisierten Menschen dauern sollte, und ob bereits Stabilisierung allein schon zum Ziel führen könne. Letztendlich geht es um die Frage, ob durch eine zu lange Stabilisierung die Exposition, deren Wirksamkeit gut belegt ist, verhindert oder unnötig hinausgezögert wird (Neuner, 2008; Boos, 2014) oder aber, ob es durch eine verfrühte Exposition bei nicht ausreichend stabilen Patientinnen, insbesondere bei Vorliegen einer komplexen PTBS zu Nebenwirkungen, wie z. B. Dissoziation oder Überflutung mit traumatischen Gedächtnisinhalten mit deutlicher Symptomverschlechterung kommen könnte (Reddemann & Wöller, 2017; Cloître et al. 2011). Eine Wurzel dieser noch umstrittenen Frage ist die Tatsache, dass es die Diagnose »Komplexe posttraumatische Belastungsstörung« in der ICD 10 (World Health Organization, 2000) noch gar nicht gibt (im ICD 11 wird sie aufgenommen) und daher diese schwerer kranke Patientengruppe noch weniger beforscht ist, als diejenige mit einer einfachen PTBS. Auch wurde erstere aus manchen Studien ausgeschlossen oder ist ggf. frühzeitig aus der Studie ausgeschieden (Drop-Out-Rate). Allerdings haben Cloître et al. (2010) in einer randomisierten kontrollierten Studie belegt, dass Patientinnen mit einer komplexen PTBS durch Vorschaltung eines Skillstraining bessere Behandlungseffekte durch Konfrontation erzielten als ohne diese. Auch die ISTSS (International Society for Traumatic Stress Studies) empfiehlt in ihren Expert Consensus Treatment Guidelines for Complex PTSD in Adults (Cloître, et al. 2012) eine Stabilisierungsphase. Bei den Recherchen zu diesem Thema fiel auf, dass einige Autorinnen und Autoren, die eher zu den Gegnerinnen und Gegnern (langer) Stabilisierungsphasen zu zählen sind, bei den Voraussetzungen für die Konfrontation Eigenschaften beschreiben, die ggf. erst durch stabilisierende ressourcenorientierte Therapie zu erwerben sind, so dass auf diese Weise stabilisierenden Arbeit quasi durch die Hintertür wieder auf die Bühne tritt. So schreibt Boos (2014), dass Patienten mit stark dissoziativen Symptomen vor der Konfrontation anti-dissoziative Skills lernen sollten, oder Hensel (2017) plädiert dafür, dass das Kind über ausreichend Ressourcen oder Skills verfügen sollte, um eine störungsfreies Prozessieren möglich zu machen. Der Autor bringt es auf den Punkt: Es kommt nicht auf die Länge der Phase an oder darauf, ob ein sicherer Ort imaginativ erarbeitet wurde, sondern darauf, ob die Patientin so gut auf die Prozessierungsarbeit vorbereitet ist, dass sie bei Kontakt mit belastendem Material assoziiert bleiben und den dualen Aufmerksamkeitsfokus in Gegenwart der Therapeutin aufrechterhalten kann (Hensel, 2017). Zusammenfassend geht es weniger um die Frage Stabilisierung vor Konfrontation »Ja« oder »Nein«, sondern darum, ob die Patientinnen stabil genug sind, die Konfrontationsarbeit in der von den Therapeutinnen ausgewählten Dosierung ohne schädigende Nebenwirkungen zu durchlaufen. Gut ist, wenn sich die Therapeutinnen immer bewusst sind, dass sie sich im Spannungsfeld von potenzieller Schädigung ihrer Patientinnen durch zu lange Stabilisierung d. h. gemeinsame Vermeidung von Exposition und zu früher Konfrontation mit dem Risiko erheblicher Destabilisierung der Kranken (Sachsse 2010) bewegt. Wesentlich scheint, dass neuronale Netzwerke, die Ressourcen beinhalten, deutlich aktiver sind als traumaassoziierte (Sack, 2010).

In diesem Zusammenhang ist auch zu fragen, ob die beiden Therapiebausteine in der Praxis so trennscharf unterschieden werden können: Bei der Pendeltechnik (Sack, 2010), also wenn Patientinnen in kurzen Abständen in Gegenwart der Therapeutin zwischen einer belastenden Erinnerung, beispielsweise ihre Hilflosigkeit und dem gegenteiligen Ressourcenbild, also z. B. einer Situation vollständiger Bemächtigung hin- und herpendeln, finden beide »Phasen« fast gleichzeitig statt. Auch inhaltlich sind sie nicht so klar zu trennen, wie die Definitionen suggerieren, wirkt doch eine gute konfrontative Arbeit unmittelbar stabilisierend (Sack, 2010).

1.4.2 Weitere für die Konfrontationstherapie wichtige Settingvariablen

Da eine konfrontative Behandlung größtmögliche Sicherheit im Hier und Jetzt voraussetzt, sollte das ganze Therapiesetting dem entsprechen – das geht von finanzieller Absicherung der Therapie (stehen ausreichend Therapiestunden zur Verfügung?) über eine gute Diagnostik (hierbei muss z. B. auch die Struktur- und Bindungsdiagnose gestellt sein) bis zum Aufbau einer sichernden, haltenden Beziehung zur Therapeutin mit der Grundhaltung der Ressourcenorientierung und »parteilicher Abstinenz« (ausführlich vgl. z. B. Reddemann & Wöller, 2017 S. 33 ff.). Ein gemeinsam erarbeiteter, traumaadaptierter Behandlungsplan ist selbstverständlich.

1.5 Indikationen, Kontraindikationen, Wirkungen, Nebenwirkungen der Traumakonfrontation

1.5.1 Indikationen/Kontraindikationen

Logischerweise sind Indikationen krankheitswertige Traumafolgestörungen – und nicht »das Trauma« (Sack, 2010) –, die durch eine konfrontative Behandlung gebessert werden können, wie »traumareaktiv definierte Zustände von intrusivem Wiedererleben und affektiver Überflutung sowie die häufig daraus resultierenden Verhaltensänderungen« (Flatten et al. 2013, S. 74).

Laut der S3-Leitlinie gilt: Eine ausreichende innere oder äußere Sicherheit der Patientin ist Voraussetzung für eine Expositionsbehandlung. Weiterhin natürlich die Zustimmung der gut informierten Patientin. Absolute Kontraindikationen sind: Täterkontakt mit Traumatisierungsrisiko, akute Suizidalität und akute Psychose. Relative Kontraindikationen: Mangelnde Affekttoleranz, schwere Dissoziationsneigung, unkontrolliertes autoaggressives Verhalten, mangelnde Distanzierungsfähigkeit zum traumatischen Ereignis und eine hohe psychosoziale oder körperliche Belastung (Flatten et al. 2013, S. 81).

Neben den für viele unterschiedliche psychotherapeutische Verfahren geltenden Kontraindikationen psychotisches Erleben und Suizidalität, gilt für die Traumakonfrontation noch eine spezifische absolute Kontraindikation, nämlich die des Täterkontaktes mit Traumatisierungsrisiko. Diese ergibt sich schon allein aus der Tatsache, dass »dysfunktionales« Verhalten, wie erhöhte Vigilanz, das ggf. durch die Traumakonfrontation bearbeitet werden soll, ja für eine Klientin mit Täterkontakt noch funktional ist. Eine Klientin, die weiterhin Übergriffen ausgesetzt ist, braucht ggf. ihre Fähigkeit zur Dissoziation, die sich durch die konfrontative Arbeit verringern würde, um die Übergriffe besser zu überstehen. (Sachsse, 2009b).

Die Begründung für die relativen Kontraindikationen ist nicht schwer zu erschließen – es geht letztendlich um ausreichende Stabilität, eine Konfrontation mit traumatischem Material ohne anhaltende Dissoziation bzw. Exazerbation von Komorbiditäten (Flatten et al., 2013) durchstehen zu können. Spangenberg (▸ Kap. 9) führt als relative Kontraindikationen zusätzlich eine bestehende Schwangerschaft an, da sich die Belastungen, die durch die Exposition ausgelöst werden können, auch auf das ungeborene Kind übertragen könnten. Auch warnt sie vor Prozessarbeit an einem Trauma während eines laufenden Gerichtsverfahrens, das dieses Trauma zum Inhalt hat, um sich nicht dem Vorwurf der Produktion eines »False Memories« auszusetzen.

1.5.2 Wirkungen und Nebenwirkungen

Allgemein gesprochen soll durch die Traumasynthese infolge der Expositionsbehandlung »die traumatische Erfahrung erinnerbar werden […] ohne dass durch die Erinnerung Symptome ausgelöst werden.« (Sachsse, 2009b). Wirksamkeitsnachweise sind vor allem für die kognitive Verhaltenstherapie und EMDR erbracht worden (▸ Kap. 1.6.3).

Bei der Recherche zu Nebenwirkungen von Konfrontationsbehandlungen fiel auf, dass diese von einigen Autoren kaum erwähnt werden (z. B. Tagay, Schlottbohm, & Lindner, 2016; Boos, 2014). Auch findet man den Hinweis, dass »eine systematische Forschung zur Frage der Risiken und Nebenwirkungen der als wirksam identifizierten Verfahren fehlt« (Flatten et al., 2013, S. 75; vgl. auch Neuner, 2015, S. 431).

Nun gibt es in der Medizin die alte Weisheit: »Alles, was wirkt hat auch Nebenwirkungen«, da ja Wirkungen und Nebenwirkungen manchmal gekoppelt sind: So wird eine Patientin, die Schmerzmittel einnimmt, keine Schmerzen mehr verspüren, aber natürlich auch Warnsignale, die von Schmerzen ausgehen, nicht mehr wahrnehmen, also ggf. verspätet ärztliche Hilfe aufsuchen. Gibt es solche spezifischen, an die Wirkung gekoppelten Nebenwirkungsphänomene auch bei der Expositionsbehandlung? Wenn Traumasynthese die auch schützende Dissoziation aufhebt, könnten Patientinnen in größere Konflikte mit nahen Bezugspersonen gestürzt werden, wenn sie während der Konfrontation z. B. die Tatbeteiligung der Mutter am Geschehen erstmals erkennen oder aus der vollständigeren Wahrnehmung des Unfassbaren heraus, heftige Sinnfragen aufgeworfen werden, die die Patientin in eine ggf. suizidale Krise stürzen können (Sachsse, 2009b). Diese Art der Nebenwirkungen bezeichnet Neuner (2015, S. 430 f.) als »ambivalent«, da ein realistischerer Blick auf nahe Beziehungen ja auch durchaus positive Folgen haben könnte.

Weiterhin ist das Prozessieren sehr anstrengend, was evtl. in den nächsten zwei Folgetagen durch spontanes Nachprozessieren noch weiterhin spürbar wird und zu einer vorübergehenden Verschlechterung des Befindens führen kann (Reddemann & Wöller, 2017).

Eine andere Art von Nebenwirkungen sind diejenigen, die entstehen, wenn ein Verfahren nicht lege artis eingesetzt wird, also z. B. eine Nichtbeachtung von Kontraindikationen. Im Falle der Traumakonfrontation wäre dies z. B. eine fehlende Passung zwischen der Stabilität der Patientin und der Belastung durch das gewählte Verfahren. Dies könnte zu Überflutung mit traumatischen Material und Dekompensation führen, wie Einsetzen selbstverletzenden Verhaltens oder eines Suchtmittels, zur »Bewältigung« des Nichtaushaltbaren insbesondere bei komplextraumatisierten Patientinnen, bis hin zu einer schweren suizidalen Krise. Wobei außer der Studie von Pitmann et al. (1991), der nach einer traumakonfrontativen Behandlung als Nebenwirkungen Rückfall in Alkoholabhängigkeit, Verschlimmerung einer Depression und Panikstörungen beschreibt, kaum belastbare Literaturhinweise zu dieser Art von Nebenwirkungen zu finden sind (Neuner, 2015). Berichte von Klinikern über solche »katastrophal verlaufenden Einzelfälle« finden sich hingegen (Sachsse, 2010).

1.6 Zur Frage der Dosierung der Traumakonfrontation

1.6.1 Theoretische Vorüberlegungen

Um nochmals die eingangs dargestellten Metapher aufzugreifen – in diesem Kapitel stellt sich die Frage, ob man mit dem Speer, der die Wunde schlug, nochmals zustechen muss oder ob auch eine Auflage aus Eisenspänen (wie viele?) der Waffe ausreichend ist, um eine Heilung der Wunde zu erreichen. Wenn man von der Prämisse ausgeht, dass man die Patientinnen mit der geringstmöglichen Belastung und dem kleinsten Risiko bei ihrer Heilung unterstützen soll, so würde man die Methode wählen, die mit der geringsten potenziellen Schädigung den größtmöglichen Nutzen hervorbringt. Da es »weiterhin eine ungeklärte Forschungsfrage ist, wie viel Konfrontationsdosis notwendig ist« (Boos, 2014, S. 51), sollen hier zumindest einige theoretische Überlegungen folgen:

Wenn der heilsamen Wirkung von traumabedingtem Leiden die Theorie des Traumagedächtnisses (▸ Kap. 1.3.2.) bzw. der Gedächtniskonsolidierung (▸ Kap. 1.3.3.) zugrunde liegt, erübrigen sich prolongierte Expositionen mit vielen Wiederholungen nach dem Habituation/Extinktions-Paradigma (▸ Kap. 1.3.1.). Die oben erwähnte gut erwiesene Wirksamkeit nicht nur der prolongierten Exposition sondern auch von EMDR stützt diese Annahme. Hält man sich akribisch an das Traumagedächtnismodell (▸ Kap. 1.3.2.) so müsste man (alle?) Erinnerungsfragmente wie die Teile eines Puzzles zu einem kompletten Bild in mühsamer Kleinarbeit zusammensetzen. Wendet man das Gedächtniskonsolidierungsmodell an, so genügt eine Aktivierung des Traumnetzwerkes (wie intensiv? An welchem »Ende«?) mit anschließender Diskrepanzerzeugung und Modifikation, oder um mit Ellen Spangenbergs Worten zu sprechen (▸ Kap. 9): Es reicht aus, die große Zehe kurz ins kalte Wasser zu halten....

Wollte man die »niedriger dosierten« Konfrontationsmethoden, wie TRIMB als solche anerkennen, müsste man übrigens auch die oben erwähnten Definition von Reddemann & Wöller (2017, S. 66) für Konfrontation wie folgt ändern: Eine detaillierte Auseinandersetzung mit einer traumatisierenden Erfahrung als eine wohldosierte Konfrontation mit den traumatischen Szenen *bzw. Teilbereichen hiervon.*

Soweit die logischen, theoretischen Überlegungen. Die Kunst in der Praxis ist es nun, die Aktivierung der Traumanetzwerke so zu dosieren, dass die Patientinnen keine gravierenden Nebenwirkungen erleiden, also nicht unkontrolliert belastenden Erinnerungen ausgesetzt sind und deshalb gegebenenfalls anhaltend dissoziieren müssen und trotzdem von der Behandlung profitieren. Hierfür wurden unterschiedliche Dosierungstechniken entwickelt:

1.6.2 Dosierungstechniken

Distanzierung

Das Wort (von lateinischen »Distancia« = Abstand) bedeutet von jemanden/etwas abrücken (Wissenschaftlicher Rat der Dudenredaktion, 2000, S. 349). Im Rahmen der

Konfrontationstherapie soll möglichst viel Abstand zum erinnerten traumatischen Geschehen erfolgen, also das Gegenteil von Überflutung, oder wie Martin Sack (2010) es ausdrückt: Es geht um ein Abbremsen der Aktualisierung traumatischer Erinnerung, so dass die Patientinnen in einem Erregungsniveau bleiben, in dem Lernerfahrungen möglich sind. Dies geschieht z. B. in der Bildschirmtechnik durch die Vorstellung, das damalige Erleben sei ein Film, der auf einem imaginierten Bildschirm abläuft (► Kap. 2), durch die Beobachtung der Szene von außen, als geschähe es einer anderen Person bzw. eben einem jüngeren Ich (► Kap. 7, PITT). Auch das »Einfrieren« eines sog. Hot Spots in einem Standbild (► Kap. 9, TRIMB) könnte hierzu gerechnet werden.

Portionieren

Die zu betrachtenden Erinnerungsszene kann in Teile aufgesplittert werden, (z. B. mehrere Hot Spots) und diese können nach und nach bearbeitet werden.

Fraktionierung

Es werden nicht Wahrnehmungen, Emotionen, Kognitionen etc. gleichzeitig durchgearbeitet, sondern nacheinander in mehreren Durchgängen, wie es beispielhaft bei D. Weinbergs Methode (► Kap. 6) über Comiczeichnungen erfolgt, die in mehreren Durchgängen vervollständigt werden.

Dissoziation

Die während eines traumatische Geschehens spontan und unbewusst ablaufende Reaktion wird bewusst zur Verringerung der Belastung bei Konfrontation eingesetzt, wenn zum Beispiel jüngere, verletzliche Teile vorher imaginativ an einen sicheren Ort gebracht werden oder nur ein beobachtender Teil die traumatische Szene verfolgt (► Kap. 7, PITT).

Die »Gretchenfrage«, die alle diesen Techniken zugrundeliegt, bleibt: Wird das Traumanetzwerk ausreichend erregt, um ein Prozessieren anzuregen? Hierzu zwei Gedankenexperimente: Wenn für die Prozessierung das nochmalige Spüren der damaligen Emotionen unabdingbar wäre (was wir noch nicht wissen!), so könnte eine Methode, die ausschließlich mit einer »emotionsneutralen« Beobachtung arbeitet, nicht wirken. Auch würde sich dann die Frage stellen, ob das traumatisierte Ich, dessen traumatisches Erleben konfrontiert werden soll, aus sicherer Entfernung nur (möglichst unbeteiligt) zusehen darf oder aber auch dosiert Gefühle wiedererleben muss? Sollte es jedoch unabdingbar sein, dass alle Qualitäten des Erlebens von damals (Affekte, Kognitionen, Körpersensationen, Wahrnehmungen) durchgearbeitet werden müssen, dann dürften die »sanfteren« Methoden der Traumabearbeitung, wie z. B. TRIMB (► Kap. 9) oder das Pendeln nicht weiterhelfen.

Womit wir beim nächsten Thema angelangt sind, nämlich der Frage, welche Wirksamkeitsnachweise bisher erbracht wurden.

1.6.3 Wirksamkeitsnachweise

Am Anfang dieses Absatzes steht selbstverständlich die Frage, was als Beweis der Wirksamkeit gelten sollte. Neben der (unterschiedlichen) Definition von ganz konkreten Kriterien für Heilung bzw. Besserung, gibt es einen Diskurs darüber, ob die randomisiert-kontrollierte Studie (RCD) der einzig zulässige Königsweg der Erkenntnis ist, ob auch naturalistische Studien herangezogen werden dürfen oder gar die klinische Erfahrung (Reddemann & Wöller, 2015)? Weiterhin kann die Konfrontationsmethode bzw. -dosis nicht isoliert betrachtet werden, sondern auch das gesamte Setting inklusive der oben erwähnten Frage der Notwendigkeit einer Stabilisierung(-sphase), sowie die Ein- und Ausschlusskriterien (komplexe PTSD? Komorbiditäten?) spielen eine bedeutsame Rolle. Einigkeit herrscht allenfalls darüber, dass konfrontative Anteile für eine wirksame Traumatherapie unabdingbar sind und dass der Nachweis für die Wirksamkeit der kognitiv-behavioralen Expositionstherapie und das EMDR auch mittels RCD erbracht sind (für eine Zusammenfassung entsprechender Studien vgl Flatten et al. 2013, S. 68–73, S. 74–78; Tagay, Schlottbohm, & Lindner, 2016, S. 125–127).

Der Forschungsstand hinsichtlich der Behandlung der komplexen Posttraumtischen Belastungsstörung bzw. von Patientinnen mit Komorbiditäten ist jedoch noch nicht befriedigend.

Der wissenschaftliche Nachweis, dass die in diesem Buch vorgestellten Verfahren positive Wirkungen haben, ist teilweise durch Studien erbracht (z. B. PITT, IRRT). Der größte Teil kann sich aber *nur auf positive klinische Erfahrungen* stützen. *Nur?* In meinen Augen sind die klinischen Beobachtungen der positiven Wirkung eines psychotherapeutischen Verfahrens *immer* der Ausgangspunkt, die erste Voraussetzung für weitere Forschungen und gegebenenfalls eine sich daraus entwickelnde, später ggf. »evidence based« Erfolgsmethode! Es wäre *sehr wünschenswert* in weitere diesbezügliche Forschung zum Wohle der betroffenen Patientinnen und Patienten zu investieren!

1.7 Kernaussagen

Kernaussage

Für viele Patientinnen mit einer posttraumatischen Belastungsstörung sind konfrontative Methoden ein unabdingbares Teilelement der Gesamttherapie zur Verbesserung der Symptomatik mit nachgewiesener Wirksamkeit. Wahrscheinlich kommt es vor allem zu einer Rekonsolidierung des Traumagedächtnisses und damit zu einer besseren Integration vormals kompartimentierter mentaler und Körpergedächtnisinhalte und weniger zu einer Extinktion. Um Nebenwirkungen zu vermeiden, muss die Passung zwischen der Dosierung der Konfrontationsbehandlung und der psychischen Stabilität der Patientinnen stimmig sein. Wichtig ist die Unterscheidung von Patientinnen mit Monotraumatisierung und komplexer posttraumatischer Belastungsstörung: Bei letzterer Gruppe ist auf ausreichende Stabilität vor der möglichst sanften Traumaprozessierung ganz besonders zu achten! In welchem Maße das Traumanetzwerk aktiviert werden muss, um die gewünschte integrative Wirkung zu entfalten, ist noch nicht ausreichend geklärt.

Literatur

Boos, A. (2014). *Kognitive Verhaltenstherapie nach chronischer Traumatisierung – ein Therapiemanual*. Göttingen: Hogrefe.

Cloître, M., Courtois, C. A., Ford, J. D., Green, B. L., Alexander, P., Briere, J. et.al. (2012). *The ISTSS expert consensus treatment guidelines for complex PTSD in adults*. Zugriff am 13.07.2018 unter https://www.istss.org/ISTSS.../ISTSS-Expert-Concesnsus-Guidelines-for-Complex-PTSTreatment for PTSD related to childhood abuse: a randomized controlled trial.

Cloître, M., Stovall-McClough, K. C., Nooner, K., Zorbas, P., Cherry, S., Jackson, C., L., Gan, W. & Petkova, E. (2010). Treatment for PTSD related to childhood abuse: A randomized controlled trial. *American Journal of Psychiatry, 167*, 915–924.

Cloître, M., Courtois, C. A., Charuvastra, A., Carapezza, R., Stolbach, B. C., & Green, B. L., (2011). Treatment of complex PTSD: Results of the ISTSS expert clinician survey on best practices. *Journal of Traumatic Stress, 24*, 615– 627.

Downing, R. (2003). *Understanding integration*. Zugriff am 04.09.2018 unter https://www.sidran.org/resources/for-survivors-and-loved-ones/understanding-integration.

Ecker, B., Ticic, R. & Hulley, L. (2016). *Der Schlüssel zum emotionalen Gehirn Mit Gedächtniskonsolidierung die Ursachen von Symptomen beseitigen*. Paderborn: Jungfermann.

Fischer, G. & Riedesser, P. (2003). *Lehrbuch der Psychotraumatologie*, (3. aktualisierte und erweiterte Auflage). Stuttgart: Reinhardt.

Flatten, G., Gast, U., Hofmann, A., Knaevelsrud, C., Lampe, A., Liebermann, P., Maercker, A., Reddemann, L. & Wöller, W. (2013). *Posttraumatische Belastungsstörung Leitlinie und Quellentext*. Stuttgart: Schattauer.

Foa, E. B. & Kozak, M. J. (1986). Emotional processing of fear: Exposure to correcting information. *Psychol. Bull, 99*, 20–35.

Hensel, T. (2017). *Stressorbasierte Psychotherapie Belastungssymptome wirksam transformieren – ein integrativer Ansatz*. Stuttgart: Kohlhammer.

Huber, M. (2011). Stabilisieren und/oder Prozessieren? Was hilft Traumata hinter sich zu lassen? In Huber, M. (Hrsg.), *Viele sein. Ein Handbuch*, (S. 201–221). Paderborn: Jungfermann.

Janet, P. (1923/2002). *La médicine psychologique*. Chicoutimi, Québec, Canada.

Neuner, F. (2008). Stabilisierung vor Konfrontation in der Traumatherapie – Grundregel oder Mythos? *Verhaltenstherapie, 18*, 10–118.

Neuner, F. (2015). Risiken und Nebenwirkungen der Traumatherapie. In Seidler, G., H., Freyberger, H. J. & Maercker, A., (Hrsg.) *Handbuch der Psychotraumatologie*, (S. 424–432). Stuttgart: Klett-Cotta.

Nijenhuis, E. (2015) The trinity of trauma: Ignorance, fragility and control, Göttingen: Vanderhoeck & Ruprecht.

Pitmann, R. K., Altmann, B., Greenwald, E., Longpre R. E., Macklin, M. L., & Poire, R. E. (1991). Psychiatric complications during flooding therapy for posttraumatic stress disorder. *Journal of Clinical Psychiatry, 52*, 17– 20.

Priebe, K., Steil, R., Kleindienst, N., Dyer, A. S., Krüger, A. & Bohus, M., (2012). Psychotherapie der Posttraumtischen Belastungsstörung nach sexuellem Missbrauch: Ein Überblick über die Datenlage. *Psychother Psych Med, 62*, 5–17.

Reddemann, L. & Wöller, W. (2015). Psychodynamische Verfahren. In G. H. Seidler, H. J. Freyberger & Maercker, A. (Hrsg.) *Handbuch der Psychotraumatologie*, (S. 673–683) (2. Auflage). Stuttgart: Klett-Cotta.

Reddemann, L. & Wöller, W. (2017). *Komplexe Posttraumatische Belastungsstörung*. Göttingen: Hogrefe.

Rose, H. J. (2003). *Griechische Mythologie. Ein Handbuch*. München: Beck.

Sachsse, U. (2009a). Sei Borderline! In U. Sachsse (Hrsg.), *Traumazentrierte Psychotherapie* (S. 192–195) (2. Nachdruck). Stuttgart: Schattauer.

Sachsse, U. (2009b). Traumaexposition. In U. Sachsse (Hrsg.), *Traumazentrierte Psychotherapie* (S. 262–288) (2. Nachdruck). Stuttgart: Schattauer.

Sachsse, U., (2010), Geleitwort. In: M. Sack, Schonende, *Traumatherapie*, (S. III–XI). Stuttgart: Schattauer.

Sack, M. (2010). *Schonende Traumatherapie*. Stuttgart: Schattauer.

Shapiro, F. (1998). EMDR – *Grundlagen und Praxis. Handbuch zur Behandlung traumatisierter Menschen*. Paderborn: Jungfermann.

Spangenberg, E. (2015). Behutsame Trauma-Integration (TRIMB). *Belastende Erfahrungen lösen mit Atmung, Bewegung und Imagination*. Stuttgart: Klett-Cotta

Tagay, S., Schlottbohm, E. & Lindner, M. (2016). *Posttraumatische Belastungsstörung Diagnostik, Therapie und Prävention*. Stuttgart: Kohlhammer.

Wissenschaftlicher Rat der Dudenredaktion (Hrsg.). (2000). *Duden. Das große Fremdwörterbuch*. Mannheim: Dudenverlag.

World Health Organisation/ Dilling, H., Mombour, W. & Schmidt, M. H. (2000) *Internationale Klassifikation psychischer Störungen. ICD-10 Kapitel V (F) Klinisch-diagnostische Leitlinien*. Bern: Huber.

World Health Organization (2018). *ICD 11 Mortality and Morbidity Statistcs (ICD-11 MMS)*. Zugriff am 29.12.2018 unter https://icd.who.int/browse11/l-m/en.

Van der Hart, O., Brown, P. & van der Kolk, B. (1989). Pierre Janet's treatment of post-traumatic stress. *Journal of Traumatic Stress, 2*, 379–395.

Van der Hart, O., Ellert R. S., Nijenhuis, E. R. & Steele, K. (2008). *Das verfolgte Selbst*. Paderborn: Jungfermann

Van der Kolk, B. A., Burbidge, J. A. & Suzuki, J. (1998). *Die Psychobiologie traumatischer Erinnerung*. In A. Streek-Fischer (Hrsg.), Adoleszenz und Trauma, (S. 57–98). Göttingen: Vandenhoeck & Ruprecht.

2 Screentechnik KReST™ (Körper-, Ressourcen- und Systemorientierte Traumatherapie) Eine sanfte Methode der Traumakonfrontation, -synthese und -integration

Lutz-Ulrich Besser

2.1 Einleitung

Als traumatische Lebenserfahrungen bezeichnen wir bekanntlich Erlebnisse, in denen Menschen – objektiv oder subjektiv – plötzlich, langanhaltend oder auch wiederholt in existentiell bedrohliche und ausweglose Situationen geraten. Solche Situationen in der sog. »Traumatischen Zange« (Huber, 2003a) oder auch im sog. »Inescapable Shock« (Wilson & Raphael, 1993) sind dadurch charakterisiert, dass zerstörerische Kräfte physikalischen Ursprungs, Naturgewalten oder von Menschen ausgehende zerstörerische Gewaltausübungen auf Personen einwirken, ohne dass Kontakt zu einer schützenden Bindungsperson besteht oder sich der Betroffene durch Flucht oder Kampf dieser Bedrohung entziehen bzw. sie abwehren könnte und nur noch äußere und innere Erstarrung, also Dissoziation (d. h. partielle Abspaltung vom Bewusstsein als Überlebensmechanismus) übrig bleibt.

Fischer und Riedesser definieren traumatische Erfahrungen als »vitales Diskrepanzerlebnis zwischen bedrohlichen Situationsfaktoren und den individuellen Bewältigungsmöglichkeiten, das mit Gefühlen von Hilflosigkeit und schutzloser Preisgabe einher geht und so eine dauerhafte Erschütterung von Selbst- und Weltverständnis bewirkt.« (Fischer & Riedesser, 1998, S. 79).

Sigmund Freud definierte schon 1920 Traumata als »... ein Erlebnis, welches dem Seelenleben innerhalb kurzer Zeit einen so starken Reizzuwachs bringt, dass die Aufarbeitung in normal gewohnter Weise missglückt, woraus dauernde Störungen im Energiebetrieb resultieren müssen ...« (Freud, 1920, S. 284).

Die Verarbeitung und Integration extrem stressbeladener, die normalen Verarbeitungsmöglichkeiten des menschlichen Gehirns überfordernde Erlebnisse gelingt trotz der im Menschen vorhandenen Selbstheilungskräfte und individuell unterschiedlichen salutogenetischen Faktoren in vielen Fällen nicht.

Die in der traumatischen Situation durch die vier »Alarmglocken« (Angst, Schmerz, Ekel oder Scham) über die Stressachsen aktivierte und dem Überleben dienende körperliche Energie stellt dabei eine so starke Überflutung des Gehirns mit aversivem Stress dar, dass das ZNS diese Erfahrung nicht in gewohnter Weise wahrnehmen, verarbeiten, realistisch bewerten und speichern kann.

Die folgende Abbildung (▸ Abb. 2.1) der sog. »Defensiven Kaskade«, (aus: Besser 2014, modifiziert nach Schauer & Elbert 2010) veranschaulicht, wie der menschliche Organismus vegetativ, motorisch, emotional und verhaltensmäßig mit dem Ziel zu überleben reagiert, während die sonst steuernden, kognitiven, wahrnehmenden und bewertenden Funktionen des Frontalhirns zunehmend der Dissoziation, also der Abspaltung vom Bewusstsein anheimfallen (auf der x-Achse der Abbildung).

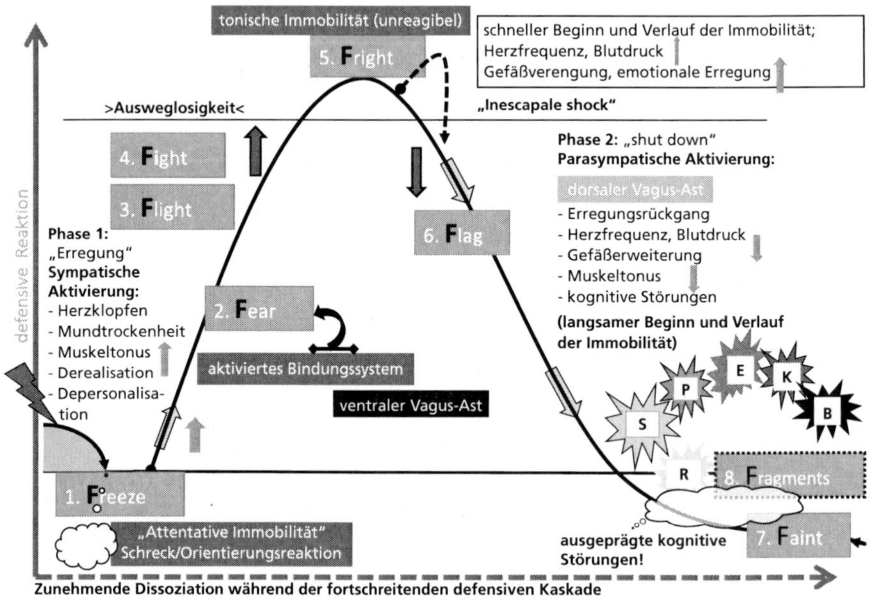

Abb. 2.1: Die 8 großen »F« in der traumabasierten »Defensiven Kaskade« (Adapted by permission from Zeitschrift für Psychologie / Journal of Psychology 2010; Vol. 218(2):109–127 ©2010 Hogrefe Publishing www.hogrefe.com DOI: 10.1027/0044-3409/a000018).

Der Ablauf dieser Überlebenskaskade zeigt sich über die verschiedenen Stufen der sogenannten sieben »F«. Die »Auswirkung« für diesen Reaktionsablauf ist im 8. F (»Fragments«) symbolisiert, nämlich die fragmentarische Speicherung des Ereignisses.

Wir wissen heute, durch die neurobiologische Forschung belegt, dass wesentliche Hirnareale, die für die Informationsverarbeitung zuständig sind, im besagten »Inescapable Shock« nur unzureichend funktionieren. Die Folge der sehr verkürzt dargestellten Informationsverarbeitungsstörung ist der aktuell geltende wissenschaftliche Konsens, dass das traumatische Ereignis nicht als eine in sich geschlossene kohärente Geschichte mit »Anfang – Verlauf – Ende – Bedeutung« erlebbar der Vergangenheit zugeordnet werden kann, sondern in sensorisch-fragmentierter Form abgespeichert bleibt.

Wenn also im Gehirn nur die einzelnen Puzzlestücke oder Scherben eines solchen Erlebnisses abgespeichert sind, so werden Betroffene häufig durch Schlüsselreize im Alltag getriggert und erleben sog. »Flashbacks« in Form belastender Gefühle, körperlicher Stressreaktionen aber auch in den Gedanken und Verhaltensweisen, als ob sich die Bedrohung im aktuellen Moment wiederhole. Dies führt zu zahlreichen

Symptomen wie Angst und Panikzuständen, Alpträumen, Unruhezuständen, Schlafstörungen, Impulsdurchbrüchen, Gefühlen der Gefühllosigkeit (Anhedonie/ ›numbing‹), somatoformen Reaktionen, Vermeidungsverhalten und verschiedenen sekundär auftretenden Blockaden, Verhaltensauffälligkeiten und Beziehungsproblemen.

Daher bedarf es für die Heilung solcher psychischen Verletzungen Vorgehensweisen und Techniken, die ein nachträgliches Zusammenfügen aller Puzzlestücke, (eine Traumasynthese und folglich -integration), ins Bewusstsein, in die eigene Biografie und in die Persönlichkeit ermöglichen.

Die notwendige kognitive Dissonanz »hier und jetzt ist sicher« und damit anders als »damals und dort« kann vom Gehirn ohne erneutes Belastungserleben nur nach Bildung einer kohärenten und in sich geschlossenen Geschichte in Begleitung einer feinfühligen und Sicherheit vermittelnden Therapeutin hergestellt werden.

Judith Herman schreibt dazu in ihrem Buch »Narben der Gewalt«, dass die Entscheidung, dem Schrecken der Vergangenheit noch einmal ins Auge zu blicken, allein der Patient fällen kann und sollte; die Therapeutin fungiere dabei als Zeugin und Verbündete, in deren Gegenwart das Unaussprechliche ausgesprochen werden könne.

Die Screentechnik nach dem KReST™-Modell kann als Traumabearbeitungsverfahren auf diese Weise die zur Heilung notwendige Synthese bewirken, da sie alle benannten sensorischen Fragmente (alle »Puzzlestücke), vor allem Affekte und Körperreaktionen während der Traumakonfrontation in die Wahrnehmung der Betroffenen mit einbezieht und in Begleitung durch eine feinfühligen Therapeutin zu einem Ganzen zusammenfügt. Dann endlich kann das Geschehen ohne weiter bestehendes Belastungsempfinden zur Vergangenheit werden.

Traumabearbeitende bzw. konfrontative Verfahren bedürfen jedoch einer Einbettung in ein gesamt-traumatherapeutisches Konzept. Die kurze Darstellung des traumatherapeutischen Konzeptes im Sinne eines vierphasigen Modells erscheint daher sinnvoll. Dies kann in diesem Kapitel nur kurz angerissen werden.

2.2 Systematischer Aufbau der Traumatherapie im vierphasigen KReST™-Modell[1]

Im Rahmen des vierphasigen KReST™-Modells (Körper-, Ressourcen- und Systemisch orientierte Traumatherapie) stellt die Traumakonfrontation/Traumasynthese mit der Screentechnik die dritte Phase dar:

1 Die meisten Autorinnen und Lehrtherapeutinnen sprechen von einem dreiphasigen Modell der Traumatherapie. Aus langjähriger klinischer Erfahrung und Supervision von Ausbildungskandidaten und Traumatherapeutinnen hat sich bewährt, eine zusätzliche Phase, in der eine präzise Anamnese, diagnostische Einschätzung, Therapieplanung und Instruktion/Psychoedukation der Patientinnen zu erfolgen hat, als eigenständigen ersten Therapieabschnitt, der sogenannten Stabilisierungsphase (Phase 1 im dreiphasigen Modell) – voranzustellen

Phase 1: Beziehungsaufbau, Anamnese, Diagnostik, Instruktion
Phase 2: Stabilisierungs-/Vorbereitungsphase (Ressourcenmobilisation, Skillstraining, Stress- und Selbstregulation, Potenzialentfaltung)
Phase 3: Traumakonfrontation/Traumasynthese
Phase 4: Abschied, Trauer- und Neuorientierungsphase

2.2.1 Phase 1: Vorbereitung: Anamnese, Diagnose, Beziehungsaufbau, Instruktion (Psychoedukation)

Zu Beginn der Traumatherapie geht es in dieser ersten Phase um den Beziehungsaufbau, eine gründliche Anamnese und Diagnostik sowie Aufklärung der Patientin (Psychoedukation) bzgl. der Symptomentstehung, Therapieplanung und gemeinsamer Vorgehensweise. Für eine Therapieplanung und Indikation für eine Traumakonfrontation bedarf es einer gründlichen Anamnese. Wie in Abbildung 2.2 schematisch dargestellt (▸ Abb. 2.2).

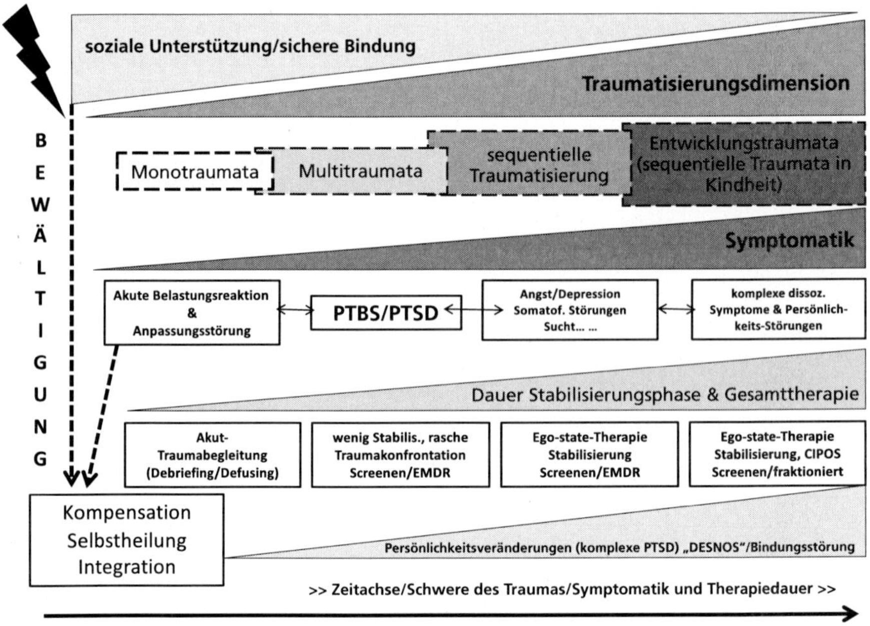

Abb. 2.2: Diagnoseschema. Von links nach rechts geht hervor, dass es unterschiedliche Formen von Traumatisierungen durch Monotraumata, Multitraumata, sequentielle Traumata im Erwachsenenalter und sequentielle Traumata in der Kindheit, sog. Entwicklungstraumata, gibt. Andererseits können sich in Abhängigkeit von der Schwere der Traumatisierung und den sozialen Unterstützungsressourcen sowie den unterschiedlich sicheren Bindungsrepräsentationen auf dem Boden der frühkindlichen Bindungserfahrungen unterschiedlich schwere Symptomatiken und klinische Störungsbilder ausbilden.

Der richtige Zeitpunkt einer Traumakonfrontation verschiebt sich in diesem Schema von links nach rechts zugunsten einer längeren, manchmal sogar mehrjährigen Stabilisierungsphase. Aber insbesondere im Bereich von Akuttraumata, Monotraumata und mehreren einzelnen voneinander abgegrenzten Traumata (Multitraumata), oft auch als »Non-komplex-Trauma« bezeichnet, geht aus dem obigen Diagnoseschema hervor, dass nach einer gründlichen Anamneseerhebung, Instruktion und Anwendung nur weniger Stabilisierungstechniken eine rasche Traumakonfrontation z. B. mit der Screentechnik sinnvoll und notwendig ist. Im Gegensatz zu den sequentiellen komplexen Traumatisierungen mit zunehmend strukturellen Persönlichkeitsdefiziten und dissoziativen Persönlichkeitsveränderungen, die oft erst längere Phasen der Stabilisierung vor einer Traumakonfrontation erfordern.

2.2.2 Phase 2: Stabilisierung

In dieser Phase geht es um das Erlernen und Einüben von Stress-Coping (»Skillstraining«), die Entwicklung von inneren und äußeren Ressourcen, um eine körperliche, evtl. medizinische und soziale Stabilisierung (safety first), aber auch um die Stärkung des Selbstvertrauens, der Selbstwirksamkeit und des Selbstbildes.

Die Darstellung der verschiedenen Stabilisierungstechniken kann im Rahmen des Kapitels nur stichwortartig erfolgen. Dabei kommen imaginative, kognitive und affektmodulierende Techniken zur Anwendung. Ein wesentlicher Punkt ist dabei eine bindungsorientierte validierende Gesprächsführung im Sinne einer dabei entstehenden Koregulation von affektiven Erregungszuständen und Verbesserung von Selbstverständnis, Selbstvertrauen, Selbstwirksamkeit und Selbstwert.

Wie aus Abbildung 2.3 hervorgeht, geht es in der Stabilisierungsphase um die Wiederherstellung oder Verbesserung eines beeinträchtigten inneren Gleichgewichts zwischen Belastung und Entlastung (▸ Abb. 2.3).

Wie im Schaubild (▸ Abb. 2.3) verdeutlicht, ist es notwendig und sinnvoll, in der Stabilisierungsphase neben den zu erlernenden Fertigkeiten speziell Selbstvertrauen und Selbstbewusstsein, Selbstwert und Selbstwirksamkeit zu stärken. Dies gelingt durch Reaktualisierung und Verankerung von zurückliegenden positiven Lebensereignissen, die mit Zufriedenheit, Freude, Stolz oder Glück einhergegangen sind. Dann erst sollten sich traumatisierte Menschen in Abhängigkeit von der Schwere der Symptomatik der Konfrontation mit den belastenden Lebensereignissen zuwenden. Andernfalls besteht die Gefahr, vollends den Halt zu verlieren, z. B. im verletzten Selbstwertgefühl gefangen zu bleiben oder gar weiter abzurutschen (▸ Abb. 2.3).

Die Vorgehensweise dieser positiven Life-Event-Arbeit mit der Screentechnik wird weiter unten unter dem Thema »Technik der Screentechnik« genauer dargestellt (▸ Kap. 2.3.).

Am Ende der Stabilisierungsphase steht ein Stresstest, um die Wirksamkeit der erlernten Stress-Coping-Strategien zu überprüfen.

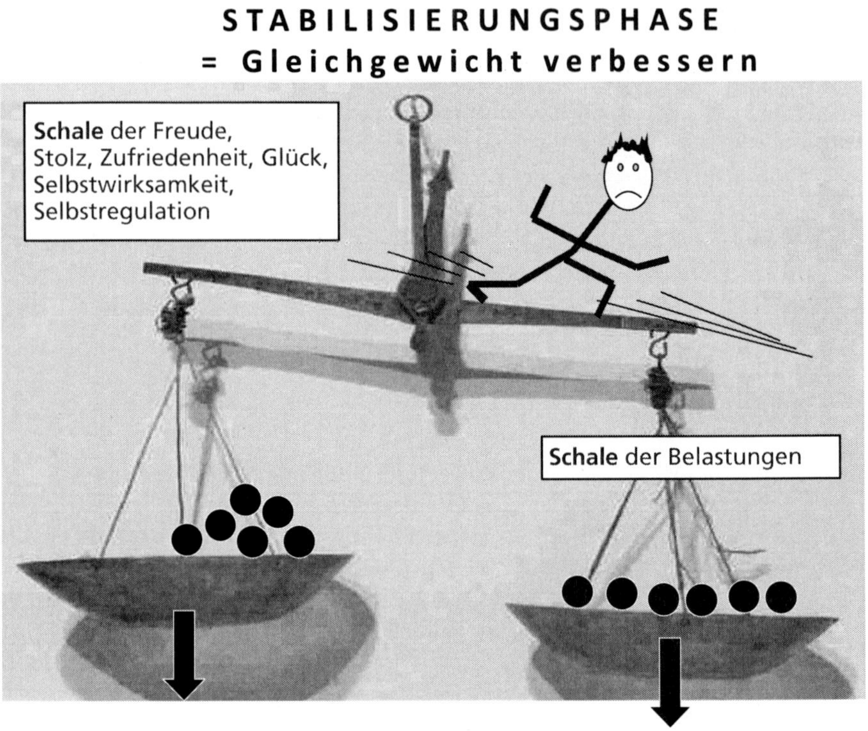

Abb. 2.3: Stabilisierungsphase.

2.2.3 Phase 3: Traumabearbeitungsphase

Erst in dieser dritten Phase der Traumatherapie - von anderen Autoren oft als Phase 2 bezeichnet - kommt es zur direkten Auseinandersetzung, also Konfrontation mit traumatischen Ereignissen mit der Screentechnik KReST™. Andere Konfrontationstechniken sind EMDR nach Shapiro (1998), Hofmann (2006) und anderen Autoren in zahlreichen Veröffentlichungen seit Jahren dargestellt, NET (Narrative Exposition im Rahmen einer VT-Behandlung), Beobachtertechnik im PITT-Modell (Reddemann, 2004; ▸ Kap. 7), IRRT (Schmucker; ▸ Kap. 5), STI (Weinberg; ▸ Kap. 6), TRIMB-Methode – Trauma Recapitulation with Imagination, Motion and Breath (Spangenberg/von Olbricht entwickelt; ▸ Kap. 9) und SE (Levine), von denen einige in weiteren Kapiteln dieses Buches dargelegt werden.

Die Indikation für eine Traumakonfrontation zur Behandlung einer PTBS oder einer anderen traumabasierten Symptomatik ist u. a. abhängig von einer exakten Diagnosestellung und ausreichenden Stabilität der betroffenen Patienten.

2.2.4 Phase 4: Abschied, Trauer und Neuorientierung

In dieser Phase, der sog. Phase von »Abschied und Neuorientierung im Alltag,« geht es nach dem Durcharbeiten und Integrieren der belastenden traumatischen Erfahrungen ggf. noch einmal um ein ergänzendes Abschiednehmen und Betrauern von in der Vergangenheit Verpasstem also z. B. um ergänzenden Trost für jüngere Ich-Anteile (Innere Kinder) oder für die oftmals jahrelang erlittenen Beeinträchtigungen im Alltagsleben und um die Erarbeitung und Festigung erwachsener Alltags- und Zukunftsperspektiven in beruflicher und privater Hinsicht.

Aus Phase 2, der Stabilisierungsphase, soll im Folgenden nur die Arbeit mit positiven Life-Events in Verbindung mit der Screentechnik dargestellt werden, zumal das eine ideale Vorbereitung und positive Einstimmung für die spätere Bildschirmarbeit mit belastenden und bedrohlichen Ereignissen ist.

Theoretische Konzepte der Screentechnik

Die Screentechnik hat in der Stabilisierungsphase ursprünglich v. a. als Distanzierungs- und Reorientierungstechnik Einzug in die Traumatherapie gehalten. Dabei werden mit Hilfe einer imaginativen Fernbedienung belastende Bilder oder Szenen im Rahmen von Flashbacks oder Alpträumen distanziert und modifiziert. Die Patientin wird angeleitet, die belastenden Bilder und Szenen auf einen Bildschirm zu projizieren und sie sich dort aktiv z. B. verkleinert, weiter weg, unschärfer, von farbig auf schwarz-weiß umgeschaltet, ohne Ton oder humorvoll modifiziert vorzustellen. Durch diese Distanzierung kann der innere alte Film dann verpackt und in einem imaginären Tresor verschlossen werden, bis eine gemeinsame Entscheidung erfolgt, sich mit den belastenden Bildern und Inhalten aktiv zu beschäftigen.

Auch ohne die bereits in Phase 2 eingeübte »Fernbedienungs-Übung« sollten Therapeutinnen diese Technik beherrschen und in der Lage sein, diese aktiv anzuleiten, wenn die Patientin im Rahmen des therapeutischen Gesprächs in große Anspannung oder gar in einen Flashback gerät. Ich nenne diese akute Intervention »Notfall-Screening«, weil es darum geht, Überflutungszustände zu kontrollieren und zu regulieren.

Die Screentechnik kann in der Stabilisierungsphase v. a. auch erst einmal zur Betrachtung von positiven Life-Events (Erlebnissen von Zufriedenheit, Freude, Erfolg, Stolz oder Glück) genutzt werden. Hier dient sie zur Ressourceninstallation und Potentialentfaltung, zur Arbeit an der Verbesserung von Selbstwert, Selbstvertrauen und Selbstwirksamkeit.

Gleichzeitig ist das Screenen positiver Lebenserinnerungen eine gute methodische Vorbereitung für die Traumakonfrontation. Die genaue Darstellung des ja ähnlichen Vorgehens wie in der Traumakonfrontation kann aus Platzgründen hier nicht erfolgen.

2.3 Traumasynthese mit Screentechnik – KReST™

2.3.1 Vorbereitung

Nach einer erfolgreichen Stabilisierungsarbeit, also der Erarbeitung eines verbesserten Umgangs der Patientin mit sich selbst und der belastenden Symptomatik, bedarf es vor einer ersten traumabearbeitenden Screensitzung noch einiger Überlegungen der Therapeutin für die Planung und Durchführung einer oder oft auch mehrerer Konfrontationssitzungen.

Traumalandkarte (Liste) und wo beginnen

Vor der ersten Traumakonfrontationssitzung wird, im Vorgehen analog der Liste Positive Life-Events, zuerst ein Traumatogramm erstellt (► Tab. 2.1). Das Ausfüllen der Traumaliste sollte im Sicherheit vermittelnden Beisein der Therapeutin erfolgen. Das »Öffnen des Tresors« mit Blick auf das »Filmarchiv« traumatischer Ereignisse stellt trotz der kognitiv und ressourcenorientierten Form der Liste eine deutliche Belastung dar, die nur für eine ausreichend stabilisierte Patientin sinnvoll und nutzbringend ist.

Tab. 2.1: RessourcenorientierteTraumalandkarte.

	Ereignis/ Trauma	**Zeitpunkt/ Alter**	**Grad der Belastung »SUD« (0–10)**		**Wie und mit welchen Fähigkeiten habe ich mir geholfen durchzukommen?**	**Spuren die das Trauma (bis heute) hinterlassen hat**		**Wer hat mir wann geholfen, damit fertig zu werden?**	**Rang 1–7**
			Damals	**Heute**		**(–) Folgen**	**(+) Stärken**		
1									
2									
3									
4									
5									
6									
7									

Am Ende dieser letzten Vorbereitungssitzung mit dem Erstellen der Traumaliste, sollte eine stabilisierende Imaginationsübung erfolgen. Es hat sich die Tresor-Übung bewährt, mit dem imaginativen und realen Wegschließen (Patientenakte) der soeben erstellten Liste, die erst zu Beginn der nächsten Sitzung zur Traumakonfrontation wieder herausgenommen wird.

In der darauffolgenden Therapiesitzung kann die Patientin zusammen mit der Therapeutin nun auswählen, welches der aufgelisteten traumatischen Ereignisse zuerst und in welcher Reihenfolge weitere belastende Erlebnisse nach und nach in verschiedenen Sitzungen bearbeitet werden sollen.

2.3.2 Theorie und Praxis der Screentechnik damals und heute

Die Screentechnik nach dem KReST™-Modell ist eine weiter entwickelte differenzierte und effektive Form der Insensu-Konfrontation zur Traumabearbeitung und -integration, insbesondere bei Mono- und Multitraumatisierungen, also Non-komplex-Traumata.

Die Abkürzung KReST™ ist gewählt worden, weil die klinische Erfahrung gezeigt hat, dass zur Traumaverarbeitung und -integration nicht nur die wiederholte Betrachtung des traumatischen Geschehens auf der Leinwand, sondern die Einbeziehung des **K**örpers, der **Re**ssourcen, des **S**ystems und des **T**raumatischen Erlebnisses sinnvoll und erforderlich ist.

Dabei meint der systemische Aspekt den Umstand, dass die Patientin aus ihrer heutigen Erwachsenensicht als eine Art dritte Person auf ihr »jüngeres Selbst« blickt und im Hier und Jetzt dosiert nachempfindet, wie es dem jüngeren Ich seinerzeit ergangen ist.

Die Bildschirmtechnik in der Traumatherapie in ihrer ursprünglichen Form, der distanzierten Betrachtung im Sinne einer dosierten Traumaexposition, wurde anfänglich wohl schon 1989 von Putnam (2003) für die Traumaarbeit empfohlen. Sie hat Anklänge im Neuro-Linguistischen Programmieren (NLP) und in der Hypnotherapie und wurde vor vielen Jahren im deutschsprachigen Raum vor allem von Sachsse (1995) in seinem Buch »Selbstverletzendes Verhalten« (S. 62 ff), einem der ersten Bücher in der deutschsprachigen Traumaliteratur sowie von Reddemann (2004) in ihren Veröffentlichungen zum PITT-Modell (Psychodynamisch Imaginative Trauma-Therapie) für komplex traumatisierte Menschen beschrieben. Für diese Patientengruppe beschreibt insbesondere Huber in ihren zahlreichen Veröffentlichungen und Büchern die Anwendung der Screentechnik nach dem BASK-Modell. Dabei geht es um eine jeweils nur kurzfristige Fokussierung und damit dosierte Konfrontation einiger Hotspots des traumatischen Ereignisses, wiederum nur aus der Beobachterperspektive mit Blick auf einen imaginären Bildschirm oder Monitor.

Bei diesen Formen der Bildschirmtechnik können zu sehr belastende bildhafte Details der Erinnerungen mit einer imaginären Fernbedienung moduliert und im imaginären Tresor »deponiert« werden. Diese Form der steuerbaren Annäherung an bedrohliche Momente der traumatischen Erinnerung geschieht dabei durch eine Art

»going-in – going-out« im Sinne einer verhaltenstherapeutisch orientierten systematischen Desensibilisierung.

Sachsse beschreibt in seinem Buch das Vorgehen folgendermaßen:

> »In einem leidvollen körpernahen Moment der traumatischen Szene wird der Patient aufgefordert, soweit erträglich in die Szene einzusteigen, um ein ganzheitliches Erleben wieder herzustellen. Eine begrenzte Retraumatisierung für wenige Minuten ist unabdingbar. In dieser Sequenz soll möglichst mehr an Empfindungen und Körpergefühlen zugelassen werden, als in der traumatischen Situation selbst, auch um eine Abreaktion zu ermöglichen. Dabei kann es zum Schreien, zum Erbrechen, zum Wimmern kommen und soll es auch. Anschließend klingt die Szene aus. Sie wird verlassen, diese und andere Erfahrungen werden innerlich fest verschlossen und nur hervorgeholt, wenn Patient und Therapeut dies gemeinsam beschließen …« (Sachsse, 1995, S. 63).

Reddemann erläutert 2001 erstmalig die Traumakonfrontation mit der sog. Beobachtertechnik im Rahmen ihres bereits 1985 entwickelten PITT-Modells (Reddemann, 2001). Entworfen wurde dieses Vorgehen speziell für die Behandlung von Patientinnen mit schweren komplexen posttraumatischen Störungsbildern und entsprechenden strukturellen Persönlichkeitsveränderungen. Bei diesem Modell wird eine zusätzliche Instanz (Beobachter) der Betroffenen zur stärkeren Distanzierung aufkommender traumabasierter Affekte und Körperreaktionen genutzt (▶ Kap. 7).)

Im KReST™-Modell der Screentechnik werden hingegen beim Anschauen des »alten Filmes« auf der imaginären Leinwand, also dem Betrachten des damaligen »jüngeren Ich« der Betroffenen in der traumatischen Situation die dabei aktuell auftauchenden Gefühle, Körperreaktionen, Gedanken und Überzeugungen ressourcenorientiert begleitet. Dies geschieht, ohne dass der Erwachsene in die Szene einsteigt und damit erneut dieser hilflose verletzte Anteil ist, sondern aus der heutigen Perspektive das Leid des jüngeren Ich auf der Leinwand sieht und nachempfindet. Durch eine gezielte Affektbegleitung und -modulation durch Atem- und Körpertechniken erfolgt eine Angst- und Spannungsreduktion im Hier und Jetzt, was zu einer Integration des nun affektiv entschärften damaligen Ereignisses durch Neubesetzung führt.

Damit stellt die Screentechnik nach dem KReST™-Modell eine weitere systematisierte, ressourcenorientierte und effektive Behandlungsform von Traumafolgestörungen non-komplexer Traumatisierungen dar.

2.3.3 Struktur und Systematik:

Das Setting einer Traumakonfrontation mit der Screentechnik KReST™ beinhaltet eine übersichtliche, Sicherheit und Halt vermittelnde Struktur. Sie besteht aus drei Durchgängen, die in der spezifischen Instruktion so auch erläutert wird.

Der erste Durchgang

Im ersten Durchgang der Sitzung werden Fragen entlang eines systematischen Protokolls, in Anlehnung an das EMDR-Standardprotokoll von Shapiro, (Hofmann 2006) gestellt und die Antworten der Patientinnen kurz notiert.

Die zehn Schritte im Protokoll des ersten Durchgangs sind:

1. Spezifische Instruktion
2. Wahl eines zu bearbeitenden traumatischen Ereignisses
3. Neutraler Vorspann und Nachspann (neutrale Szene des Alltags vor und nach dem Ereignis)
4. Bild/Szene (optischer Aspekt) des bedrohlichsten Augenblicks des Gesamtereignisses
5. Negative Kognition (nK): negative Selbstbewertung angesichts des bedrohlichsten Bildes
6. Positive Kognition (pK): gewünschte hypothetische positive Alternativüberzeugung zur nK
7. VoC (Validity of cognition): gefühlte Stimmigkeit/Unstimmigkeit der pK in Verbindung mit dem schlimmstem Bild (Bewerten der kognitiv-affektiven Dissonanz der pK) auf einer Skala von 1 bis 7
8. Emotionen (bei Fokussierung auf schlimmstes Bild und negative Selbstüberzeu-gung/nK)
9. SUD-Wert (Subjective units of distress): Subjektiv empfundene Belastung durch diese Gefühle auf einer Skala von 1 bis 10
10. Lokalisierung der Belastung im Körper

Sinn und Ziel eines solchen eher sachlich strukturierten ersten Durchgangs ist die Aktivierung der verschiedenen Wahrnehmungskanäle des im Gehirn gespeicherten neuronalen Traumanetzwerkes. Durch diese eher kognitiv strukturierte Fokussierung nehmen Patientin und Therapeutin erst einmal wahr, um was es geht, welche Bilder, Gedanken, Gefühle und Körperreaktionen bei der Filmbetrachtung im zweiten Durchgang eine Rolle spielen werden.

Die beiden Skalen (VoC- und SUD-Skala) tragen dazu bei, auf Frontalhirnebene kognitive Bewertungen bezüglich der Intensität von Gefühlen und Körperreaktionen in der Selbstwahrnehmung der Patientin zu etablieren und damit bereits in diesem ersten Durchgang aufkommende affektive Reaktionen durch die rationale Bewertung zu steuern.

Im KReST™-Modell der Traumakonfrontation ist also das von Francine Shapiro entwickelte EMDR-Protokoll, allerdings durch eine andere spezifische Instruktion sowie die Begrenzung des Ereignisses durch Festlegung des Vor- und Nachspanns, modifiziert.

Der Durcharbeitungsprozess/das Prozessieren beginnt ebenfalls – anders als beim EMDR – nicht mit dem schlimmsten Bild, sondern ressourcenorientiert aus dem neutralen Vorspann des alten Films heraus.

Die Therapeutin formuliert entlang der zehn Schritte dieses Protokolls Folgendes:

1. Spezifische Instruktion

»Wir werden uns *ein* altes belastendes Ereignis (Trauma) in drei Durchgängen vergegenwärtigen.

Im 1. Durchgang werde ich Sie nur kurz zu einigen Punkten des alten Ereignisses (eine Art Inhaltsangabe) befragen und mir Ihre kurzen Antworten notieren.

Im 2. Durchgang, der Filmbetrachtung, werden wir uns dieses Ereignis wie einen alten Film dort vorn auf der Leinwand gemeinsam anschauen. Ich werde Sie dabei begleiten und unterstützen, genauer wahrzunehmen und zu beschreiben, was von dem »alten Film« zu erkennen ist und welche Gefühle und Körperreaktionen und Gedanken dabei vielleicht jetzt auftauchen.

Ich habe dabei keine speziellen Erwartungen. Was auch immer auftauchen mag, es ist okay (STOP-Signal). Sie können die Filmbetrachtung jederzeit durch ein Stop-Handzeichen unterbrechen, wir klären dann, wie wir weitermachen.

Im 3. Durchgang werden wir einzelne Punkte noch einmal gedanklich zusammenfassen und überprüfen.«

2. Auswahl eines traumatischen Ereignisses

»An welcher alten Erinnerung (Trauma) wollen Sie heute arbeiten?«

3. Neutraler Vorspann und Nachspann

Welche neutrale oder positive Szene des Alltags erinnern Sie vor Beginn des Ereignisses und welche erste neutrale Alltagsszene danach taucht auf?«

4. Bild/Szene (optischer Aspekt) des bedrohlichsten Augenblicks

»Welches Bild/Szene stellt für Sie den bedrohlichsten/schlimmsten Teil des Vorfalles dar?«

5. nK – negative Kognition

»Was denken Sie Negatives über sich, wenn Sie dieses bedrohlichste Bild vor Augen haben?

Formulieren Sie bitte einen Satz, der mit »*Ich bin …* » beginnt.

6. pK – positive Kognition:

»Wie würden Sie heute alternativ lieber über sich positiv denken (können), als … (nK), auch wenn das damals passiert ist?

7. VoC (Validity of cognition)

»Wenn Sie sich das schlimmste Bild noch einmal plastisch vorstellen und den positiven Satz gleichzeitig wiederholen, wie stimmig *fühlt* sich diese positive Aussage

(Wiederholung der pK) jetzt an, auf einer Skala von 1 bis 7, wenn 1 völlig falsch und 7 völlig stimmig bedeutet«.

8. Emotionen

»Welche Gefühle kommen *jetzt* in Ihnen auf, wenn Sie sich das bedrohlichste Bild des Ereignisses zusammen mit den Worten (Wiederholen der nK) vorstellen?

9. SUD-Wert

»Wie belastend fühlt sich das *jetzt* gerade an, auf einer Skala von 0 bis 10, wobei 0 keine und 10 die für Sie maximal vorstellbare Belastung darstellt?«

10. Lokalisierung der Belastung im Körper

»Wo spüren Sie die Belastung jetzt in Ihrem Körper?«

Eine besondere Herausforderung für die Therapeutin ist, die Patientin das Bild vom optisch erkennbaren bedrohlichsten Moment des Ereignisses präzise fokussieren und ins Wort bringen zu lassen. Dazu gehört auch das genaue Erfassen der dazu gehörigen negativen Selbstüberzeugung (nK) sowie die dazu passende gegenteilige positive Selbstbewertung (pK) als hypothetische wünschenswerte Selbstaussage im Hier und Heute.

Je nach traumatischem Ereignis werden unterschiedliche Themenbereiche der Kognitionen berührt und müssen entsprechend erfasst und formuliert werden.

Grundthemen:

1. Sicherheit/Überleben
2. Verantwortlichkeit/Schuld
3. Selbstwertgefühl
4. Wahlmöglichkeiten
5. Realschuld (…schuldig geworden sein…)

Die Formulierung einer solchen in der traumatischen Situation entstandenen und fixierten negativen Kognition (nK) soll nach folgenden Kriterien geschehen.
Die nK ist eine:

- unrealistische, negativ bewertende Selbstaussage (Überzeugung) im »Hier und Jetzt«,
- im Präsens formuliert – »ich bin … »,
- »positiv« formuliert (keine Negation),
- generalisierbar,
- zur Szene (Bild) passend,
- affektiv resonant (»spürbare emotionale Reaktion«).

In diesem ersten Teil der Screensitzung (Protokoll) wird noch nicht an Gefühlen und Körperreaktionen gearbeitet, sondern nur das neuronale Erinnerungsnetzwerk aktiviert und zum Prozessieren im zweiten Durchgang sozusagen bereit gestellt.

Der Wechsel in den zweiten Durchgang, der eigentlichen Bildschirmarbeit (Screenen), geschieht durch folgende Ansage der Therapeutin: *Wir setzen uns jetzt nebeneinander mit Blick dort auf die Leinwand … passt der Sitzabstand zwischen uns so? Gut, lassen Sie den Film bitte aus dem Vorspann anlaufen und berichten Sie mir, was der/die [Vorname des jüngeren Selbst] dort gerade macht«.*

Der zweite Durchgang – Screenen

Bei der nun folgenden Filmbetrachtung sitzen Patientin und Therapeutin also in der Beobachterperspektive nebeneinander und schauen auf die Leinwand. Der Film läuft aus dem neutralen Vorspann an und die Patientin beschreibt, was sie »sieht«, was das jüngere Selbst dort in dem Film gerade tut (Einführung der Beobachtung der »dritten Person«).

Die Detailanreicherung

Durch das genaue Nachfragen der Therapeutin mit den sog. »sechs W-Fragen« (Wer? Wie? Wo? Wann? Was? Welche? aber nie Wieso? Weshalb? Warum?) taucht eine selbst für die Patientin häufig überraschend detaillierte Form der quasi auf die Filmleinwand projizierten Erinnerung auf.

Wechsel zu emotionalen und körperlichen Erlebnis-Repräsentationen

Bei wichtigen emotionalen, mehr oder weniger aufregenden, aber auch positiven Momenten und im weiteren Verlauf dann vor allem belastenden und bedrohlichen Details des alten Films lenkt die Therapeutin die Wahrnehmung auf die im Hier und Jetzt auftauchenden Emotionen oder Körperempfindungen, indem sie die Patientin fragt: »*Wenn Sie sehen, wie die … dort das und das macht … oder das und das … dort passiert, welche Gefühle und/oder Körperreaktionen tauchen jetzt bei Ihnen auf?*«.

Die Reaktion und Antwort des Patientin wird mit dem bedingungslos akzeptierenden Satz der Therapeutin: »**N**imm das wahr, **E**rlaube es dir, **L**ass es ablaufen und **A**tme gleichmäßig weiter« kommentiert und begleitet.

Diese sog. NELA-Intervention, die also häufiger von der Therapeutin eingesetzt wird, wenn es um die Gefühle und Körperreaktionen der Patientin während der Filmbetrachtung geht, ist nicht einfach eine banale Floskel, sondern entspricht einer validierenden und Bindung stärkenden Intervention durch die damit feinfühlige Akzeptanz und Begleitung der Patientin.

Feinfühligkeit bedeutet über die allgemeine Empathiefähigkeit der Therapeutin hinausgehend: Die Signale der Patientin wahrnehmen, sie richtig interpretieren, darauf prompt und angemessen in Sprache, Rhythmus, Blickkontakt und Verhalten bedingungslos akzeptierend zu reagieren, ohne zu bewerten. Dadurch fühlt sie sich auch emotional angenommen und verstanden.

Bindungstheoretisch reagiert der ventrale Vagusast (Polyvagaltheorie von Stephen Porges) auf dieses feinfühlige Beziehungsangebot der Therapeutin, was zu einer Stress- und Spannungsreduktion eben durch die Aktivierung des Parasympathikus führt.

Bei stärkeren emotionalen und körperlichen Reaktionen der Patientin wird die Affektbegleitung und -modulation im Weiteren mit verschiedenen *Atem- und Körpertechniken* durchgeführt.

Mit diesen Techniken (siehe unten) wird die sympathikotone Erregung oder sogar Übererregung – ebenso wie die körperlich-muskuläre Anspannung – reduziert, bis es durch die parasympathische Aktivierung zu einer deutlich spürbaren Beruhigung von Affekten und Körperspannungen kommt. Dadurch wird die enkodierte affektive und motorische Seite (mit den eingefrorenen Überlebensreaktionen: Flucht-, Verteidigungs- und Kampfimpulse des Organismus) des damaligen Ereignisses moduliert, beruhigt und damit im Hier und Jetzt neu besetzt.

Die Frage der Therapeutin im Anschluss an solche affektmodulierenden Interventionen: »*Hat sich etwas geändert…, ist etwas mehr oder weniger geworden oder bleibt es gerade wie es ist?*«, führt dazu, dass die Patientin bewusst erstmalig im Hier und Jetzt Beruhigung, Spannungsreduktion und Entlastung wahrnimmt, obwohl auf dem Film noch belastende oder bedrohliche Aspekte zu sehen sind.

Diese »Neubesetzung« der traumatischen Erinnerung führt dann emotional spürbar erstmalig zu der bisher nicht wahrnehmbaren kognitiven Dissonanz: Hier und Jetzt ist anders – nämlich sicher – als Damals und Dort.

Affektmodulation durch körpertherapeutische Interventionen

1. *Atemtechniken*
Theoretischer Hintergrund, Sinn und Ziel des Einsatzes verschiedener Atemmuster:

Die Atmung ist das Tor zum autonomen vegetativen Nervensystem und zu einem effizienten Energiemanagement des Organismus: Atmung wird erlebnisbezogen, situationsabhängig vegetativ-autonom gesteuert, kann aber auch bewusst, d. h. willkürlich beeinflusst und gesteuert, intensiviert oder abgeschwächt werden.

Da jeder affektive Zustand bei uns Menschen an ein vegetativ-autonom ablaufendes motorisches Atemmuster gekoppelt ist (affektiv-motorisches Schema), Atmung aber auch bewusst gesteuert werden kann, können durch angeleitete bewusst veränderte Atemmuster eingefrorene traumabasierte Affekte moduliert werden. Solche Affektmodulationen, v. a. Beruhigung durch Atemtechniken, können bzw. sollten schon in der Stabilisierungsphase vorgestellt, erklärt, mit der Patientin ausprobiert und für die Stressregulation im Alltag eingeübt werden.

Welche positive Bedeutung bei Sängern oder beim Geburtsvorgang verschiedene gezielt eingesetzte Atemtechniken haben, dürfte allgemein bekannt sein. Aber auch in den Leistungssportarten wie dem Schießsport, dem Bogenschießen und ganz besonders im Biathlon benutzen die Athleten intensiv und gezielt Atemtechniken, um Anspannung und hohe Kreislaufaktivierungen vegetativ herunter zu regulieren, um ruhig, konzentriert und fokussiert wahrnehmen und handeln zu können.

Durch ein Anhalten des Atems (Atemstopp) wird ein an die Aufregung, den Ärger oder gar die Wut gekoppeltes und unbewusst ablaufendes schnelles hyperventilatorisches Atemmuster unterbrochen und somit auch der Affekt gebremst. Das Wesentliche an dieser vom Frontalhirn ausgehenden bewusst an- und eingeleiteten Top-down-Kontrolle über die aus den tieferen Hirnregionen, dem limbischen System und dem Stammhirn, hochschießenden Impulsen (Bottom-up) ist die Wiedererlangung der Kontrolle über den eigenen Körper und die Gefühle.

Genau dieser Kontrollverlust im sog. »Inescapable Shock« während des Traumas war das in der Vergangenheit durch die Hilf- und Machtlosigkeitserfahrung geprägte Ausgeliefertsein, das nun therapeutisch zur Rückeroberung von Wahrnehmung, Kontrolle und Steuerbarkeit gebracht wird (Wieder-Ermächtigung) und die Patientin so aus diesem eingefrorenen Zustand befreit.

Folgende aktivierende oder beruhigende Atemtechniken kommen zur Anwendung:

- NELA: **N**imm das wahr – **E**rlaube es Dir – **L**ass es ablaufen – **A**tme gleichmäßig weiter
- Nase-Mund-Atmung (Nase ein- Mund ausatmen »gleichmäßig weiteratmen ..., gut so ..., ablaufen lassen ...«)
- Leading & Pacing (Atemrhythmus konkret anleiten, vor- und mitmachen)
- Bauchatmung/Zwerchfellatmung (gezielt)
- Bauch- und Thoraxatmung zusammen, Ausatmen langsam durch ›Lippenbremse‹
- »Strohhalm«-Atmung (Einatmen durch den eng gespitzten Mund, Ausatmen durch die Nase und umgekehrt)
- Atemstopp-Technik inspiratorisch (»tief Luft holen und so lange anhalten, wie es geht«, dann gleichmäßig weiteratmen)
- Atemstopp-Technik exspiratorisch (»Luft ganz ausatmen, jetzt anhalten so lange es geht«, es erfolgt durch die erzeugte Hypoxie reflexartig ein tiefes Einatmen, dann gleichmäßiges Weiteratmen)
- Stakkato-Technik (»tief einatmen, Luft anhalten und dann in kleinen Stößen ausatmen«)
- Aktive Atemunterstützung (hands-on-Technik), beim Ausatmen Thorax-Komprimierung mit Unterstützung der Therapeutin

Theoretische Ergänzung zur Physiologie der Atmung:

Die verschiedenen bewusst eingesetzten Atemtechniken erzeugen unterschiedliche Volumina und Druckverhältnisse im Thorax- und Bauchraum, was zu vegetativen Umschaltprozessen führt. Da das Herz mit seiner rechten Herzkammer und mit einem Teil der linken Kammer der linken Zwerchfellkuppel aufsitzt, wird es durch die bewusst eingesetzte Bauchatmung, auch Zwerchfell-Atmung genannt, beim Einatmen – der Bauch wölbt sich raus – mit nach unten gezogen.

Dadurch wird das Herz kurzfristig quasi länger und so das Herzvolumen größer, so dass mehr Blut aus den Venen im rechten Herzvorhof aufgenommen werden kann. Beim Ausatmen wird es wieder in seine ursprüngliche Lage und Form zurückgedrückt und damit insgesamt die Herztätigkeit erleichtert, d. h. die Herzfrequenz reduziert, da der Versorgungsbedarf des Organismus mit Sauerstoff und metabolisierbarem Zucker im Blut durch das gleichbleibende Herz-Minuten-Volumen (Auswurfleistung pro Minute) gedeckt wird.

Dadurch, dass bei der Bauchatmung mit jedem Atemzug natürlicherweise auch eine Bewegung der Bauchorgane erfolgt, wird auch das Sonnengeflecht (Plexus solaris), jenes intensiv vernetzte vegetative Nervengeflecht aus sympathischen und parasympathischen Nervenfasern, positiv beeinflusst und gleichzeitig der Verdauungstrakt harmonisiert und die Verdauung gefördert.

Eine gute Atmung ist somit auch eine entspannende Organ-Selbst-Massage, insbesondere, wenn die traumabasierten Missempfindungen in diesem Bereich wie »Bauchgrummeln«, »flaues Gefühl im Magen« und stressbedingte Verdauungsbeschwerden durch gezielt eingesetzte Bauchatmung reduziert werden können.

Die Wiederermächtigung über die körperliche Selbstregulation stellt hierbei im Bewusstsein der Patientin im Gegensatz zum damaligen Ausgeliefertsein und dem Kontrollverlust einen weiteren Aspekt der Integration und Heilung dar.

2. Körpertechniken

Hierbei werden die motorischen Reaktionen der Muskulatur angesichts der betrachteten Belastungsszene auf dem Bildschirm zuerst in die Wahrnehmung und ins Bewusstsein der Patientin gelenkt. Dann wird durch Aufforderung der Therapeutin ein sicht- oder spürbar blockierter Bewegungsimpuls ausgeführt und durch aktives Übertreiben, kurzes Halten der muskulären Spannung und anschließendes Lösen der Anspannung, das traumabasierte alte »affektiv-motorische Schema« der eingefrorenen und blockierten defensiven Flucht- und Kampfimpulse sowie weiterer Überlebensreaktionen der Muskulatur des Bewegungsapparates aufgelöst und die ursprünglich zur Verfügung stehende Bewegungsamplitude wieder hergestellt.

Wenn die Patientin damals…

- weglaufen wollte (Flucht), aber nicht konnte, bleibt die Anspannung in den Muskelgruppen der Beine stecken;
- sich mit den Armen verteidigen und wehren wollte, aber nicht konnte, bleibt die Anspannung in den Armen und Händen zurück;
- schreien wollte, aber nicht konnte, bleibt die Spannung im Bereich des Halses und in den Stimmbändern sowie der Atemmuskulatur stecken.
- im Zuge eines Auffahrunfalls erleben musste, wie sich ihr Kopf durch den Aufprall nach vorn katapultierte, spannten blitzschnell die Muskeln des Halses und Schultergürtels an, um das kanonenkugelartige Wegfliegen des Kopfes zu verhindern – dann bleibt die schmerzhafte Anspannung in diesen Muskelregionen stecken, was man häufig bei chronifizierten Schmerzen der Schleudertraumen vorfindet.
- bei einem sexuellen Angriff natürlich auf gar keinen Fall wollte, dass jemand in den Körper eindringt, es aber bei aller Kraftanstrengung nicht verhindern konnte,

bleiben Anspannungen und Schmerzen im Bereich der Oberschenkel-Adduktoren und des Urogenitalbereichs stecken, was sich später dann in zahlreichen gynäkologischen Beschwerden zeigt, um nur einige Beispiele zu nennen.

Siehe zum besseren Verständnis solcher eingefrorenen »affektiv-motorischen Schemata« (Downing 2007) auch noch einmal die Abbildung 2.1., wo in der Defensiven Kaskade die »Tonische Immobilität« in Verbindung mit der Todesangst auf dem Gipfelpunkt der Überlebensreaktionen einsetzt. Die therapeutisch angeleitete Aufhebung dieser tonischen Immobilität durch Aktivierung der beteiligten Muskelgruppen löst die Erstarrung und damit auch die daran gekoppelte Todesangst. Das geschieht nicht selten auch durch ein einsetzendes Zittern, das wir nach David Berceli (2015) »neurogener Tremor« nennen.

Es handelt sich hierbei um einen spontanen Selbstheilungsversuch des Organismus, bei dem die Muskulatur die vorhandenen Anspannungen im wahrsten Sinne des Wortes ›abzuschütteln‹ versucht und in den frei pulsierenden Bewegungsablauf zurück gelangen will.

Diese Fähigkeit des Organismus können wir ebenfalls für den Heilungsprozess in der Traumabearbeitung nach dem KReST-Modell nutzen, indem die Patientin angeleitet wird, diesen Zitterzustand eine kurze Zeit lang aktiv zu übertreiben und dann zur Ruhe kommen zu lassen.

Die Patientin erlebt durch die von der Therapeutin angeleiteten aber nun selbst aktiv ausgeführten Bewegungen im Sinne einer aktiven Gegenmobilisierung (Downing 2007) oder ein kurzes Übertreiben motorischer Impulse eine Wiederermächtigung über den damals ja ausgelieferten und passiv-defensiv reagierenden Körper und den Abfall der Anspannung, der Blockade oder auch der Erstarrung als sehr befreiend und entlastend.

Die traumatische Szene auf dem Bildschirm verliert so ihren affektiv-motorischen Schrecken und kann nun neubesetzt endlich Vergangenheit werden.

Somit sind diese körpertherapeutischen Interventionen zusammen mit den weiter oben dargestellten Atemtechniken wesentliche Elemente des Prozessierens und Restrukturierens der bisher fragmentiert stecken gebliebenen und unverarbeiteten traumatischen Erfahrung und deren Heilung.

Kognitive Interventionen

Weitere Techniken bestehen in kognitiven und hypnotherapeutischen Interventionen im Sinne von positiven Konnotationen, Reframing, innerem Dialog mit dem Ziel kognitiver Neubewertung und bindungsorientierter Arbeit auf der inneren Bühne durch sog. Trostrituale, d. h. empathische Kontaktaufnahme zum verletzten jüngeren Selbst/Inneren Kind auf der inneren Bühne (nicht der Figur auf der Leinwand).

Reframing bedeutet einen alternativen positiv konnotierenden Bedeutungsrahmen zur Verfügung zu stellen. Zum Beispiel die Wahrnehmung eines Gefühls, Gedankens, einer Körperreaktion oder das Verhalten der Patientinnen auf einen Teilaspekt der traumatischen Szene zu lenken, der das Durchkommen, Überlebenwollen erkennen lässt und dazu beigetragen hat:

Beispiel-Interventionen

- »Schau mal...nimm wahr, wie der/die kleine P. versucht, das Schlimme ein bisschen weniger schlimm zu machen, indem er/sie (z. B.) ganz still hält, ... keinen Laut mehr von sich gibt, ...den Körper ganz steif und gefühllos macht, ... sogar mitmacht, damit es schnell vorbei ist« ... oder
- »der/die kleine P. das nicht will, es aber trotzdem passiert«;
- »der Schmerz im Körper deutlich »nein« sagt, als der Mund schon nicht mehr sprechen konnte ...«;
- »der/die kleine P. mit seiner/ihrer Angst bzw. der körperlichen Reaktion sehr rasch registriert, dass es gefährlich wird - ein kluges, aufmerksames Kind«;

oder

- »der/die erwachsene P. dort (auf dem Film) durch die Luft geflogen ist, und sich so geschickt abgerollt hat, dass er/sie überleben konnte ...«
- »es ist gut, dass sie/er, die erwachsene Frau/der erwachsene Mann, jetzt stark und mutig genug ist, etwas von dem zu spüren, was die/der kleine P. damals tapfer durchmachen musste ...;
- »wie ihre/seine Spontaneität und Lebendigkeit größer waren als ihre/seine Vorsicht und sie/er deshalb losrennen konnte ...«
- »wie sie/er trotz der Verletzung und dem Blutverlust (durch die Messerstiche) auf ihrem Bein steht/die Ruhe bewahrt bis Hilfe kommt/Hilfe sucht, herbeiholt/sogar die anderen nicht beunruhigt und sagt, was sie tun sollen«

Solche positiven Teilaspekte/Perspektiven des traumatischen Erlebnisses sind für die Patientin neu und überraschend und waren in der traumatischen Situation nicht im Bewusstsein. Sie können so im wahrsten Sinn des Wortes oft erstmalig auf der Leinwand sehen und auch spüren, dass sie nicht nur Opfer waren, sondern ihr Möglichstes zum Durchkommen und Überleben beigetragen haben.

Solche Interventionen – im Sinn einer kognitiven Restrukturierung bzw. Neubewertung - sollten jedoch jeweils nur unmittelbar nach einer erreichten Reduktion von stressgeladenen Affekten und Körperspannungen in den jeweiligen Szenen des alten Films auf der Leinwand erfolgen und können auch erst dann sehr effektiv sein, da ein zu hoher Stresspegel außerhalb des »window of tolerance« die kognitiven Funktionen der fronto-kortikalen Hirnregion zu stark beeinträchtigt und eine neue Information wie »es ist vorbei, ich bin lebendig« oder »ich bin ohne Schuld, ich habe mein Möglichstes getan« zwar gehört, gedacht aber nicht assimiliert werden kann.

Der dritte Durchgang

In einem *dritten Durchgang* nach Abschluss der Filmbetrachtung nehmen Therapeutin und Patientin wieder die Sitzposition in zugewandter Gesprächsposition ein.

Es findet eine kognitive Zusammenfassung und Überprüfung entlang des Protokolls statt. Dabei geht es auch um das Erfassen und Handhaben eines möglicherweise noch bestehenden restlichen Belastungsgrades.

1. Der dritte Durchgang beginnt mit der gedanklichen *Refokussierung* auf das Gesamtereignis (ohne Wiederholung der zu Beginn formulierten nK!) und der Frage, was dabei noch auftaucht. Eventuell noch vorhandene Affektreste werden mit Atmung moduliert, so dass sie abklingen können.
2. Danach wird der *SUD-Wert* (subjective units of distress, Belastungsgrad) wieder auf der bekannten Skala von 0-10 überprüft. Er sollte jetzt bei 2 oder darunter liegen. Beim EMDR-Protokoll wird im Sinne eines vollständigen Verarbeitungsprozesses ein SUD-Wert von 0 gefordert. Den halte ich nicht in jedem Fall für realistisch.
3. Gründe, warum der SUD-Wert noch über 2 liegen kann, werden am Ende der Beschreibung des dritten Durchgangs besprochen.
4. Die *positive Kognition (pK)* wird refokussiert und eventuell optimiert. Die Patientin wird angeleitet, die positive Kognition innerlich zu wiederholen, dabei an das Ereignis zu denken und eine geraume Zeit gleichmäßig ruhig weiter zu atmen.
5. Der *VoC-Wert* (Validity of Cognition, Stimmigkeit der positiven Kognition), die kognitiv-affektive Dissonanz zwischen Ereignis und positiver Kognition auf der Skala von 1-7 wird überprüft; der Wert sollte jetzt zwischen 5-7 liegen. Die Patientin wird erneut angeleitet, die positive Kognition zu wiederholen, dabei an das Ereignis zu denken und ruhig weiter zu atmen, um so die positive Selbstüberzeugung (pK) im Bewusstsein zu verankern.
6. Im *Körpertest* wird die Patientin gefragt, was jetzt noch im Körper zu spüren sei. Sie wird erneut angeleitet, die positive Kognition zu wiederholen, dabei an das Ereignis zu denken, den Körper zu spüren und ruhig weiter zu atmen. Hier kann die hypnotherapeutische Vergangenheitsinduktion wiederholt werden.
7. Zweite *visuelle Verankerung der pK*: Der positive Satz wird nun abschließend hypnotherapeutisch mit einer Visualisierungstechnik verankert. Er wird als farbiger Schriftzug, imaginär gestaltet. Diesem Bild von diesem positiven Satz kann ein beliebig großes Format, ein dekorativer Rahmen und ein Platz im alltäglichen Leben zugeordnet werden. In der *Nachbesprechung* wird darauf verwiesen, dass der Verarbeitungsprozess noch weiterlaufen kann (postmentale Reorganisations- und Restrukturierungsprozesse). Es wird Ruhe empfohlen. Die Patientin wird gebeten, neu Auftauchendes in einem Tagebuch zu notieren und zur nächsten Sitzung mitzubringen.

Diese strukturierte Vorgehensweise in drei Durchgängen geht auch aus dem 4-seitigen Protokoll hervor (http://zptn.eu/Homepage/zptn_main.html?/Homepage/zptn/infos.html). Dieses Protokoll stellt das Arbeitsblatt für die Therapeutin bei der Durchführung der Traumakonfrontation dar.

Gründe für zu hohe SUD-Werte (> 2)

- Der Affekt ist noch nicht vollständig abgeklungen oder die Affektmodulation war nicht ausreichend. Hier kann mit Atemtechniken und hypnotherapeutischer Vergangenheitsinduktion der Verarbeitungsprozess abgeschlossen werden.
- Missing Pieces: Teile des *traumatischen Ereignisses* sind übersehen worden und müssen noch bearbeitet werden. Eventuell wird eine weitere Screensitzung nötig.
- Affektbrücken zu anderen Ereignissen: Die Bearbeitung des Ereignisses hat über den Affekt ein anderes Ereignis getriggert, das jetzt für den Belastungsgrad verantwortlich ist. Hier wird das neu aufgetauchte Ereignis imaginativ im Tresor platziert, um es in einer späteren Screensitzung zu bearbeiten.
- Verwechslung zwischen Belastung und Trauer: Bei einem Verlusttrauma bekommt man die eingefrorene Belastung weg, nicht aber die normale Trauerreaktion.

Häufige Fehler bei der Screentechnik:

- Das Arbeitsbündnis zwischen Therapeutin und Patientin ist nicht tragfähig genug oder die Einbettung in den Behandlungsplan ist unzureichend.
- Die Bildschirmarbeit ist nicht ausreichend mit positiven Life-Events vorbereitet.
- Unzureichend präzise Fokussierung eines traumatischen Ereignisses.
- Systematik des Protokolls im ersten Durchgang ist unzureichend, erster und zweiter Durchgang geraten durcheinander (im ersten Durchgang wird etwa schon begonnen, Affekte und Körperreaktionen zu prozessieren).
- Die Trias von Bild, negativer Kognition und positiver Kognition ist unscharf oder falsch.
- Konfusion zwischen beschreibender Beobachtung im Filmgeschehen (dort auf dem Film, 3. Person) und Fühlen, Spüren und Gedanken dazu im Hier und Jetzt.
- Affektmodulation und Körperarbeit sowie die Frage nach der Veränderung danach sind unzureichend.
- Reframing kommt zu früh, vor dem bedrohlichsten Bild und der Durcharbeitung des dazugehörigen Affektes (»Rettungsaktion«).
- Blockierungen bei der Therapeutin durch getriggerte eigene nicht vollständig integrierte Traumatisierungen, Gegenübertragungsreaktionen, die die Patientin spürt, sie irritieren und evtl. sogar hemmen.

Traumakonfrontation und -synthese mit Screentechnik „KReST"

I. Durchgang/Protokoll = Fokussierung
(„Inhaltsverzeichnis" kurz, sachlich!)

1.	**Spezifische Instruktionen**	
2.	**Ausgangserinnerung**	Auswahl eines traumatischen Ereignisses
3.	**„Vorspann" und „Abspann"**	des Ereignisses (neutrale Alltagssituation vor u. nach dem Ereignis)
4.	**Erinnerungsbild**	schlimmste/s/r/bedrohlichste/s/r: Bild/Szene/Aspekt
5.	**Negative Kognition (nK)**	„Was sagt dieses Bild Negatives über Sie aus? ...Ich bin ..."
6.	**Positive Kognition (pK)**	„Wie/was möchten Sie heute lieber Positives über sich denken können?"
7.	**VoC**	= 1 2 3 4 5 6 7 (völlig falsch) (stimmt völlig) – „kognitiv-affektive Dissonanz"
8.	**Emotionen/Gefühle**	„Welche Gefühle kommen bei Bild **und** nK jetzt auf?"
9.	**SUD's**	= 1 2 3 4 5 6 7 8 9 10 (keine Belastung) (max. Belastung)
10.	**Körper**	„Wo im Körper spüren Sie diese Belastung jetzt?"

II. Durchgang – „Screenen"

⇨ **Beobachterposition**: 3. Person – **Durcharbeiten** mit **Detailanreicherung** auf allen „Kanälen" P E S K

Film-Start mit:
Aus dem **Vorspann** heraus **Beginn, Verlauf, langsam ressourcenorientiert**, detailliert hin zum **schlimmsten Teil (Bild), dann Affektmodulation mit NELA, Atmung, Körperarbeit, „reframing" „innerem Dialog"** und **hypnotherap. Vergangenheitsinduktion** bis Belastung sinkt (SUD<2) und „Film" weiter bis zum sicheren Nachspann durch ist, mit sichtbarer Erleichterung, dann

III. Teil – Überprüfung & Zusammenfassung

Refokussierung	Denken Sie noch mal an das belastende Ereignis – was taucht da jetzt noch auf? Reste durcharbeiten, aber **nicht nK** wiederholen!!
SUD-I.	1 2 3 4 5 6 7 8 9 10 – evtl. nochmal **SUD-II.** 1 2 3 4 5 6 7 8 9 10
Trost-Ritual/Innerer Dialog	(fakultativ) Dialog mit dem „Inneren Kind"/jüngeren (verletzten) „Ich"
Verankerung-pK	**pK + Ereignis + Atmung** ⇨ **VoC** = 1 2 3 4 5 6 7 8 9 10 (völlig falsch) (stimmt völlig)
Körper-Test:	„Was ist im Körper jetzt (noch) zu spüren?" ⇨ **Kö + pK + Ereignis + Atmung**
Imaginativ-hypnotherapeutische 2. Verankerung der *„pK als Bild"*	
Abschluss	

Abb. 2.4: Auf dieser Abbildung ist die Struktur der drei Teile einer Screensitzung im Überblick aufgeführt

2.4 Sitzungstranskript – Ausschnitte

Die folgenden Auszüge aus einem Sitzungstranskript gehören zu einer Traumakonfrontation mit der Screentechnik KReST mit der 43-jährigen Daniela, die eine chronifizierte PTBS nach einem Autounfall vor 20 Jahren entwickelt hat. Ihre Angstzustände mit Herzrasen, Schweißausbrüchen, Unruhe, Muskelanspannung und Schreckhaftigkeit beim Autofahren hatten seit 4 bis 5 Jahren zugenommen. Sie litt unter Flashbacks bei bestimmten Fahrgeräuschen, Angst vor Kontrollverlust und ohnmächtig Werden sowie einer Brückenphobie mit aktiver Vermeidung, Brücken mit dem Auto zu überqueren. Darüber hinaus konnte sie nur noch extrem langsam mit dem Auto fahren.

Im 1. Durchgang der Sitzung wurden entsprechend des weiter oben ausführlich beschriebenen zehnschrittigen Protokolls nach der spezifischen Instruktion (Schritt 1) und der Festlegung des Ereignisses (Schritt 2) als Vorspann und Nachspann (Schritt 3) bei dem zu bearbeitenden Autounfall eine Szene aus ihrer Arbeit in einer Jugendwohngruppe sowie eine Szene daheim einige Zeit nach dem Unfall festgelegt.

Als bedrohlichstes Bild (Schritt 4): Ohne Kontrolle schleudernd und schlitternd mit dem Auto in eine Buschgruppe hinein zu rasen. Die nK (Schritt 5) lautete schließlich »Ich bin verloren«. Die pK (Schritt 6) wurde als »Ich bin sicher« festgelegt. Der VoC-Wert (Schritt 7) war bei 1; die aufkommenden Emotionen (Schritt 8) wurden als »Mir wird schlecht und ich bekomme Angst« benannt. Der Belastungsgrad (SUD-Wert) (Schritt 9) war 8 und die Körperrepräsentation (Schritt 10) der Belastung wurde mit »... an den Händen, Beinen und im Bauch« benannt.

Der Wechsel zum 2. Durchgang, dem eigentlichen Screenen, beginnt mit folgendem Wortwechsel:

T: Daniela, wir setzen uns jetzt parallel nebeneinander, so wie im Kino, und schauen gemeinsam auf die Leinwand. Passt der Abstand zwischen uns so für Sie?

P: Ja, ist gut so.

T: Okay. Dann lassen Sie den Film jetzt bitte aus dem Vorspann anlaufen und berichten, was die 23-jährige Daniela dort gerade tut.

P: Sie frühstückt, also ich frühstücke mit den Jugendlichen.

....

[Weitere Detailanreicherung geschieht durch die sechs W-Fragen.]

....

T: Was fühlen Sie, wenn Sie sehen, wie die 23-jährige Daniela mit den großen 15- bis 18-jährigen Jungs dort so gemütlich beim Frühstück den Morgen verbringt?

P: Ich freue mich.

T: Nehmen Sie das wahr, Erlauben Sie sich das, Lassen Sie es ablaufen und Atmen Sie gleichmäßig weiter (NELA) ... und genießen Sie es, wie gut es tut, sich eine so angenehme Szene anzuschauen. Und wo im Körper spüren Sie das?

P: Es ist ein warmes Gefühl.
T: Atmen Sie noch ein wenig weiter und lassen das sich in aller Ruhe ausbreiten, dieses warme Gefühl.

...

[Beginn der bedrohlichen Unfallszene]

...

T: Können Sie sehen, was für ein Auto das ist, in dem die Daniela da losfährt?
P: Das ist ein silberner Opel Kadett
T: Wo fährt sie jetzt lang?
P: Auf dem Autobahnzubringer, das Wetter ist schön...Daniela hört Musik und singt.
T: Schön, wie fühlt sich das an?
P: Gut und fröhlich.
T: *NELA* ... Und was sehen wir auf der Leinwand, was als Nächstes passiert?
P: Ich mache das Fenster auf und eine Fliege fliegt mir direkt ins Auge.
T: Und was passiert dann?
P: Ich sehe plötzlich nichts mehr.
T: Ja, Daniela schließt reflexartig beide Augen.

Und was passiert da nun auf dem Film, nachdem Daniela versucht hat, mit einer Hand die Fliege aus dem Auge zu wischen und mit der anderen Hand zu lenken?

P: Sie sieht nichts mehr und verliert ohne Sicht die Kontrolle über das Auto.
T: Und wenn Sie das sehen, was spüren Sie jetzt im Körper?
P: Herzklopfen, Schwitzen und Muskelanspannung.
T: *NELA* ... nehmen Sie auch wahr, wie gut sich der Körper an alle Details erinnert. Atmen Sie gleichmäßig durch die Nase ein und langsam über die Lippenbremse aus ... Ändert sich etwas?
P: Ich werde wieder etwas ruhiger und sehe jetzt erstmalig genau, wie mein Auto von der Straße abkommt und über eine Wiese auf eine Baum-/Buschgruppe zu schlittert.
T: Wenn Sie das sehen, welche Gefühle tauchen dann jetzt auf und was spüren Sie im Körper?
P: Schrecken und Entsetzen.
T: Wo im Körper spüren Sie das?
P: Überall.
T: Was heißt überall? Was spüren Sie in den Händen, was in den Beinen und was ist mit der Atmung?
P: Es zieht so überall, ich bin völlig angespannt, mein Herz rast und ich bekomme schweißnasse Hände.
T: *NELA* ... nehmen Sie ein paar tiefe Atemzüge und halten dann die Luft so lange Sie können an und atmen Sie erst weiter, wenn die Luft ganz knapp wird [Atem-Stopp-Technik]

... (Als die Pat. dann weiter atmet)

T: Ändert sich etwas, ist etwas mehr oder weniger geworden oder bleibt es so wie es ist?

P: Ich bin wieder etwas ruhiger, aber noch Anspannung in den Händen, Armen und im rechten Bein.

T: *NELA* ... Was versuchen denn die Hände, Arme und Beine in der gefährlichen Situation zu machen und was spüren Sie gerade jetzt im Körper?

P: Ich weiß nicht genau, aber ich glaube, sie haben versucht zu lenken und zu bremsen.

T: Genau, übertreiben Sie bitte die Anspannung in den Muskelgruppen, in denen Sie gerade die Anspannung spüren, atmen gleichmäßig weiter, halten dann die Luft wieder möglichst lange an, lösen dann beim Weiteratmen die Anspannung in den Muskeln der Arme und Beine und übertreiben auch das auch ein wenig [Lösen und Modulieren des ›eingefrorenen‹ defensiven affektiv-motorischen Schemas].

Patientin führt die Anweisung aus.

T: Ändert sich etwas?

P: Ja, ich bin wieder ruhiger und klarer; ich glaube der Schreck löst sich gerade.

T: Und schauen Sie noch einmal, konnte die Daniela bremsen und lenken?

P: Nein, das ging nicht, sie konnte ja nichts mehr sehen, sie rauscht in die Busch-/Baumgruppe hinein.

T: Ja, ganz richtig, sie hat ihr Möglichstes versucht, hatte aber keine Chance [positive Konnotation der Hilflosigkeit] und was hören Sie jetzt, wenn Sie das sehen?

P: Dieses unangenehme Schlagen der Zweige auf mein Auto ... und alles verschwimmt irgendwie

T: *NELA* ... Nehmen Sie auch wahr, wie gut sich das Gehirn daran erinnert, im Augenblick der größten Gefahr schützend die Wahrnehmung ein wenig trüben zu können [Reframing der angstbedingten dissoziativen Wahrnehmungseinschränkung].

P: Oh, so habe ich das noch gar nicht gesehen....

Die Patientin wird weiter durch die Details des Unfallgeschehens begleitet, die jeweils auftauchenden Affekte und Körperreaktionen werden durch Atemtechniken und Körperinterventionen »koreguliert« und ihre ängstigende Brisanz dadurch gemindert sowie nach und nach aufgelöst. Daniela erkennt u. a. durch den Einsatz der sog. Doppelbildschirmtechnik, dass die eingefrorenen Unfallgeräusche beim heutigen Überfahren der Dehnungsfugen auf Brücken die gleichen Stressreaktionen hervorrufen, wie beim Unfall, und dass dies die Ursache Ihres Vermeidungsverhaltens (Brückenphobie) ist.

Wie in den theoretischen Ausführungen beschrieben, wird der Film mit allen Details bis zum Ende angesehen und mit dem neutralen Nachspann beendet.

Im 3. abschließenden Durchgang wird das Ereignis gedanklich refokussiert und der SUD-Wert überprüft, der im Fall von Daniela von ursprünglich 8 nun auf 1 gesunken war, während der VoC-Wert auf 6 bis 7 gestiegen war.

Daniela fühlte sich nicht nur nach der Sitzung, sondern auch in den Tagen und Wochen danach so entlastet und nahezu symptomfrei, dass sie die aufgezeichnete Live-Sitzung als Lehrvideo freigab.

2.5 Zusammenfassung und abschließender Kommentar

Die hier ausführlich dargestellte Screentechnik nach dem KReST™-Modell unterscheidet sich von den anderen dargestellten Verfahren insbesondere durch die unmittelbare Arbeit mit der Synthese aller Wahrnehmungskanäle bzw. Repräsentationen des traumatischen Ereignisses (Bilder, Emotionen, Körperempfindung, Kognitionen, sichtbarem Verhalten und neuer Beziehungserfahrung) und insbesondere der Bearbeitung und Integration eingefrorener Affekte und Körperreaktionen. Klinisch ließ sich in den letzten Jahren in vielen Behandlungen die hohe Wirksamkeit des Verfahrens durch die Rückmeldungen der Patientinnen über deutliche Symptomreduktion, nicht selten sogar Symptomfreiheit nach ein bis maximal zwei Screensitzungen belegen. Wie bei einigen der anderen in diesem Buch vorgestellten Verfahren gibt es leider im Gegensatz z. B. zum EMDR noch keine evidenzbasierten Wirksamkeitsstudien.

Es sei aber noch einmal darauf hingewiesen, dass sich die hier erwähnte empirische hohe klinische Wirksamkeit der Screenmethode KReST™ auf die Behandlung von posttraumatischen Symptomatiken bei non-komplexen Traumata bezieht.

Die Darstellung der modifizierten Form für die Behandlung komplexer Traumafolgestörungen würde den Rahmen dieses Buchkapitels übersteigen, so dass an dieser Stelle darauf verzichtet werden muss.

Da das Interventionsrepertoire sehr vielseitig ist, bedarf es für Therapeutinnen einer gründlichen Ausbildung und Selbsterfahrung, um diese Techniken für die Patientinnen nutzbringend und erfolgreich anzuwenden. Dies geschieht z. B. durch Live- und Videodemonstrationen, Übung und Training in der Therapeuten-, Patienten- und Beobachterrolle unter Anleitung und Supervision während der Fortbildungsseminare.

Ein Vorteil dieser Technik ist u. a. die gute Steuer- und Kontrollierbarkeit des Prozesses beim Betrachten des alten Films. Schwierig für Therapeutinnen ist – je nach traumatischem Erlebnis – belastende Details quasi optisch mit zu fokussieren – also sich plastisch vorzustellen – und sie zusammen mit der Patientin in klare prägnante und nicht verharmlosende Worte zu bringen. Zwar hilft die Beobachterperspektive auch Therapeutinnen, nicht in das Geschehen hinein zu geraten - wir gehen also nicht zusammen mit der Patientin nochmals durch ein traumatisches Erlebnis hindurch oder gar hinein, sondern beobachten nur das Geschehen auf dem Film - aber Detailanreicherungen können auch belastende Gegenübertragungsreaktionen bei der Therapeutin hervorrufen. Um unbelastet die Technik anwenden zu können, braucht die Therapeutin in Kenntnis des eigenen Traumatogramms Selbsterfahrung im Durcharbeiten eigener traumatischer Lebensereignisse, am besten eben gerade auch mit dieser Technik. Fehlt diese Selbsterfahrung und Übung oder ist sie unzureichend, kann bildhaft gesprochen in der Screenarbeit mit der Patientin ein eigener »alter Film« (nicht verarbeitetes Trauma) der Therapeutin anspringen, bei ihr Stressreaktionen aktivieren und zur Beeinträchtigung der feinfühligen Begleitung der Patientin beitragen.

Literatur

Berceli, D. (2015). *Körperübung für die Traumaheilung.* (5. Auflage). Papenburg: Norddeutsches Institut für Bioenergetische Analyse e. V.

Downing, G. (2007). *Körper und Wort in der Psychotherapie. Leitlinien für die Praxis.* (3. Auflage). München: Kösel-Verlag.

Fischer, G. & Riedesser, P. (UTB 1998). *Lehrbuch der Psychotraumatologie.* (4. Auflage). München: Ernst Reinhardt.

Freud, S. (1948). XVIII. Vorlesung. Die Fixierung an das Trauma, das Unbewusste. In A. Freud et al. (Hrsg.), *GW XI. Vorlesungen zur Einführung in die Psychoanalyse*, Imago: London.

Herman, J. L. (2003). *Die Narben der Gewalt Traumatische Erfahrungen verstehen und überwinden.* Paderborn: Junfermann.

Hofmann A. (2006). *EMDR – Therapie psychotraumatischer Belastungssyndrome.* (3. Auflage). Stuttgart: Thieme.

Huber, M. (2003a). *Trauma und die Folgen. Teil 1.* Junfermann: Paderborn.

Huber, M. (2003b). *Trauma und Traumabehandlung. Teil 2.* Junfermann: Paderborn.

Huber, M. (2005). *Wege der Traumabehandlung – Trauma und Traumabehandlung Teil 2.* (4. Auflage 2009). Paderborn: Junfermann.

Levine, P. (1998). *Trauma-Heilung – Das Erwachen des Tigers. Unsere Fähigkeit traumatische Erfahrungen zu transformieren.* Essen: Synthesis Verlag.

Levine, P. (2005). *Verwundete Kinderseelen heilen.* München: Kösel.

Levine, P. (2009). *Vom Trauma befreien. Wie Sie seelische und körperliche Blockaden lösen.* München: Kösel.

Porges S. W. (2018). *Die Polyvagal-Theorie und die Suche nach Sicherheit: Traumabehandlung, soziales Engagement und Bindung.* (2. Auflage). Lichtenau: G. P. Probst.

Putnam F. (2003). *Diagnose und Behandlung der Dissoziativen Identitätsstörung – DIS. Ein Handbuch.* Paderborn: Junfermann.

Reddemann, L. (2004). *Psychodynamisch Imaginative Traumatherapie PITT. Das Manual.* Stuttgart: Klett Cotta.

Reddemann, L. (2001). *Imagination als heilsame Kraft. Zur Behandlung von Traumafolgen mit ressourcenorientierten Verfahren.* Stuttgart: Klett Cotta.

Shapiro F. (1998). *EMDR – Grundlagen und Praxis. Handbuch zur Behandlung traumatisierter Menschen.* Paderborn. Junfermann.

Sachsse, U. (1995). *Selbstverletzendes Verhalten.* Göttingen: Vandenhoeck & Ruprecht.

Sachsse, U. (2004). *Traumazentrierte Psychotherapie – Theorie, Klinik und Praxis.* Stuttgart: Schattauer GmbH

Schmucker M. (2008). *Imagery Rescripting and Reprocessing Therapy: Behandlungsmanual für Typ I Trauma.* (Berichte aus der Psychologie). Shaker.

Schauer, M., Elbert, T. (2010). Dissociation following traumatic stress. Etiology and treatment. *Zeitschrift für Psychologie - Journal of Psychology, 218* (2).

Spangenberg E. (2015). *Behutsame Traumaintegration (TRIMB).* Stuttgart: Leben Lernen Klett-Cotta.

Weinberg, D. (2005). *Traumatherapie mit Kindern.* Stuttgart: Klett-Cotta.

Wilson J. P., Raphael B. (Hrsg.) (1993). *International Handbook of traumatic Stress Syndromes.* Springer US. New York: Plenum Press.

3 Traumaverarbeitung in der Ego-State-Therapie

Helmut Rießbeck

3.1 Entstehungsgeschichte des Ego-State-Modells

Die Persönlichkeit als ein in sich geschlossenes Gebilde zu betrachten, ist eine beruhigende Vorstellung. Schon seit der Zeit der Aufklärung verspricht ein stabiles Ich/Selbst, das unter der Herrschaft logischer, willensgesteuerter Instanzen seine innere Welt ordnet und die Herausforderungen der Umwelt bewältigt, dem Menschen Übersicht. Es scheint ein Bollwerk zu sein gegenüber dem Einbruch des scheinbar chaotischen Erlebens, das gekennzeichnet ist von fehlenden Steuerungsmöglichkeiten, Kontrollverlust und dem damit verbundenen Ohnmachtserleben.

Viele alltägliche Beobachtungen aber lassen diese beruhigende Vorstellung brüchig werden. Bereits im normalen Alltag handeln Menschen häufig auf eine Art, die ihnen sogar selbst unverständlich ist oder dem eigenen Willen entzogen zu sein scheint. Der größere Teil dessen, was sich im Denken, Fühlen und Handeln vollzieht, ist uns in seiner Entstehung nicht zugänglich, also unbewusst. Wir haben nicht einfach Gedanken, Gefühle oder Körperreaktionen, sondern wir geraten in Zustände, die durch die verschiedenen Bereiche des Erlebens gekennzeichnet sind. Wir geraten also in Ich- bzw. Selbstzustände mit einem häufig gut abgrenzbaren Set an gedanklichen Abläufen, Handlungen, seelischen Empfindungen und Körperreaktionen, die eng miteinander verzahnt sind und sich gegenseitig bedingen. Um vorauszugreifen: Alleine das Verständnis für die Natur der erlebensgebundenen und historisch situationsspezifisch entstandenen Ich-Zustände (im weiteren Verlauf Ego-States/ES genannt), ist schon ein Türöffner für die therapeutischen Bemühungen. Wenn Menschen mit den Ego-States Kontakt aufnehmen, diese aktivieren und, unter dem Schutz der therapeutischen Beziehung, sich partiell in diese hinein versetzen können, so verfügen sie über ein Werkzeug, das für eine spätere Traumabewältigung kaum verzichtbar und unbedingt sehr nützlich sein wird.

Kernaussage

Ich-Zustände, die divergente oder gegensätzliche kognitive Muster, Handlungstendenzen, Emotionen und Körpererleben aufweisen, existieren in einer Persönlichkeit und dürfen auch widersprüchlich bleiben. Der Austausch mit und zwischen ihnen ist essentiell.

Diese seltsamen und anders gearteten Zustände haben, ausgehend von den ersten »Hypnose«-therapeuten um Franz Anton Mesmer v. a. in Frankreich und in der Folge M. de Puysegur das Interesse an diesen Ich-Zuständen geweckt, die sich durch ein jeweils anderes Bewusstsein auszuzeichnen schienen (Ellenberger, 2005, S. 117 ff). So ist das psychologische Interesse, ja die Formulierung der Psychologie als Wissenschaft, aus Fallbeschreibungen von Menschen mit alternierenden Ich-Zuständen, die damals als Hysterikerinnen bezeichnet wurden, und einer Theoriebildung hierüber, entstanden. Die Erkenntnis daraus war, dass der Mensch eben nicht so aus einem Guss zu sein scheint, die seelische Organisation viel mehr ein »Patchwork« als ein homogenes Gewebe darstellt. Eine große Vielfalt von Theorien beschäftigte sich mit der inneren Organisation der Persönlichkeitsteile und der Beziehung zwischen ihnen (Ellenberger, 2005, S. 186 ff), was zu den klinisch heute noch fast unverändert wichtigen Dissoziationskonzepten von P. Janet und Anderen führte. Mit großer Eindeutigkeit konnte P. Janet traumatisch wirkende Erfahrungen als Ausgangspunkt für eine veränderte Persönlichkeitsorganisation belegen und die Wirkung insbesondere der Wiederbegegnung mit traumatischen Erinnerungen auf die Gesundung studieren (Janet, 1925, S. 589 ff). Unter dem Einfluss des größten Neurologen des 19. Jahrhunderts, J.M. Charcot, wurde Hypnose als medizinisch wissenschaftliches Unterfangen zur Erkenntnisgewinnung über diese veränderten Zustände und deren Therapie eingeführt.

Die Dissoziationstheorien und die klinische Praxis der Hypnosetherapie befruchteten sich also im 19. Jahrhundert gegenseitig erheblich. In den USA wurde, unter dem Einfluss von W. James und M. Prince ein Verständnis von Hypnosephänomenen geprägt, welches Dissoziation nicht nur als primär krankhafte Erscheinung verstand, sondern eine Reaktionsform des Geistes, die auch bei Gesunden unter bestimmten Umständen auftritt. Auch durch die einfache (Hilgard, 1986) Nichtbeachtung von mentalen Inhalten, könnte eine Trennung der Bewusstseinsströme entstehen (Hantke, 1999), eine Idee, die bei E. Hilgard klinisch praktisch auftaucht. Die erste Wurzel der Ego-State-Therapie (EST) ist damit dieses im Grunde nicht pathologieorientierte Dissoziationsverständnis, welches sich an die Hypnoseschule von Bernheim (Bernheim, 1888) anlehnt.

John G. Watkins, der zusammen mit seiner Ehefrau Helen die Grundgedanken der Ego-State-Therapie formulierte, bezog seine Konzepte aus sehr vielfältigen Quellen. Im Zweiten Weltkrieg hatte er sich mit der Behandlung von Soldaten beschäftigt, die unter Traumafolgestörungen litten, damals noch »Kriegsneurosen« genannt. Lange bevor Psychotraumatologie wissenschaftlich eigenständig formuliert wurde, wendete er hypnoanalytische Techniken bei diesen Zuständen an (Watkins, 1949). Prägend für ihn waren ein hypnoanalytisches Beziehungsverständnis, wie das von Fromm und Nash. Die zweite Wurzel der EST ist also tiefenpsychologisch, war aber von vornherein eng mit Hypnosetheorien verbunden. Anders als in Zentraleuropa wurde in den USA Hypnose experimentell untersucht und klinisch breit angewendet. Paul Federn, Freund und Schüler S. Freuds, hatte bei seiner Emigration in die USA die Vorstellung von energetisch abgegrenzten Ich-Zuständen als intrapsychische Strukturen mitgebracht. Watkins nutzte die verbreiteten Objektbeziehungstheorien und seine klinisch experimentellen Hypnoseerfahrungen um mit den charakterisierten Ich-Zuständen in Dialog zu kommen (Watkins,

1992). Doch erst die Zusammenarbeit mit seiner langjährigen Ehefrau Helen Watkins machte aus dem Ego-State-Modell eine attraktive, erlebnis- und erfahrungsorientierte Therapieform. Sie brachte kreative Methoden aus der Gestalttherapie, Transaktionsanalyse und imaginativen Therapieformen in das Modell ein. So konnten Ich-Zustände viel erlebnisnäher kontaktiert und beeinflusst werden. Die Schülergeneration des Ehepaars Watkins, unter ihnen M. Phillips (Phillips & Frederick, 2003) und W. Hartman, reicherten das klinisch praktische Arbeiten mit den Prinzipien der Erickson'schen Hypnotherapie an. Die gegenwärtig prägenden Trainer der Ego-State-Therapie integrierten weitere aktuelle Strömungen in das klinische Vorgehen. Dazu zählen wahrnehmungsorientierte somatosensorische Ansätze, klinische Dissoziationsforschung und klinisch bedeutsame Kommunikationstheorien (Schulz von Thun, 1998). Insgesamt ist der Ego-State-Ansatz als traumatherapeutisches Instrument entstanden, hat sich von da aus aber zum allgemeinen Modell für die innere Persönlichkeitsdynamik erweitert.

Kernaussage

Die Ego-State-Therapie hat drei primäre Wurzeln: Dissoziationsmodelle der Persönlichkeit, psychodynamische Beziehungsmodelle, experimentelle und klinische Hypnose.

3.2 Grundannahmen

3.2.1 Die Definition der Ego-States (ES)

Die Ego-State-Arbeitsgemeinschaft Deutschland erweiterte die bekannte, von J. Watkins vorgegebene Definition der ES so:

> Ein Ich-Zustand kann definiert werden als organisiertes Verhaltens-, Erfahrungs- und Wahrnehmungssystem, dessen Elemente durch ein gemeinsames Prinzip zusammengehalten werden, und das von anderen Ich-Zuständen durch eine mehr oder weniger durchlässige Grenze getrennt ist. *Jeder dieser Ich-Zustände hat eine ihm eigene Selbst- und Weltsicht und ist Ausdruck einer Beziehungs- und Entwicklungserfahrung. Damit zeigt ein Ich- Zustand auch charakteristische Muster in Wahrnehmung, im körperlichem Ausdruck und Beziehungsverhalten.* (Ego-State-Therapie Deutschland, EST-DE, 2017, in Anlehnung an Watkins & Watkins, 2003, S. 45).

Die ES kann man als lebensgeschichtlich entstanden verstehen. Jeder Mensch ist zunächst mit einer Reihe solcher Zustände ausgestattet, welche die zentralen sozialen Rollen umfassen. Diese ES sind bewusst zugänglich und Menschen können zwischen diesen verschiedenen Verfasstheiten wechseln, sich auf diese Weise an unterschiedliche Erfordernisse der Umgebung anpassen. So kann ich recht unkompliziert von meiner Rolle als Seminarleiter in Ausbildungsgruppen in den Zustand des Skatspielers am Stammtisch meiner Freunde übergehen, bin mir der anderen Zustände und Rollen weitgehend bewusst. Immer dann aber, wenn die Gruppe der ES, das »innere Team«, die innere Mannschaft, mit einer unüblichen Herausforderung konfrontiert ist, der sie nicht gewachsen scheint, schlägt die Geburtsstunde eines neuen ES. Dieser hilft bei der Anpassung und Bewältigung der neuen Aufgabe, in einem offensiven oder defensiven Modus. Neue ES formieren sich, was man als einen Prozess innerer Selbstorganisation verstehen kann eben durch diesen Anpassungsdruck, andererseits aber auch durch die Erweiterung von Entfaltungsmöglichkeiten, mit dem Angebot einer weiteren Differenzierung von Kompetenzen.

3.2.2 Die verschiedenen Ego-States

Damit kann es auf dreifache Weise zur Bildung von ES kommen (▸ Abb. 3.1). Die Erweiterung der Lebens- und Erlebensmöglichkeiten schafft neue Rollen und ermöglicht es, Potenziale zu nutzen. Sie führt zu immer komplexeren Differenzierungen. Sind Menschen einigermaßen gesund, haben sie eine innere Beziehung zu diesen States und können flexibel zwischen ihnen wechseln. Ein zweiter Entstehungsweg für neue Ego-States geht über die Orientierung an wichtigen anderen Mitmenschen, im Sinne der Hereinnahme von bedeutungsvollen Eigenschaften und Verhaltensmustern. Imitation ist ohnehin eine der stärksten Kräfte in der Entwicklung und spielt hier auch die entscheidende Rolle. Im Rahmen von Identifikationsprozessen kommt es so zur Ausformung von ES, die z. B. aus dem Lernen an der eigenen Mutter oder einem stellvertretenden Objekt für gute Mütterlichkeit stehen oder beispielsweise Eigenschaften einer Lehrerin oder eines anderen Rollenvorbildes verkörpern. Diese beiden ersten Entstehungswege sorgen für die Ausbildung der Ego States, die v. a. die persönlichen Ressourcen tragen und verkörpern oder den Ressourcenbezug zu wichtigen Kraftquellen erschließen können. Daneben gibt es Ego-States, die wir zu unserer persönlichen biologischen Ausrüstung zählen dürfen. Ressourcen, die uns mitgegeben wurden, die sich im Laufe der Entwicklung dann zu States organisieren, welche an der inneren Kommunikation teilnehmen können. Es gibt damit eine ganze Reihe von ES, die ausgezeichnet stärkend wirken, viele von ihnen bleiben auch trotz der mit einem dynamischen Leben verbundenen inneren und äußeren Konflikte unbeteiligt und unverwundet sowie gerade bei schwierigen Lebenslagen kontaktierbar, zugänglich und nutzbar. Freiheiten und die Bezogenheit auf bedeutungsvolle Andere haben jedoch ihren Preis. Im Rahmen der Persönlichkeitsentwicklung gibt es vielfältige, z. T. altersspezifische Konfliktmöglichkeiten. Konflikttypische ES bilden sich aus, wenn Auseinandersetzungen mit Rollenerwartungen und wichtigen Mitmenschen länger dauernd sind, die bisherige »Stammmannschaft« eine Lösung nicht erreichen konnte. Konflikttypische Ego-States können sich progressiv lösungsorientiert verhalten oder auch bei entsprechender Überforderung damit beschäftigt sein, Konflikte zu wiederholen, auf der Stelle zu halten oder einzufrieren.

Die dritte Entstehungsmöglichkeit ist dagegen völlig unfreiwillig, häufig schicksalshaft. Traumatische Erfahrungen, das Erleben einer Verletzung der persönlichen Integrität, führen zu einem Überlebenskampf, zu einer zwangsweisen Anpassung an Situationen und Handlungsweisen von Personen, für die es bisher weder eine Vorhersehbarkeit noch Bewältigungsmöglichkeiten gab. Die in der traumatisierenden Situation entstehenden ES erleichtern es für die Betroffenen die kritische Phase zu überstehen, die deletären Erfahrungen mit dem eigenen inneren Erleben, den Selbstüberzeugungen, den eigenen Vorstellungen über die eigene Persönlichkeit zu verbinden und ein Auseinanderfallen der Organisation der Persönlichkeit zu verhindern. So bruchstückhaft dies zunächst auch sein mag, sorgen die im Trauma entstandenen ES nach außen gegenüber der Um- und Mitwelt für oft sehr umfassend veränderte Wahrnehmungen, Einstellungen und Verhaltensweisen.

Kernaussage

ES entstehen auf drei Wegen: aus sozialen Rollendifferenzierungen, zwischenmenschlichen Konflikten und traumatischen Erschütterungen. Sie können daher drei Bereichen zugeordnet werden: dem Alltags- und Ressourcenbereich, dem Konfliktbereich und dem Bereich Traumabewältigung.

In der Übersicht (▸ Abb. 3.1) zeigt sich, dass es ES gibt, die zu einem Bereich gehören, der in der Regel nicht in Konflikte einbezogen werden kann. Diese Ich-Zustände stellen in ihrer Gesamtheit den konfliktfreien inneren Bereich dar. Ein Teil von ihnen wird auch von traumatischen, an sich zerstörerischen Einflüssen nicht erfasst und ist eine wesentliche Quelle der Überlebenskraft. Die in zwischenmenschlichen oder intrapsychischen Konflikten verwickelten ES tragen zum einen die dysfunktionalen Muster (zyklisch maladaptive Muster (Tress, 1996), sind also für die Wiederholungen und Aktualisierungen alter Kämpfe und Versagungserlebnisse verantwortlich. Andere ES aus diesem Bereich verwenden die Erfahrung progressiv, sind zukunfts- und lösungsorientiert. Sie treten in den Hintergrund, wenn traumatische Kernerfahrungen bewältigt werden müssen.

Bei den Ego States, die im traumatischen Prozess entstehen, können wir, wie wir es aus der Theorie der strukturellen Dissoziation der Persönlichkeit (TSDP) (Nijenhuis, Van der Hart, & Steele, 2004) übernehmen, eine pragmatische Einteilung vornehmen. Seit den Beobachtungen des engl. Psychiaters C. Myers aus dem Ersten Weltkrieg wissen wir, dass die traumatische Erschütterung eine Umorganisation der Persönlichkeit bewirkt, so dass ein oder mehrere Anteile die unbedingte Funktionsfähigkeit in Gegenwart und Zukunft sichern wollen, also alltagsbezogen sind, andererseits auch dafür sorgen, die Verletzungserfahrung auszublenden bzw. zu ignorieren. Die Anteile, die in der TSDP als emotionale Anteile beschrieben werden, sind diejenigen, die auf verschiedene Weise mit der Wucht der Verletzung befasst sind. Sie tragen den Aufruhr, die körperliche Last des traumatischen Stresses, die Einsamkeit. So sorgen sie aber für ein Containment, für eine haltende Funktion. Durch die inneren Barrieren und die z. T. rigiden Grenzen helfen sie damit immerhin die traumatische Erfahrung im Gesamtsystem tragbar zu halten und Eskalationen zu begrenzen. Eine dritte abgrenzbare Untergruppe innerer Anteile ist verwiegend mit der inneren oder auch realen Kommunikation mit dem oder den Tätern beschäftigt. Sie sind dann besonders umfangreich ausgestaltet und differenziert, wenn die Täterkontakte lange Zeit wirkten, insbesondere während der Entwicklung der Persönlichkeit oder wenn es Menschen nicht

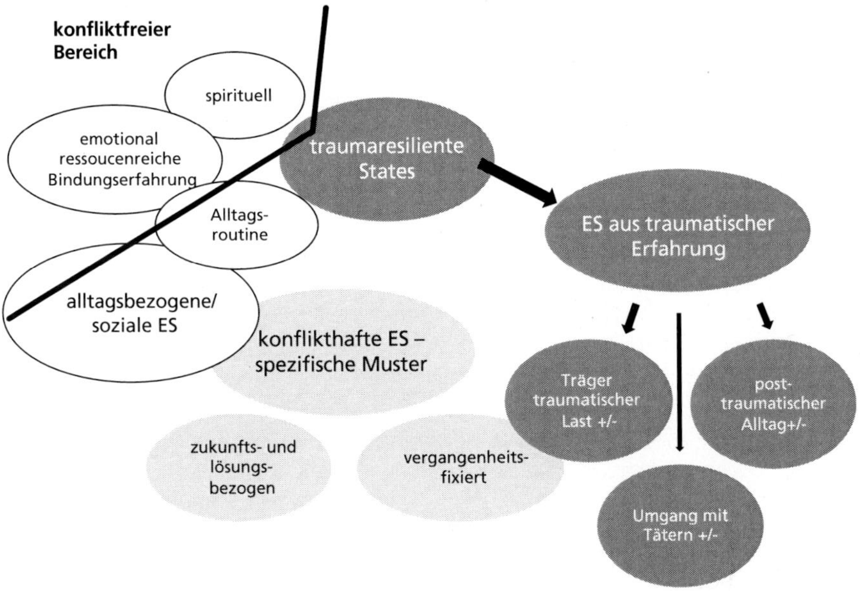

Abb. 3.1: Systematik der Ego-States (+ = offensiv, – = defensiv)

gelang, sich aus dem Machtbereich der Täter zu entfernen. Bei akuten oder schwer chronisch wirkenden traumatischen Erschütterungen, in denen die Wahrnehmung desorganisiert ist, sich vornehmlich fragmentierte Wahrnehmungsprozesse finden bzw. eine mentale Bearbeitung nicht möglich ist, entstehen noch keine Ego-States. Nach dem gegenwärtigen Verständnis von dissoziativen Vorgängen finden sich dann einzelne, nicht mental bearbeitete Wahrnehmungsfragmente (Braun, 1988), Sinneseindrücke, Körpervorgänge oder elementare Handlungstendenzen aus dem inneren Stresserleben, die sich später erst zu ES formieren können. Bei diesem sog. BASK-Modell, steht B für Verhalten (behavior), A für die Affekte, S für die sensorischen fünf Sinneswahrnehmungen, und K für (knowledge), mit letzterem sind kognitive Prozess insgesamt gemeint.

Hiermit ist ein Teilemodell beschrieben, welches für die verschiedensten Bereiche des Erlebens eine hilfreiche Übersicht ermöglicht. Für Therapeuten ist es dabei wesentlich zu wissen, ob sie sich gerade im Bereich einer Konfliktdynamik bzw. mit Zuständen traumatischer Erschütterung befassen oder in dem konfliktfreien Bereich der persönlichen Restitution, Selbstzuwendung und des inneren Wachstums. Natürlich überlappen diese Bereiche. So finden wir im traumatischen Kontext manchmal die »typischen neurotischen Konflikte«. Zum anderen zeigen sich im traumatischen Erleben sogar recht regelmäßig ES, die von der traumatischen Erschütterung ausgespart bleiben, die überdauernd sind, an denen die Wucht der Verletzung vorbei geht, die wir als Trauma resiliente States bezeichnen können. Innerhalb chronischer zwischenmenschlicher Konflikte finden sich andererseits recht regelmäßig Kerne mit traumatischem Potenzial, insbesondere wenn zwischenmenschlich tragende Bindungen angegriffen werden.

Kernaussage

Das ES Modell konzipiert auch Persönlichkeitsanteile vor und außerhalb des traumatischen Geschehens. Dies ist zweckmäßig gerade für die Verbindung von ressourcentragenden mit traumabelasteten Anteilen der Persönlichkeit.

3.2.3 Die Individualität der Ego-States

Anders als z. B. beim Modell der Inneren Familie (Schwartz, 1997) kennt das ES Modell keine weiteren Kategorien von Zuständen oder feste Funktionsraster. Ähnlich wie in der Gruppentherapie wird die Einzigartigkeit der States respektiert. Die ES sind eindeutig personalisiert, werden als Teilpersönlichkeiten im Inneren verstanden. Erst diese Annahme macht eine innere Kommunikation möglich, die alltagsnahe den üblichen Kommunikationsvorgängen im sozialen Raum ähnlich ist. Eine wesentliche Annahme und Grundvoraussetzung ist die Theorie des guten Grundes (▸ Kap. 2), dass also ES nicht unbegründet entstehen, oder zufällig so werden, wie sie sind. Sie können kennengelernt werden wie wir Menschen kennenlernen, wenn ein adäquater innerer Begegnungsraum geschaffen wird. Wir können geradezu Steckbriefe entwerfen und die Beziehung der States untereinander z. B. auch graphisch oder figürlich gestaltend sichtbar machen (mapping) (Schulz von Thun, 1998; Kumbier, 2013). Therapeutin und Patientin brauchen genügend positive emotionale Grundlagen um dieses innere Kennenlernen voran zu bringen. Es geht nicht ohne Neugier und einem zumindest minimalen Veränderungswillen. Voraussetzung für die weitere Entwicklung ist ein gefestigter therapeutischer Pakt und eine hinreichend flexible Beziehung um u. a. die Kollisionen zwischen den ES auszuhalten.

3.2.4 Der Ressourcenschwerpunkt der ES-Therapie

Im Weiteren beschränken wir uns auf den Aspekt der Traumaintegration. Dabei lässt sich in Verlaufsgeschichten regelmäßig beobachten, dass ab der ersten Sitzung, oder zumindest wenn die Vorstellung einer traumatischen Erschütterung in die therapeutische Beziehung benannt wurde, implizite Traumaarbeit erfolgt, also auch integrative Schritte möglich sind. Das ES-Modell geht davon aus, dass integrative Schritte nicht erst erfolgen, wenn konkrete traumatische Erinnerungen bearbeitet wurden. Es erwartet beim Betroffenen und aus der Begegnung in der Therapie spontane Integrationsschritte, spätestens dann, wenn ES aus dem konfliktfreien Bereich mit den Trägern traumatischer Last in einem Begegnungsraum miteinander in Kontakt treten. Als ressourcenbasierte Methodik erwartet die ES-Therapeutin förderliche Veränderungen durch die Verbindung und den Austausch, den primäre Ressourcenträger und verletzte Anteile miteinander eingehen. Ressourcen werden nicht neu kreiert. Die Patientinnen können bereits aus der Tatsache, dass sie jetzt als Erwachsene vor uns sitzen, indem sie interaktionsfähig sind verstehen, dass sie genügend Ressourcen haben, um durchs Leben zu kommen (Peichl, 2018). Die Therapeutin ist mehr Coach und Facilitator für den Ressourcenkontakt, der allerdings in der Gegenwart weitgehend verschüttet sein kann. Die erste Botschaft hierbei ist, und in diesem Zusammenhang sind zunächst die rigiden inneren Grenzen der Patientinnen sehr nützlich, dass neben den verletzt oder gar zerstörerisch scheinenden ES primäre Ressourcenträger existieren, die nicht zum Verschwinden gebracht wurden, weder durch äußere noch innere Einflussnahme. Erst später im therapeutischen Prozess können dann Ressourcenfunktionen bei den problematischen konfliktfixierten oder im Trauma arretierten Anteilen zugänglich gemacht werden. Für Patientinnen ist es oft überraschend festzustellen, wie die problematischen Anteile und die Ressourcenträger koexistieren. Die Anerkennung dieser Koexistenz selbst dann, wenn noch kein innerer Kontakt in Gang gekommen ist, bedeutet viel. Sie zeigt nämlich im Kern die Anerkennung der inneren Vielfalt und Gegensätzlichkeit im Sinne der inneren Akzeptanz. Grundsätzlich geht aber das ES Modell von einer Selbstheilungstendenz des Organismus aus. Mit der primären Ressourcenorientierung festigen wir die therapeutische Allianz und stellen zunächst einfach auch die Fähigkeit her, Ich-Zustände so zu kontaktieren, dass die Betroffenen sich in diese partiell hinein versetzen können.

3.2.5 Vor der Kontaktaufnahme mit ES

Für die Therapeutin ist es gut, von Beginn an zu realisieren, dass sie mit eigenen inneren Anteilen, also mit einer »Mannschaftsaufstellung des Inneren Teams« (Schulz von Thun, 1998) auf die Patientin reagiert. Wichtig wird damit, dass Therapeuten einen möglichst guten Überblick haben über die eigene innere Landschaft und das gewohnheitsmäßige Reagieren der eigenen Anteile. Bevor wir »nach innen gehen« also in die Innenfokusssierung, orientieren wir uns am Konzept der gestuften Phobie (van der Hart, Nijenhuis, & Steele, 2008).

Die gestuften Phobien

Phobie…

- …vor dem Alltag und Alltagshandlungen
- …vor Bindung und Bindungsverlust gegenüber der Therapeutinnen
- …vor Emotionen und Körperzuständen
- …der Selbstzustände voreinander
- …vor traumatischer Erinnerung
- …vor der besseren Zukunft

Primär gelten also die Interventionen der Einrichtung eines irgendwie tragfähigen Alltags und der Phobie vor der therapeutischen Situation überhaupt, damit Patientinnen sich grundsätzlich im Sinne der überwiegenden Außenregulation im Gleichgewicht halten können. Dabei gelingt es oft recht gut, zu ressourcenreichen States insofern bereits einen Kontakt aufzubauen, als sie benannt und im Alltag benutzt werden.

Einer meiner Patienten, von dessen Entwicklung in der Therapie ich viel gelernt habe, Herr Pein (Pseudonym), konnte selbst in der Zeit, als er durch Einzelreize getriggert, ständig in peritraumatische Dissoziationszustände verfiel, sein Gitarrenspiel selbstberuhigend, strukturierend und Selbstwert steigernd für sich einsetzen. In seinem Musikkeller konnte er ohne große Mühe seinen ES »Folksänger« aufrufen und eine ganze Kette von Erfahrungen und Fähigkeiten vergegenwärtigen. Dieser State half auch die Phobie vor dem Therapeuten in Grenzen zu halten (vgl. Fallbeispiel ▸ Kap. 10).

Es gibt immer gewisse auch sinnvolle Hürden eine Therapie zu beginnen. Aber die klinischen Erfahrungen zeigen, dass gerade bei Patientinnen mit traumatischen Erschütterungen die Phobie vor dem Therapeutinnenkontakt besonders zugespitzt ist, denn sie haben bereits vielfach erlebt, dass es ihnen schlechter ging, wenn sie in die Nähe der traumatischen Erinnerungen kamen. Menschen versuchen grundsätzlich traumatische Erfahrungen zunächst eigenständig zu überwinden. P. Janet hat dies so gefasst:

> »Wir sind nur berechtigt solche Erinnerungen als traumatische anzusehen, die sich immer wieder in der Gegenwart wiederholen, und die den Patienten dazu bringen Anstrengungen zu unternehmen, die häufig und offensichtlich sind, und dazu geeignet Erschöpfung hervorzurufen« (Janet, 1925, S. 671; Übers. d. Verf.).

Ein guter Teil der klinischen Symptome der Patientinnen kann aus den frustranen inneren Auseinandersetzungen mit traumatischen Erinnerungen erklärt werden.

3.2.6 Die Entstehung der traumatischen Ego-States

Wenn wir die Wirkung der Therapie mit inneren Persönlichkeitsanteilen näher erforschen wollen, so lohnt es sich einen Aspekt aus dem traumatischen Prozess, den ich für sehr wesentlich halte, zu verdeutlichen. Der Übersichtlichkeit halber gehe ich hier zunächst von einer zeitlich begrenzten traumatisierenden Erfahrung aus, welche die Trauma-Definition der Traumapioniere (Fischer & Riedesser, 2003, S. 82, ▸ Kap. 1) erfüllt. Die komplexen posttraumatischen Krankheitsbilder sind eigentlich nichts grundsätzlich anderes – sie beinhalten die gleichen Mechanismen, nur eben mit sehr umfangreichen Folgen für die Persönlichkeitsentwicklung.

In der überfordernden Belastungserfahrung und kurz danach, Stunden bis maximal Tage, steht der Mensch unter Schock. In dieser ersten Phase (▸ Abb. 3.2.) sind Organismus und Geist überwältigt, die animalischen Stressreaktionen laufen ab, die Balance zwischen sympathischem und parasympathischen vegetativen Taktgebern ist maximal gestört, es dominieren elementare Handlungsautomatismen im Sinne primitiver reflexhafter Verteidigungshandlungen. Diese Abläufe können wir biologisch gut nachweisen und wir verstehen das Ineinandergreifen sowie die zeitliche Abfolge einigermaßen. Wir wissen, dass praktisch alle zentralen Organisatoren des Erlebens verändert sind. Die sinnliche Wahrnehmung ist fragmentiert, die Innenwahrnehmung kommt zum Erliegen, es besteht eine weitgehende kognitive Blockade. Gezielte Handlungen außerhalb der elementaren Flucht- und Schutzreaktionen sind erschwert. Diese sensomotorische Phase weicht einer »Pseudo-Beruhigung«. Sobald die Bedrohung vorüber ist, oder die Gewalteinwirkung sistiert, kommt es anhand der fragmentierten Sinnesreize bereits zu einem inneren intrusiven Wiedererleben, d. h. die Vorgänge laufen sinnenhaft und lückenhaft immer wieder ab. In dieser zweiten Phase der inneren Kreisprozesse setzen die kognitiven Funktionen langsam wieder ein und es kommt als erstes zum fühlenden Erleben von

Hilflosigkeit, Ohnmacht und Kontrollverlust. Auch auf diese Phase wird später immer wieder zurückgegriffen, hier kommt es über Priming-Prozesse zu einem inneren Lernen und einer Verfestigung der Eindrücke in Verbindung mit den elementaren Verteidigungshandlungen, was die Stabilität der Trigger und die schwere Beeinflussbarkeit der Verteidigungshandlungen verständlich macht. In diesen ersten beiden Phasen können noch keine ES entstehen, denn die kognitive Hemmung erlaubt noch keine personalisierenden Funktionen und verschiebt damit die Bildung von ES in die nachfolgende Phase.

Die wiedereinsetzenden höheren geistigen Funktionen leiten die dritte Phase ein. Der Mensch versucht sich zunächst wieder im Sinne des Überlebens zu orientieren, nach Innen und Außen. Da wir gar nicht anderes können als die Welt zu begreifen versuchen, stellen sich Interpretationen und Bedeutungserteilung ein, die ganz auf das Trauma bezogen und den begrenzten Denkfunktionen zugänglich sind. Jetzt tauchen die negativen Weltüberzeugungen auf und der Versuch in dem »verrückten«, überfordernden Geschehen eine Rolle zu finden, eine holzschnittartige Theorie von den Vorgängen und ihren Bedeutungen für das Individuum und seine Gemeinschaft. E. Howell hat diesen Übergang, der bis hin zur Identifikation mit dem Aggressor führen kann, eingehend beschrieben (vgl. Howell, 2014). Dies ist die Geburtsstunde der traumabezogenen ES. Die neuen Welt- und Selbstüberzeugungen kollidieren mit denjenigen von vor dem Trauma. Aus dieser Kollision können wieder weitere ES entstehen, die regulieren helfen. Die traumatischen ES sind noch nicht unbedingt stabil, sondern werden dies am stärksten durch die Reaktion der Umwelt auf den traumatisch veränderten Menschen. Soziale und häufig auch medizinische Etikettierungsprozesse verfestigen die negativen Selbstüberzeugungen, mit dem so regelmäßig auftretenden belastenden Scham- und Schulderleben. P. Janet hat all diese Phänomene, die sich aus den mentalen Verarbeitungsversuchen der traumatischen Erschütterung ergeben, als sekundäre fixe Ideen bezeichnet. Abbildung 3.2. stellt den gesamten Ablauf in der Übersicht dar (▸ Abb. 3.2).

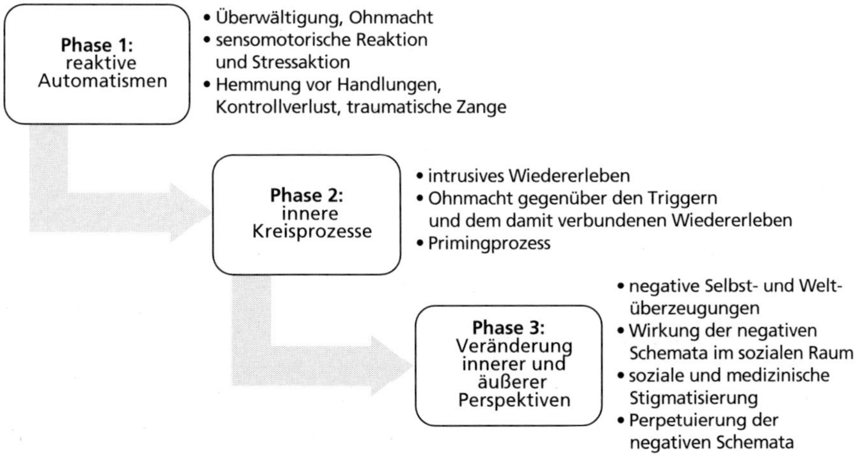

Abb. 3.2: Traumatische Reaktion

Das folgende Fallbeispiel zeigt sehr nachdrücklich diese Abfolge:

Maria, 17 J., begleitet ihre Mutter zu einer gynäkologischen Ausschabung. Die Mutter stirbt an der Barbituratnarkose. Maria beobachtet die vergeblichen Reanimationsbemühungen des Arztes. Unmittelbar anschließend ist sie zwar minimal handlungsfähig, z. T. in einem Zustand von Übererregung mit kognitiver Blockade, während Fragmente des Geschehens sich innerlich ständig wiederholen. Die Familie sitzt am gleichen Abend auf der Suche nach Erklärungen zusammen. Es fallen Sätze wie »Wie konnte das nur passieren« oder »Ihr seid ja übereilt zum Krankenhaus gefahren«. Maria kann sich nicht äußern, nimmt innerlich die Verantwortung ganz zu sich. Sie erlebt den Zustand eines unfähigen gebrandmarkten Kindes, das nicht wert ist zu leben. Die Schuldgedanken führen zu einer unbedingten Leidensbereitschaft und Demutshaltung. Die Familie zerfällt kurz darauf. Maria rettet sich in die Beziehung zu einem sehr fürsorglichen Partner, der sie regelmäßig von Selbstvorwürfen in vielen Lebensbereichen entlastet. Sie bleibt über Jahrzehnte symptomarm. Einige persönliche Gegenstände der Mutter sind in einer Adventsschachtel untergebracht. Zu Beginn der Adventszeit wird Maria jedes Mal von einer für sie unerklärlichen ängstlichen Erregung gepackt. Als Maria mit 62 Jahren, als Verwaltungsbeamte im Ruhestand, einen Bankomaten nicht bedienen kann, erleidet sie erst eine Panikattacke gefolgt von generalisierten Ängsten und letztlich Symptome einer posttraumatischen Belastungsstörung.

Kernaussage

Im traumatischen Geschehen lassen sich mindestens drei Phasen unterscheiden: eine sensomotorische, eine Phase innerer Wiederholungen und eine dritte Phase der Bedeutungsgebung. In der letzteren werden die eigentlichen ES formiert.

3.2.7 Die Wirkungsweise der Ego-State-Therapie bei der Traumabewältigung

Das ES-Modell ist zunächst entlastend, denn hier wird nicht versucht die inneren Widersprüche und Gegensätzlichkeiten mit Lösungsdruck zu beseitigen. Die Erfahrungen aus der Alltagskommunikation gibt uns ein Modell vor für die innere Kommunikation. Da grundsätzlich innere Gleichberechtigung besteht, die ES also möglichst auf Augenhöhe gebracht werden sollen (antihierarchischer Aspekt), wirkt das ES-Modell nicht pathologisierend, wird den traumabezogenen ES doch grundsätzlich keine andere Existenzform zuerkannt als denen, die aus sozialen Rollen entstanden. Theoretisch ist das durchaus problematisch, denn die meisten Modelle nehmen ja an, dass eine Ausbildung von inneren Anteilen erst durch die Wirkungen des Traumas auf die Persönlichkeitsorganisation entsteht. Das ES-Modell ist hier stark an Alltagsbeziehungen orientiert, in denen wir auch sehr unvermittelt an schwierigste Zeitgenossen geraten können und dies bewältigen müssen. Daher ist es auch sinnvoll, die üblichen Kommunikationsweisen der Patientinnen aufzuspüren und sich sehr an Wortschatz und Sprechweise der Patientinnen anzulehnen. Wenn es dann gelingt, sich dosiert in Zustände hineinzuversetzen, ist die nächste Hürde geschafft. Der Kontakt mit ressourcenreichen Zuständen ist an sich wohltuend und stärkend. Allerdings verlangt er Innenfokussierung, während die Patientinnen gleichzeitig regelmäßig die Vorstellung haben, im Inneren auf entsetzliche Zustände zu stoßen, die sich dann unkontrollierbar verselbstständigen. Es braucht die Verbindung zur aufmerksam gelassen begleitenden Therapeutin und die Nutzung eines positiven Übertragungsgeschehens, damit Patientinnen sich Innenfokussierungen zutrauen. Nach meiner Erfahrung werden häufig die Fragen gestellt: »Halten Sie es aus, wenn das Schlimme kommt?« und »Komme ich überhaupt wieder heraus aus den verstörenden inneren Erfahrungen?«. Zuversicht auf beiden Seiten und das Gefühl von Selbstwirksamkeit entstehen, wenn es gut gelingt, mit diesen inneren Vorstellungen – in der Regel mit imaginativen Techniken – dosiert in Kontakt zu treten. Die Unerschrockenheit der Therapeutin und die Bereitschaft, in jedem Falle gemeinsam an einer Reduktion des inneren Stresses zu arbeiten, hat T. Hensel jüngst betont (Hensel, 2017). Dieses gemeinsame Üben, einen Ich-Zustand zeitbegrenzt, in der Intensität dosiert und mit gleichzeitiger Regulation des inneren Abstandes aufrufen zu können, in ihn »hinein gehen zu können«, scheint essentiell. An der Aktivierung der ressourcenreichen States werden also gemeinsam die Prinzipien Titration/Dosierung, Fraktionierung – innere Distanz, erprobt. Hierfür bietet die Ego-State-Therapie eine umfangreiche Methodik aus dem Bereich der sog. »Inneren Stärken« an (Frederick & Mc Neal, 1999; Peichl, 2018).

So nähern wir uns einem der zentralen Wirkungsbereiche der Ego-State-Therapie. Wenn wir uns den dreiphasigen Ablauf in der traumatischen Reaktion bewusst machen, so verläuft die Therapie von der dritten Phase aus quasi rückwärts. Sie holt die Patientinnen dort ab, wo diese stehen – verstrickt in eine verwirrende innere Kommunikation, die nur in geringem Umfang bewusst und weitgehend ungesteuert abläuft. Langsam werden die beteiligten ES kennengelernt, charakterisiert. Therapeutin und Patientin lernen aus der Gegenwartsperspektive zunächst einzelne ES dialogisch kennen und treten in den Austausch mit ihnen. Sehr abhängig von den Mentalisierungsmöglichkeiten der Betroffenen werden dann die ES miteinander in Verbindung gebracht und teilen schrittweise Erfahrungen, zunächst solche aus der Gegenwart (und nahen Zukunft), dann aus der unbelasteten Vergangenheit und schließlich aus der belasteten Vergangenheit. Dieses Teilen von Perspektiven beinhaltet immer prinzipiell drei Blickwinkel. Die Vorstellungen der States über sich selbst – zusammen genommen also das *Selbstkonzept* ist bei den traumatischen ES regelmäßig geprägt von einem Cluster negativer Kognitionen wie z. B. »ich bin schwach, ausgeliefert und nicht liebenswert«. Die *Weltüberzeugungen*, welche Art von Weltausschnittes der jeweilige ES hat, sind meist aus dem isolierten Erleben des ES verständlich, aus der Gegenwart betrachtet und aus der Sicht der Gesamtpersönlichkeit aber verzerrt, häufig in Form von Ausgesetztsein, Bedrohungsdenken und der Unmöglichkeit zur Befriedigung zentraler Bedürfnisse. Daneben finden sich, etwas versteckter, *Beziehungsaussagen*

– also Überzeugungen zur Ich-Du-Beziehung zwischen einzelnen States, einem ES und einem Therapeutenanteil oder einer bedeutungsvollen Beziehungsperson gegenüber. So nimmt ein bedürftiger Kind-Zustand die Therapeutin, die nicht nach den Folgen einer Bronchitis fragte, als ablehnend und kalt wahr. Diese Vorstellung verbindet sie unmittelbar mit dem Gedanken unfähig und lebensunwert zu sein.

Gerade in der Anfangsphase einer traumafokussierten Therapie tauchen die verzerrten Selbst- und Weltüberzeugungen nicht verbal ausgesprochen auf. Sie werden in kleine Szenen verpackt. So zeigt sich eine Patientin fast untertänig und entschuldigt sich vielfach, die Zeit für sich zu beanspruchen, äußert sich aber ganz irritiert, als die Therapiestunde tatsächlich beendet ist. Die kleinen Szenen sind nicht selten gemischt mit Fragmenten aus der traumatischen Erfahrung, kleine Elemente, die den Schrecken daraus widerspiegeln, ein plötzliches Wegrücken des Stuhles, einschießende Röte am Hals als sog. »hektische Flecken« oder motorische Automatismen i. S. von Abwehrbewegungen. Wir können dies als Enactment, als szenische Wiederbelebung der traumatischen Erschütterung, aufschlüsseln (Nijenhuis, 2015).

Wir gehen insgesamt davon aus und beobachten in Einzelfallstudien, wie das Verständnis des Gegenwart-Selbst für die individuellen ES und das schrittweise Teilen der Perspektiven dazu führen, dass zunächst eine Kooperation der ES in Bezug auf den gegenwärtigen Alltag und die Gegenwartsbeziehungen, einschließlich der zur Therapeutin entsteht, dann zur unbelasteten, und schließlich zur belasteten Vergangenheit. Mit dem verstärkten Kontakt zu den traumatischen Erinnerungen werden dann die Phänomene der Phase 1 der traumatischen Erinnerungen geweckt, mit den Fragmentierungen, den elementaren sensomotorischen Mustern, die dann von den daran beteiligten ES, sofern sie dazu in der Lage sind, neu bewältigt werden müssen. Die ES-Therapie hat keine eigene Technik für die Traumakonfrontation entwickelt, bereits J.G. Watkins betonte aber deren Wichtigkeit (Watkins & Watkins, 2003). Er bediente sich verschiedener Techniken der »Abreaktion« und ging damals noch von Desensibilisierung als Hauptwirkung aus, während wir heute gezielter eine Rekonsolidierung der traumatischen Erinnerung anstreben. Lediglich die dysfunktional gespeicherten Aspekte der Erinnerung sollen »überschrieben« werden (Hensel, 2017). Dazu bedienen wir uns des EMDR, der Screentechnik oder der Beobachtertechnik, welche unterschiedlich in die Kommunikation der ES eingebaut werden können. Nach dem Einsatz dieser zusätzlichen Werkzeuge können die ES gemeinsam mit Alltags-Selbst und Therapeutin die Bedeutung des Prozesses reflektieren. Letztlich vollzieht sich die Integration nicht isoliert auf der inneren Bühne oder dem inneren Beratungsraum der Patientin. Hierzu erscheint es erforderlich, dass, im Sinne der Zwei-Personen-Psychologie die Partner der therapeutischen Beziehung die somatische, emotionale und kognitive Bedeutung der sinnlichen traumatischen Erfahrung in gewissem Umfang mitteilen und teilen (Howell, 2014). Eine ES-Therapie entwickelt sich dann gut, wenn der innere Austausch von Erfahrungen und die innere Kooperation der ES Hand in Hand gehen mit einer ähnlich gearteten Dynamik der therapeutischen Beziehung.

Kernaussage

Die Kommunikation der ES ist zunächst bezogen auf das Hier und Jetzt und den Alltag, anschließend auf die Bedeutung der Belastungserfahrung. Später kommt die direkte sensomotorische Aktualisierung der Erinnerung hinzu.

3.3 Kommunikation in der Ego-State-Therapie

3.3.1 Stufen der ES-Therapie bei Traumakonfrontation

Für die Wirksamkeit jeglicher Psychotraumatherapie hat sich seit den klinischen Arbeiten von P. Janet eine mindestens dreistufige Einteilung der Therapiephasen bewährt (▶ Kap. 3.1) und darf für die klinische Arbeit als gesichert angesehen werden:

1. Phase der Ressourcenaktivierung und Stabilisierung
2. Kontakt mit der traumatischen Erfahrung und Durcharbeiten
3. Integration der traumatischen Erinnerung in die Lebensgegenwart und Persönlichkeitsentwicklung

Natürlich muss dies in die allgemeinen Prinzipien jegliche soliden Psychotherapie eingebettet sein, mit sorgfältiger Anamneseerhebung, angepasster Diagnostik, welche insbesondere den Ressourcenbereich und dissoziative Phänomene umfasst. Es gibt zwar immer wieder Bemühungen um weitere Unterteilungen (Peichl, 2018). Aber selbst diese beschriebenen drei Phasen sind nicht streng voneinander abgesetzt, sondern meist ergeben sich mehrfache Rückgriffe auf frühere Phasen. Genauso eröffnen sich aber bereits in den ersten Sitzungen kleine Fenster in die bessere Zukunft. Das in der Ego-State-Therapie übliche SARI Modell (Phillips & Frederick, 2003) hat die zweite Phase in zwei Bereiche aufgeteilt. A steht für »Accessing« also Schaffung eines Zugangs zum Trauma, während R für »Resolving« und »Restabilisation« steht. Es ist allerdings nicht bewiesen, dass weitergehende Unterteilungen als die klassischen drei von Janet, klinisch hilfreich sind. Man kann auch kritisch einwenden, dass solche Schematisierungen eine Therapie statisch lähmen. Ebenso könnten sie verhindern, dass Therapeutinnen die kleinen konfrontativen Elemente, die schon in der Anfangsphase den therapeutischen Prozess beflügeln, vermeiden oder ignorieren.

Für den speziellen Bereich der Arbeit mit ES lassen sich die folgenden Abschnitte bei der Traumabewältigung markieren:

1. Akzeptanz des ES-Modells und Individualisierung aus dem Selbstverständnis der Patientin
2. Erkennen und Charakterisieren der ES, Identifikation Trauma beteiligter ES

3. Aufnahme der Kommunikation mit den ES
4. Kooperation der ES in Bezug auf den Alltag
5. Entwicklung von Empathie und Teilen innerer Phänomene
6. Kooperation der ES in Bezug auf Belastungserfahrungen und traumatische Erinnerungen
7. Neuformierung der ES i. S. der Reorganisation
8. Integration der traumatischen Erinnerungen in das gegenwärtige Leben und die Zukunftsentwicklung

Jegliche ES-Therapie ist, ebenso wie komplexe Gruppeninteraktionen, nicht manualisierbar und in einen strengen linearen Ablauf einzupassen. Daher dienen diese Einteilungen v. a. der Orientierung der Therapeutinnen.

3.3.2 Verschiedene Kommunikationsmuster nutzen

Da die ES-Therapie möglichst alle Ebenen und Modalitäten des Erlebens ansprechen soll, sind verschiedene Kommunikationsstile erforderlich, um die ES in die Nähe des Erlebens zu bringen, wo sie entstanden sind oder sich ihre Erfahrungen wiederholt haben. Die Entstehung der traumatologisch fokussierten Therapien ist eng mit der Entwicklung der Hypnose verbunden und bereits bei Bernheim und P. Janet finden sich Bemühungen die therapeutische Beziehung gerade dann zu reflektieren, wenn hypnotherapeutisch gearbeitet wird. Weniger aus systematischen Untersuchungen, als aus den jahrzehntelangen klinischen Beobachtungen und ethischen Grundsätzen, haben sich Prinzipien herausgebildet, die für die Kommunikation insbesondere mit fragilen Zuständen wesentlich wurden:

- Transparenz,
- gleiche Augenhöhe,
- Vorhersehbarkeit,
- Entscheidungsfreiheit.

Die Therapie sollte eine möglichst große Kontrasterfahrung zu dem herstellen, was Betroffene im traumatischen Prozess erleben mussten. Diese Prinzipien hat v. a. W. Wöller (Wöller, 2013) dargestellt. Es verlangt Umsichtigkeit diese Prinzipien in angemessene Kommunikationsstile zu übersetzen. Gerade ES von Patientinnen, die sich in schweren Erschütterungen gebildet haben, wiederholen von sich aus dysfunktionale Kommunikations- und Handlungsmuster. Nicht eine Kommunikationsform ist richtig und zu nutzen, alle drei im folgenden aufgeführten Stile sollen flexibel ineinander übergehen können. Die Therapeutin hat sich damit v. a. den Möglichkeiten und Grenzen der angesprochenen ES und dem mentalen Zustand der Patientin (Gegenwartsselbst) anzupassen, während sie die vereinbarten Ziele im Auge behält.

3.3.3 »Durchsprechen« zu den Anteilen

In der Arbeit mit dissoziativen Patientinnen wurde die Bezeichnung »Durchsprechen zu den Anteilen« geprägt. Damit ist gemeint, dass Therapeutinnen in einer alltagsnahen Konversation mit der Patientin sind. Beide Seiten sind möglichst auf Gegenwartswahrnehmungen ausgerichtet und nutzen das Wissen und ihre Fähigkeiten nicht nur dazu über einen Ich-Zustand zu sprechen, sondern ihn zu beeinflussen und Perspektiven zwischen dem Ich-Zustand und der Gesamtpersönlichkeit auszutauschen. Man könnte auch sagen, zwei reife Erwachsene kümmern sich um oder behandeln innere Anteile (Reddemann, 2017). Dieser Stil ist kollaborativ, wird oft wie Coaching erlebt. Und doch ist dieser Stil weit mehr als das Sprechen über einen Anteil. Er macht deutlich, dass sich die Therapie immer auf die Patientin als Ganzes bezieht, dass die Patientinnen für ihre ES verantwortlich sind und damit auch für die Lösungen, die sie wählen. Dieses Arbeiten verlangt einige Mentalisierungsfähigkeiten, zumindest ansatzweise das innere Spielen mit Möglichkeiten, den »Als-Ob Modus«. Dieses »Durchsprechen« ist aber weit mehr als eine Verständigung auf der kognitiven Ebene. Es regt die Patientinnen dazu an, die ES in ihren Eigenheiten wahrzunehmen, wie sie mit anderen Zuständen und dem Gegenwarts-Selbst in Verbindung stehen und wie sie am gegenwärtigen Alltag teilhaben. Es stellt die Verbindung der inneren Kommunikation der ES mit dem Alltagsgeschehen her und ermöglicht Erprobungen. Das Gegenwarts-Selbst der Patientin kann modellhaft etwas von der Therapeutin übernehmen. Gleichzeitig ist die Macht der Therapeutin begrenzt, der Willen der Patientin wenig beeinflusst, die Eigenständigkeit wird gestärkt. Hypnosephänomene werden implizit verwendet, aber die Kommunikation enthält suggestive Elemente für die Anteile, die sich angesprochen sehen. Je mehr Patientinnen desintegriert sind, desto stärker wird diese Form im Vordergrund stehen. Hier ein gerafftes Beispiel aus der Therapie mit Herrn Pein (▸ Kap. 3.2.5, ▸ Kap. 10.4.) nachdem er sich am Vortag bis zur Erschöpfung körperlich gequält hatte:

P: Sie sehen ja, ich kann heute kaum aufrecht gehen.
T: Können Sie mehr dazu sagen?
P: Ach, es ist doch ewig das Gleiche, jeden Tag. Der »Bestimmer« [ES] braucht nur ein Wort – Schuld – und das Programm geht los. Erst wenn ich total kaputt bin, lässt er locker.
T: Können Sie sich den »Bestimmer« hierher holen?
[Der Patient platziert ihn verkleinert in die Ecke des Raumes, reagiert in der Körperhaltung wie das »eingeschüchterte Kind« (ES)].
T: Können Sie, der Erwachsene, das Kind so schützen, dass Sie mit dem »Bestimmer« in Kontakt bleiben können?
[Der Patient stellt nach einigen Hinweisen die Ressourcenfiguren (ideale Mutter, Zauberer Merlin, einen Hund) mit sich in eine Phalanx.]
T: Wie ist es jetzt?
P: Anschauen geht nicht, aber wenigstens habe ich einen Stock.

T: Da gab es doch einen Moment letzte Woche, wo der »Bestimmer« keinen Einfluss hatte.
P: Ja, wie ich die E-Mail an meinen gelähmten Freund [Grund des Schulderlebens] geschrieben habe und er hat mich eingeladen.
T: Wie können Sie dem »Bestimmer« zeigen, dass er da keine Macht hat?
P: [nimmt aufrechte Haltung ein] Der schaut jetzt anders, irgendwie irritiert.
T: Schauen Sie, was Sie ihm noch mitteilen wollen, während Sie Ihre Helfer auf Ihrer Seite spüren.

3.3.4 Direktes Verhandeln mit Ego States – direktive Interaktionsform

Im Dreieck Therapeut, Patient und Ego State ist hier die Kommunikation fast konträr zur indirekten Kontaktaufnahme. Die Therapeutin ruft, vorwiegend mit hypnotherapeutischen Mitteln, einen ES heraus oder nimmt mit dem Gesamtsystem Kontakt auf. Dies kann in formeller Trance geschehen, häufig genügen aber einfache Anregungen zur Innenfokussierung. Die Therapeutin bittet mit zunächst einem ES Kontakt aufnehmen zu dürfen, was z. B. so geschieht:

»Ich möchte den Anteil von Herrn P., der mit dem extremen Drill etwas zu tun hat (daran beteiligt ist…), bitten nach vorne zu kommen und mit mir zu sprechen. Sag' einfach ›ich bin da‹, wenn du soweit bist«.

Wenn der ES schon einen Namen oder Arbeitsbezeichnung hat, kann er direkt so angesprochen werden, im Falle von Herrn P. »der Bestimmer«. Natürlich besteht auch die Möglichkeit einen ES über die von J. G. Watkins eingeführten Brückentechniken anzusprechen, dann wenn unklar ist, welcher ES sich melden wird. Dies geht z. B. bei der Affektbrücke folgendermaßen:

»Lassen Sie das Gefühl nun stärker werden, deutlicher und größer, so dass es nur dieses eine Gefühl gibt, dass nur dieses eine Gefühl all ihre Wahrnehmung ausfüllt. Und Sie beginnen nun mit diesem Gefühl zurückzugehen in ihrem Leben, immer weiter zurück, und lassen sich nur von diesem Gefühl leiten, über die Zeit hinweg zurück bis genau dorthin, wo dieses Gefühl seinen Anfang nahm… Wo sind Sie jetzt? … [Antwort abwarten] … Ich möchte den inneren Anteil, der jetzt auftaucht bitten nach vorne zu kommen und mit mir zu sprechen.«

Die Brücken über kognitive Elemente oder Körpersignale werden in gleicher Weise angesprochen. Anschließend findet auf direktem Weg die Exploration statt, auf die wir später näher eingehen. Dieses Vorgehen ist mehr oder weniger direktiv, auch provokativ bis autoritativ. Hier greift die Therapeutin mit ihrer Initiative direkt in das System der Patientin ein. Der Veränderungswille und die Macht verschieben sich in diesem Moment in die Richtung der Therapeutin. Das Gegenwart-Selbst der Patientin wird beteiligter Zuschauer. Der Lösungsweg wird von der Therapeutin vorgezeichnet. Dies ermöglicht der Therapeutin eine sehr konkrete Aktivierung des oder der ES auf allen Ebenen des Erlebens. Gleichzeitig werden die Kontroll- und Abwehrmechanismen der Patientin zumindest vorübergehend außer Kraft gesetzt, wodurch die erhöhte therapeutische Wirkmacht entsteht, die äußerst reizvoll erscheint. Die Therapeutin muss sehr genau prüfen und reflektieren, ob dieses Vorgehen die integrativen Prozesse verstärkt oder behindert. Leicht wird die Therapeutin zum unverzichtbaren Bestandteil des inneren Systems, oder sie destabilisiert es, kreiert eine Kommunikation, die mit der inneren Wirklichkeit der Patientin nichts mehr zu tun hat. Es ist auch einer der Wege, auf dem unübersichtlich viele ES entstehen. Therapeutinnen, die sehr auf Bewunderung angewiesen sind, müssen hier besonders vorsichtig sein.

3.3.5 Reflektierende Außenposition

Bei dieser Interaktionsform wählen Therapeutinnen und Patientinnen gemeinsam eine begrenzende und filternde Betrachtungsweise. Es ist ein Sprechen darüber. Man verstärkt dabei die Filter, ist gezielt beim Erhalt der Außenorientierung behilflich. Meist beschränkt man sich auf kognitive Erfassung von Prozessen und fördert kritisches Denken, wie z. B. durch sokratisches Fragen (▶ Kap. 5). Die Aktivierung von Körpersignalen, Emotionen oder sinnlichem Erleben wird zurückgestellt, Enactments traumatischer Erfahrungen so gut wie möglich unterbunden. Diese Ebene ist nützlich bei allen Schritten der Psychoedukation, dem Austausch über das Teileverständnis, der Aufstellung innerer Landkarten (mapping), sowie bei der Therapieplanung und Vertragsschließung und manchmal beim systemischem Arbeiten. Bei schwer beeinträchtigten Patientinnen kann es hilfreich sein, gezielt Techniken zu erproben, die helfen innere Distanz zu belasteten Bereichen herzustellen und überfordernde Affekte und Körpersignale zu filtern.

Kernaussage

Es gibt keine überlegene Interaktionsform, nur eine, die dem Stand der Therapie und dem Beziehungsgeschehen im Moment angemessen ist.

3.3.6 Die wesentlichen Themen für die innere Kommunikation

Therapeutinnen stellen zu ihrer oft nicht geringen Überraschung fest, dass sie sich beim Übergang zur Kommunikation mit den inneren Anteilen von Patientinnen plötzlich schwer tun. Das hat mit mehreren Faktoren zu tun, natürlich auch damit, dass wir hier die sicher geglaubte Alltagsebene verlassen und eine doch irgendwie virtuelle Ebene betreten, wo die Orientierung schwierig ist. Gerade schwer beeinträchtigten Patientinnen mit ausgeprägter phobischer Vermeidung vernebeln die innere Struktur der Anteile oft, glauben so das fragile System aus der Gefahrenzone zu bringen. Daher ist auf Therapeutenseite die Reflexion der Übertragungsdynamik unumgänglich. Daneben reagiert ja die Therapeutin auch mit ihrer mehr oder weniger typischen eigenen inneren »Mannschaftsaufstellung« und muss bei sich für Übersicht sorgen. Therapeutinnen mit Selbsterfahrung mit den eigenen Inneren

Anteilen tun sich leichter, brauchen aber doch regelmäßig Supervision bei mit Teilemodellen vertrauten Supervisorinnen.

Für die Kommunikation selbst ist wichtig, dass mit zunehmendem Beeinträchtigungsgrad der ausgetauschte Inhalt weniger bedeutsam wird, der Prozess dagegen für die Erforschung ins Zentrum rückt. Wozu meldet sich der Anteil jetzt, was ist im Alltag vorher passiert? Wie steht die Handlung in Verbindung mit dem, was in der therapeutischen Beziehung sonst gerade passiert? Die holländische Konzeptgruppe (Steele, Boon, & Van der Hart, 2017) hat das Beziehungsgeschehen beispielgebend durchgearbeitet. Aufgabe der Therapeutin ist es, sich dem Mentalisierungszustand der Patientin anzupassen, eine Forderung, die bereits P. Janet erhoben hat. Wenn aber die innere Welt sehr fragmentiert ist, so gibt es sehr unterschiedlich elaborierte ES. Als Grundregel kann daher gelten, sich nach dem ES zu richten, der die größten Begrenzungen der Mentalisierung aufweist. Der Austausch geschieht daher überwiegend in einer Art Einfachsprache, ohne Relativsätze. Er ist konkretistisch, bezieht die Grundsätze der »Trancelogik« (Revenstorf, 2007, S. 13) mit ein. Auch der Gebrauch von Metaphern kann schon überfordernd sein, je nachdem welcher ES gerade angesprochen ist. Daher ist es vorteilhaft einige Standardsätze bereit liegen zu haben, gerade dann, wenn sich die Therapeutin unsicher oder desorientiert fühlt. Am wichtigsten sind hier die offenen Fragen. Am besten sind solche, die nicht einfach mit ja oder nein beantwortet werden können. Ebenfalls weniger günstig sind meist die Entweder-oder-Fragen. Die unspezifisch offen formulierten Fragen oder Statements wirken wie Sonden, die das gemeinsame Erforschen voranbringen. Gestik und Mimik, Körperhaltung, Dialekt und Stimme brauchen unbedingte Beachtung und helfen letztlich die BASK-Elemente zu verbinden. Deutungen oder Interpretationen sind in diesen Interaktionen wenig hilfreich und unerwünscht.

Hilfreich ist es festzustellen, in welchem Bereich sich die Erforschung gerade bewegt. Dem dienen die fünf Kategorien, für die ich im Folgenden einige typische Fragen, natürlich eine kleine Auswahl aller möglichen, darstellen werde. Die Beispiele, in Form des direkten Verhandelns mit den ES, lassen sich natürlich ebenso in den Modus des »Durchsprechens« umwandeln.

1. Die Kommunikation selbst (im inneren System)
   Der ES wird aufgerufen oder eingeladen sich im Begegnungsraum zu zeigen, wahrgenommen, freundlich begrüßt und zur Teilnahme am Austausch ermutigt (vgl. Emmerson, 2007; Deutsch 2015).
   - Vielen Dank dass du gekommen bist!
   - Sag »Ich bin da«, wenn du bereit bist!
   - Kennst du noch einen anderen Anteil von P…?
   - Bist du alleine oder mit einem anderen Teil von P… zusammen?
   - Welcher Platz ist für dich passend? (Beratungsraum)
   - Wie kannst du dich jetzt am besten äußern?
   - Ist es dir recht/bist du einverstanden, wenn ich mit dem Teil [X] spreche?
   - Danke, dass du mit mir gesprochen hast!
2. Identität und Charakterisierung des Ego States
   Erst eine Bezeichnung des ES führt dazu, dass er/sie/es in die psychische Existenz kommt (Janet, 1925). Zudem wirkt der Vorgang strukturierend und ist uner-

setzlich für den Austausch mit der Therapeutin. Innere Landkarten oder Aufstellungen greifen darauf zurück. Nützlich kann die Erstellung von »Steckbriefen« (▶ Kasten »Steckbrief für Ego States«; Revenstorf, 2007) sein, wie sie sich aus z. B. der Arbeit mit den Stühlen (Watkins & Watkins, 2003) unmittelbar ergibt.

- Wie nennst du dich?
- Kannst du mir beschreiben, wie du aussiehst?
- Bist du weiblich, männlich, divers?
- Wie alt fühlst du dich?
- Woran können andere erkennen wofür du da bist?

Steckbrief für Ego States

Zentraler Satz, Botschaft, Tirade:

____

Gestalt, körperliche Merkmale, Zustand:

____

Emotionen, Affekte:

____

Handlungstendenzen, Entwicklungsniveau:

____

Funktion (Grundbedürfnisse) jetzt und früher:

____

Kontakt und Beziehung zu anderen inneren Anteilen:

____

Alter:

____

Geschlecht:

____

Name/Bezeichnung:

____

3. Funktion und Handlungstendenzen der Gegenwart
   Ein ES der kontaktierbar ist, hat auch in der Gegenwart Aufgaben. Diese können sehr eng umrissen sein, sogar nur aus wenigen Handlungssträngen bestehen, die aber mit den Überzeugungen verbunden sind, die der Zustand von sich und der Welt hat.
   - Kennst du das Alter und Aussehen/Körper von P… jetzt?
   - Wofür ist es wichtig, dass du so handelst? (kämpfst …/nicht spüren darfst…/ ignorieren musst…)?
   - Wie meldest du dich bei P. … im Alltag?
   - Wie denkst du über die Therapeutin/Therapie…?
   - Wie denkst du über P´s Erfahrung [X] aus dem Alltag?
   - Welche Bedürfnisse hast du?
   - Welche Stärken hast du?
   - Was ist deine Rolle? Was ist deine Aufgabe? Gibt es noch andere Aufgaben?
   - Wie hilfst du P… jetzt?
4. Funktion und Handlungstendenzen des Ego States in Bezug auf traumatische Kernerfahrungen
   Neben der Klärung, welche Rolle der ES in der »Traumazeit« hatte, sind hier alle Erforschungen wichtig, die sich auf die Weltsicht des ES beziehen. Wie umfangreich bzw. eingeengt die Weltsicht (s. a. Einengung des Bewusstseinsfeldes bei P. Janet) ist, wie die Wahrnehmung organisiert war, welche Handlungstendenzen zu dieser Zeit gegeben waren. Ebenso wie sich der ES selbst in Bezug auf die Belastungserfahrung sieht. Unterschätzt wird immer die Veränderung des Zeiterlebens, eine wichtige Dimension für die Auflösung der traumatischen Belastung.
   - Welchen Namen hattest du früher?
   - Wie bist du in P…´s Leben gekommen?
   - Was kannst du zu dem Geschehen damals mitteilen? Wie kannst du es tun?
   - Wem im Inneren kannst du etwas davon sagen/zeigen?
   - Was war damals (Trauma) deine Aufgabe?
   - Wie hast du P… geholfen das zu überstehen?
   - Weißt du, wie lange das (Ereignis…) her ist?
   - Weißt du, welche Erfahrungen P… seitdem auch gemacht hat? (Beispiele)
5. Systemische Entwicklung/Integration der traumatischen Erfahrung in die Gegenwart
   Auf den ersten Blick mag es nicht so aussehen, aber dieser Bereich ist besonders heikel. Der Hauptgrund dafür scheint zu sein, dass Betroffene häufig bereits mit dem dialogischen Prinzip überfordert sind. Wenn elementare Handlungstendenzen vorherrschen, die Mentalisierung schwer beeinträchtigt ist, können Betroffene möglicherweise gerade noch eine Arbeit mit polaren Gegensätzen, also ein Schwarz-Weiß-Prinzip, nutzen. So wenig schwer erschütterte Personen komplexe Prozesse einer sozialen Gruppe (Familie, Arbeitsteam, Gruppentherapie usw.) auszuhalten vermögen, so schwer können sie das in der inneren Gruppe. Dies erfordert prinzipiell die gleichen mentalen Fähigkeiten wie der Umgang mit Gruppen »im Außen«. Ein »Multilog« oder die Orientierung in der inneren Gruppe, insbesondere mit belasteten ES verlangt eine sehr sichere therapeutische Beziehung und gute Verankerung in Ressourcen. Dann aber führen Fragen wie

die folgenden zu einem Zuwachs an Kooperation und Empathie im Gesamtsystem.

- Mit welchem Anteil kannst du dich über die Erfahrungen austauschen?
- Was könnt ihr heute zusammen erreichen?
- Wer braucht besonderen Schutz?
- Welcher Schritt in der Therapie wäre dir wichtig? Wer von den anderen sollte da mittun?
- Wo ist Vorsicht am Platz, was könnte schwierig werden?
- Was wäre, wenn andere/alle anderen verstehen, dass es vorbei ist?
- Wie kannst du Anderen etwas Neues aus P…´s Leben zeigen?
- Wie denkst du über die Zukunft von P…?

Kernaussage

Beim wechselseitigen Kennenlernen der ES werden Perspektiven in Bezug auf die innere Welt des Patienten, seine Vergangenheit und seine traumatischen Erfahrungen ausgetauscht, sobald eine minimale innere Kooperationsbereitschaft erreicht ist.

3.3.7 Die imaginative Ebene

Die meisten traumaspezifischen Therapien nutzen bildhafte Vorstellungen. Der Sehsinn ist uns zentral, die anderen Sinne häufig stark daran gekoppelt. Bereits W. James (James, 1890) betonte die Rolle der imaginativen Prozesse für das Erleben. Ausgearbeitet wurden Imaginationen in der Psychotherapie dann insbesondere in der Katathym Imaginativen Psychotherapie mit deren Traumaadaptation (▸ Kap. 8) und der psychodynamisch-imaginativen Psychotraumatherapie (▸ Kap. 7). Für die ES-Therapie hat sich die Einrichtung einer Art von Inneren Landschaft bewährt. Verschiedene Stationen der Imaginationen können vorbesprochen, gemeinsam erarbeitet und dann in mehr oder weniger Innenfokussierung erlebt und ausgestaltet werden. Damit ergibt sich eine Landkarte, die Betroffene in der Standardform vorgestellt werden kann. Sie wird spezifisch für die jeweils eigenen Bedürfnisse zugeschnitten. Diese Art von Ausgestaltung wird, anders als insbesondere geführte oder primär symbolbeladene Imaginationen, den Forderungen (▸ Kap. 3.2) gerecht.

3.4 Die Stufen der Ego-State-Therapie in der Traumabewältigung

Um den bereits aufgeführten Grundsätzen (▸ Kap. 3.2) insbesondere von Vorhersehbarkeit und Entscheidungsfreiheit zu genügen, ist es notwendig, Patientinnen die geplanten Schritte zu erklären, wofür diese hilfreich sein können und insbesondere zu erforschen, wie das nach der Vorstellung der Betroffenen die Arbeitsbeziehung beeinflusst. Dies muss nicht zu einer Verstärkung der »Problemtrance« führen, die Erwartungen der Therapeutin hinsichtlich der Vorteile und ihrer positiven Erfahrungen brauchen nicht geschmälert zu werden. Bestimmte Vorgehensweisen aus der Hypnotherapie, wie Konfusionstechniken oder »Turboinduktionen« sind aber abträglich. Dagegen ist eine Form des Wechsels von Außen- zu Innenfokussierung und umgekehrt auch gerade für Patientinnen mit dissoziativen Störungen sehr nützlich, solange dies das Kontrollerleben und die Selbstwirksamkeit stärkt.

Manche ES-Therapeutinnen nutzen eine Form von zyklischem Ablauf mit einer Reihe von inneren »Stationen«. Jede von Ihnen besteht aus einer inneren Vorstellung, was natürlich bildhaft am besten geht. Ich zeige meinen Patientinnen regelmäßig ein Poster (▸ Abb. 3.3) mit den möglichen Stationen, bespreche Sinn und Zweck, auch einige Varianten, und lade sie ein, eigene Stationen zu entwickeln, wenn sie dies wollen. Viele zusätzliche innere Vorstellungen können in diesen Ablauf eingebaut werden, v. a. solche aus dem Bereich der »inneren Stärken«. Es hat sich sehr bewährt, Patientinnen zu bitten, diese Karte für sich umzuarbeiten, also die für sie wichtigen Stationen und ihre Verbindung zu skizzieren. Das kann natürlich auch ein Gemeinschaftswerk sein.

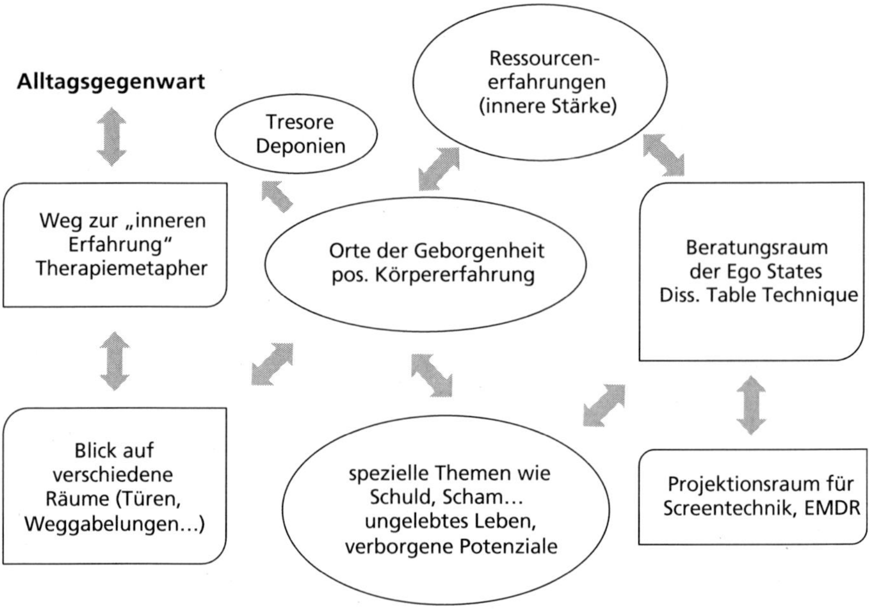

Abb. 3.3: Stationen einer Ego-State Therapie

Wie dem Bild entnommen werden kann (▸ Abb. 3.3), ist eine Metapher für das »Betreten der inneren Räume« meist hilfreich, wobei sich bei mir die Treppenmetapher sehr bewährt hat, jedenfalls eine Vorstellung, die es erleichtert »auf eine andere Ebene«

zu gehen. Um imaginativ die Wahlfreiheit der Patientin darzustellen ist die Vorstellung von Wegen mit Abzweigungen nützlich. Alle Vorstellungen von Patientinnen, werden nach dem Erickson'schen Utilisationsprinzip eingebaut. Lediglich wenn täterfixierte oder programmierte Vorstellungen als erstes auftreten, so muss mit den ES, die diese Vorstellungen präsentieren, als erstes gearbeitet werden. Wenn die Vorstellungen noch nicht als Imagination zugänglich sind, werden sie konkret alltäglich erarbeitet, z. B. im Therapieraum aufgebaut oder figürlich dargestellt.

3.4.1 Die Galerie der Inneren Stärken

Da viele der Stationen zum Allgemeingut in der Traumaarbeit geworden sind, gehe ich hier nur auf eine besondere Station – »die Galerie der Inneren Stärken« – ein. Bevor nämlich im inneren Beratungsraum die Kommunikation mit ES vertieft wird, ist es i. d. R. sinnvoll die Ressourcenaktivierung möglichst intensiv und nah am gegenwärtigen Alltagserleben zu gestalten. Damit dies gut in die Vorstellung eines inneren Panoramas passt, schlage ich die Einrichtung der »Galerie der Inneren Stärken« als »work in progress« vor. Viele anderen Vorstellungen, wie die eines Museums, eines speziellen Pfades o. ä. sind natürlich ebenso denkbar. Der Vorteil einer solchen Galerie, besteht in der Möglichkeit der Einrichtung mehrerer Räume, wobei sich drei Themen als zentral erwiesen haben:

- Wiedererleben von Erfolgen und Überwindung von Hürden
- Besondere Eigenschaften, die zur Persönlichkeit gehören und sie unverwechselbar machen
- Wohlwollen und Freundlichkeit mit Schwächen

Anleitungsbeispiel zur praktischen Umsetzung (gerafft, direktiver Stil)

Indem Du Deinen Weg entlang gehst kommst Du an einen Ort, der Dir irgendwie passend und angenehm ist. Du kommst gerne näher ... Vielleicht magst Du dir da Deine persönliche Galerie vorstellen, Deine Galerie der inneren Stärken...und du kannst mehrere Räume da einrichten... und Du erinnerst Dich, wie wichtig es Dir ist Deiner Talente und Fähigkeiten bewusst zu sein ... gerade dann, wenn das Selbstwertgefühl auf einem niedrigen Stand ist... Und wie Du sie öffnest und eintrittst.... Zu Deiner Überraschung .... Es gibt mehrere Bereiche dort ... und es kann sein... gleich bei der Tür... und Du .... Erfolge wieder anschauen... und Du kommst zu Szenen.... Du erinnerst Dich... [Beispiele von Kindheit z. B. das erste Mal....frei das Fahrrad balancieren...]. Sieh, wie selbstverständlich diese Erfolge für Dich geworden sind. Indem Du aufmerksam weiter gehst, erreichst du den Raum Deiner besonderen Eigenschaften ... das was Deinen unverwechselbaren Charakter ausmacht. ... Und Du betrachtest Dich jetzt objektiver und gleichzeitig von innen heraus.... Kannst Du Deine Stärken identifizieren? Bist Du eine Person, auf die Freunde immer zählen können...? Denkst Du gerne an die Kleinigkeiten bei einem Festessen... Vielleicht ist es neu für Dich so auf Deine Stärken zu blicken... Nun wirf einen Blick hinein in eine Abteilung dieses Raumes... Erinnerungen an Gebiete in denen Du Verstärkung brauchen kannst und akzeptiere sie als das, was sie sind. Unsere Schwächen anzuerkennen, unterscheidet sich sehr stark davon, sich ihretwegen zu beschimpfen oder zu beleidigen. Schau auf diese Erfahrungen als Gebiete, die Du bearbeiten und verbessern kannst...Wenn Du jetzt um eine kleine Biegung gehst... vielleicht ganz nah ... findest Du einen Platz mit wohltuenden Hinweisen und vielleicht tauchen vor Deinem inneren Auge freundliche Menschen oder andere Lebewesen auf... oder ein altes Buch.... Und bevor du Dich dem Ausgang zuwendest... dort ist ein Bereich in ... und er erscheint ganz frisch und neu... und manches ist schon fertig ... anderes angedeutet ... wie eine Ausstellung, die gerade aufgebaut wird... Schritte in die Zukunft.... Und Deine Neugier... und Du genießt dieses angenehme Gefühl von Erwartung und Freude.... Die Möglichkeit, alles aus dem Raum an dieser Stelle wieder auszuprobieren... und mitzunehmen... und Du kannst Dir erlauben in den nächsten Tagen... ganz in Deinem Alltag... das Vergnügen.... einige der früheren Erfolge wieder anzuschauen... besondere Eigenschaften im Blick zu haben... Schwächen anzuerkennen...und wohltuende Hinweise anzunehmen... und Dich selbst bei Deinen Schritten in die Zukunft... zu beobachten...

3.4.2 Der innere Beratungsraum

Der innere Beratungsraum kann zum zentralen Ort der Kommunikation werden, wenn die therapeutische Beziehung beim Umgang mit diesem Werkzeug reflektiert wird. Meist führt dies dazu, dass die Therapeutin nicht in diesem Raum anwesend erlebt wird, sondern von »außen zugeschaltet«. Großen Wert lege ich darauf, dass das Gegenwarts-Selbst des Alltags die Verantwortung und Leitung des inneren Teams inne hat und höchstens vorübergehend abgibt. Die Therapeutin sollte, soweit nur irgend möglich, nicht mit einem Anteil beschäftigt sein, ohne dass erwachsene gegenwartsbezogene Anteile beteiligt sind. Natürlich muss der Beratungsraum nicht unbedingt imaginiert werden. Wenn aber der Therapieraum in der Praxis selbst gewählt wird, versuchen wir einen Platz einzurichten, eben innerhalb dieses Raumes, der abgrenzbar dargestellt werden kann. Häufige Einrichtungsmerkmale des Beratungsraumes sind die entsprechende Sitzgruppe, altersgemäße Plätze für Kinder. Bewährt haben sich vertraute Gegenstände, die anzeigen, dass der Ort der Patientin eigen ist, und sie die Gestalterin dieses Bereiches. Um Belastungserinnerungen zu aktualisieren, kann eine Leinwand im Beratungsraum selbst installiert werden. Bei mir hat sich ein getrennter Projektionsraum bewährt, in welchem aus einem Archivschrank (es kann auch der Tresor sein) die »Erinnerungsfilme« ausgewählt werden können. Später können dann, nachdem sich die »innere Gruppe« auf eine Belastungsszene geeinigt hat, die ES mit in den Projektionsraum gebeten werden, die damit zu tun haben, eine Funktion für die Projektion bekommen sollen, und auch in der Lage sind dieser Stand zu halten.

Zunächst aber ist der Beratungsraum der Raum der Begegnung, die wie eine Gruppentherapie geführt werden kann. Die Plätze und Positionen der ES sind meist wesentlich, ebenso die nicht verbalen Signale, Gestik, Mimik, Stimme... Daher kann es, wie schon G. A. Fraser (1991) vorgeschlagen hat, hilfreich sein, den Beratungsraum zu skizzieren, die Anordnung der ES ähnelt dann einer »Aufstellung«. Für die Kommunikation, insbesondere für die Exploration, sind bestimmte Fragen ein geeigneter Einstieg (▶ Kap. 3.3.6). Fast immer ist es nützlich, eine gegenwartsnahe Erfahrung aus dem Alltag zu nehmen, um zunächst zu einer Problemaktivierung zu kommen. Die ES sollen dann, soweit es die Mentalisierung zulässt, die verschiedenen Perspektiven miteinander austauschen. Auch, und gerade in den kleinen Geschehnissen des Alltags, zeigen sich die Selbst- und Weltüberzeugungen mit ihren Verzerrungen. Sie können jetzt von der Gruppe der ES bearbeitet werden. Zum Ende einer Sitzung, mit dem Verlassen des Beratungsraumes ist es regelmäßig gut noch einmal, und sei es nur für wenige Augenblicke, etwas von der Atmosphäre aus den vorangegangenen Ressourcenräumen mitzunehmen, bevor die Außenfokussierung (z. B. Treppe zurück) zurück zu den Alltagswahrnehmungen führt (▶ Kap. 10.4. Fallbeispiel mit Transkript aus der Beratungsraumarbeit von Herrn P.).

Für spezielle Thematiken, wie die Bewältigung von Schuld und Scham, werden oft noch besondere Räume kreiert, insbesondere solche, die helfen, verzerrtes Schulderleben und reale Schuld zu trennen, sich verzeihen zu können und Frieden mit der eigenen Unvollkommenheit zu schließen.

3.4.3 Die direkte Konfrontation mit den Erinnerungen

Die ES-Therapie hat keine eigene Systematik für die Vorgehensweise bei der Durcharbeitung der sinnlichen Erfahrung von Belastungsszenen. Watkins hat aber, früher als viel andere, den Wert der direkten Aktualisierung der sensomotorischen Erinnerungen erkannt. Inzwischen verfügen wir aber über reichlich Belege, dass die Konfrontation, und hier trifft der Begriff tatsächlich zu, einen hohen Wert hat. Die Kommunikation der ES ist für die Veränderung der inneren Perspektiven Selbst- und Weltüberzeugungen zuständig, die sensomotorische Konfrontation dagegen lässt erleben, dass diese Erfahrung von Außen kam und zur erinnerten Vergangenheit gehört.

Grundsätzlich können alle in diesem Buch beschriebenen Methodiken hier Verwendung finden, so wie die Therapeutin erfahren ist und die Patientinnen für eine favorisierte Vorgehensweise gewinnen kann. Die in unserem Sprachraum am besten untersuchte Methodik ist das EMDR. Susanne Leutner beschreibt in ihrem Kapitel die Verwandtschaft von EST und EMDR und zeigt, wie sich die beiden Methodiken miteinander verbinden lassen (▶ Kap. 4).

3.5 Begrenzungen, Einschluss und Ausschlusskriterien

Keine Psychotherapie sollte Probleme behandeln, die noch gar nicht bestehen. Beim Lesen dieses Kapitel war unschwer zu erkennen, dass das ES-Modell mit seinen wenigen Grundannahmen zwar zunächst einfach erscheint, aber doch zu vorwiegend komplexen Interaktionen führt. Für einfache posttraumatische Störungen oder unkomplizierte konfliktneurotische Probleme ist sie daher nicht erforderlich, kann sogar zu Verstrickungen und einem Zuviel an Innenschau führen, mit den sich daraus ergebenden psychosozialen Nachteilen und einer überflüssigen Abhängigkeit von den Therapeutinnen.

Die große Stärke der Teilemodelle dagegen sind die komplexen posttraumatischen Problemlagen, Menschen mit höhergradigen dissoziativen Persönlichkeitsorganisationen. Aber selbst wenn keine einzelnen traumatischen Erfahrungen abgrenzbar sind, wie manchmal bei Persönlichkeitsstörungen oder chronisch depressiven Entwicklungen, wenn also Entwicklungsschwierigkeiten und Bindungsprobleme zu dysfunktionalen Mustern führten, kann die ES-Therapie ihre Stärken unter Beweis stellen.

Zu den eindeutigen Kontraindikationen zählen schwere Beeinträchtigungen der Realitätsprüfung wie bei akuten psychotischen Krisen. Für die Behandlung von schizophren Erkrankten gibt es positive Einzelfallberichte. Wesentlich aber ist hier, dass die Therapeutin erfahren im Umgang mit diesem Spektrum ist. Besonders ist natürlich darauf zu achten, dass die Denkstörungen die Kommunikation der ES nicht bestimmen. Das Teilemodell soll die Fähigkeiten und Fertigkeiten im Alltag verbessern, innere und äußere Grenzen klarer darstellen und die psychosoziale Anpassung erleichtern.

Gerade Menschen mit einer großen Neigung zu histrionischen Selbstinszenierung werden gerne zunächst auf Therapien wie die EST zugehen. Natürlich können besonders Teilemodelle auch von beiden Partnern der therapeutischen Beziehung gewählt werden, um anstrengende oder schmerzliche Aspekte aus früheren Erfahrungen, dem gegenwärtigen Alltagsleben oder der Therapie selbst zu vermeiden. Die Reflexion von Übertragungsaspekten auf Gegenseitigkeit kann klären helfen, ob für die Arbeit mit Persönlichkeitsanteilen bereits der richtige Zeitpunkt gekommen ist.

Kernaussage

Die Arbeit mit dem ES-Modell ist dann nicht angebracht, wenn sie Vermeidungsprozesse verstärkt oder die Handlungskompetenzen im Alltag verschlechtern würde. Sie ist überflüssig, wenn weniger komplexe Methodiken bereits zum Ziel führen.

3.6 Hinweise zur praktischen Anwendung

Die typische Dauer von Psychotherapiesitzungen ist manchmal für die aufwändigen inneren Austauschprozesse zu kurz. Bei stärkerer Beeinträchtigung ist andererseits die Konzentration der Patientinnen rasch erschöpft. Die gezielte Wiederbegegnung mit einzelnen oder mehreren ES im Alltag, auch als gestellte »Hausaufgabe« hilft zu fraktionieren und gleichzeitig eine Brücke von einer Sitzung zur nächsten einzurichten. Es ist weder sinnvoll noch möglich in jeder Sitzung im inneren Beratungsraum zu arbeiten. Innerhalb des beschriebenen zyklischen Ablaufes ist dieser Gruppenprozess ein wesentlicher Abschnitt, eine Arbeit auf die immer wieder zurückgekommen werden kann. Dass Patientinnen in ihrer Selbstregulation überfordert sind, erkennt man häufig daran, dass eine Innenfokussierung nicht möglich ist, die ressourcenbezogenen Stationen nicht kontaktierbar sind. In diesem Fall ist es in keinster Weise sinnvoll, weiter zu gehen, sondern stattdessen zu explorieren, was die Hemmschwelle ausmacht. Sie kann grundsätzlich aus dem Alltagsgeschehen, einer Schieflage der therapeutischen Beziehung bestehen oder aber auch aus dem inneren Geschehen selbst kommen, z. B. durch innere Anteile mit Täterbindung. Insbesondere mit täterimitierenden Anteilen, manchmal auch solchen aus zerstörerisch eskalierten Konflikten, sollte vorrangig und dialogisch gearbeitet werden.

3.7 Varianten der ES Therapie

Die ES-Therapie wurde von Persönlichkeiten mit unterschiedlichstem Erfahrungshintergrund entwickelt. Sie ist die klinisch pragmatische Ausformung eines Persönlichkeitsmodells, welches viel Raum gibt für assoziative Vorgänge zwischen Ressourcen- und Belastungsnetzwerken. Einen hypnotherapeutischen Schwerpunkt vertreten u. a. K. Fritzsche, M. Phillips und W. Hartman, psychodynamisches Verständnis bei C. Frederick und J. Peichl., E. Cronauer und S. Leutner kamen vom Fundament des EMDR und der psychodynamisch-imaginativen Traumatherapie, ich selbst betone die dissoziationspsychologischen Blickwinkel.

Daher gibt es nicht ein einziges Standard-Lehrbuch. Die Lernenden suchen sich meist die Ausbilder, welche ihrem Erfahrungshorizont am nächsten scheinen, sind aber angehalten, im Laufe einer Weiterbildung möglichst verschiedene Lehrende kennenzulernen. Dabei erhält das kreativ Spielerische eine wichtige Funktion. So sind auch verwandte Ansätze, auf die hier nicht näher eingegangen wird, wie das Inner Family Model von R. Schwartz oder die Arbeit mit dem inneren Team von F. Schultz v. Thun/D. Kumbier Methoden, die für das Verständnis der ES eingesetzt und deren technische Werkzeuge gut verwendet werden können. Das kreative Potenzial birgt aber auch die Gefahr, dass das Beziehungsgeschehen oder die Beobachtung des gegenwärtigen Befindens im Alltag bei Therapeutin und Patientin aus dem Blick geraten.

In Deutschland gibt es seit dem Jahr 2011 eine sechsteilige strukturierte Weiterbildung in der ES-Therapie, ebenso wie in einer Reihe außereuropäischer Länder. Gerade wegen der Komplexität der Interaktionen muss diese Therapieform in der persönlichen Begegnung erlernt und geübt werden.

Literatur

Ego State Therapie Arbeitsgemeinschaft Deutschland (2017). *Definition der ES*. (Unveröffentlichte Arbeit).

Baker, E. L. (1981). An hypnotherapeutic approach to enhance object relatedness in psychotic patients. *Int J of Clinical and Experimental Hypnosis, 124*, S. 136–147.

Bernheim, H. (1888). *Die Suggestion und ihre Heilwirkung.* (S. Freud, Übers.). Wien.

Braun. (March 1988). The BASK model of dissociation. *Dissociation*, S. 4–23.

Ellenberger, H. (2005). *Die Entdeckung des Unbewussten.* Zürich: Diogenes Verlag.

Emmerson, G. (2007). *Ego State Therapy.* Camarthen, UK: Crown House Pub. (Deutsch Ausgabe: 2015, E.Reinhardt Verlag).

Fischer, G., & Riedesser, P. (2003). *Lehrbuch der Psychotraumatologie.* München: Ernst Reinhardt.

Fraser, G. A. (1991). The dissociative table technique for working with ego states in dissociative disorders and ego state therapy. *Dissociation*, S. 205–213.

Fraser, G. A. (4 2003). Fraser's »Dissociative Table Technique« revisited. *Journal of Trauma & Dissociation, 4*, S. 5–28.

Frederick, C. (2007). Ausgewählte Themen der Ego State Therapie. *Hypnose*, S. 5–100.

Frederick, C., & Mc Neal, S. (1999). *Inner strenght.* Maywah: Lawrence Erlbaum Ass.

Hantke, L. (1999). *Trauma und Dissoziation, Modelle der Verarbeitung traumatischer Erfahrungen.* Berlin: Wiss. Verl. Berlin.

Hensel, T. (2017). *Stressorbasierte Psychotherapie.* Stuttgart: Kohlhammer.

Hilgard, E. (1986). *Divided consciousness – multiple control in humanthought and action.* (Rev. ed.). New York: Wiley.

Hilgard, E. R. (1984). The hidden observer and multiple personality. *Int. J of Clinical and Experimental Hypnosis, 32*, S. 248–253.

Howell, E. F. (2014). Ferenczi's concept of indentification with the aggressor: Understanding dissoziative structure with interaction victim and abuser self-states. *Am. J of Psychoanal.*, S. (74) 48–59.

James, W. (1890). *The Principles of Psychology.* Pantianos Classics (Reprint).

Janet, P. (2002/1923). *La médicine psychologique*. Chicoutimi, Québec, Canada.

Janet, P. (1925). *Psychological Healing.* London: George Allen & Unwin Ltd. Französische Erstausgabe: Les Médications Psychologiques, by Pierre Janet. Paris, Alcan, 1919.

Kumbier, D. (2013). *Das Innere Team in der Psychotherapie.* Stuttgart: Klett-Cotta.

Nijenhuis, E. (2015). *The trinity of trauma: Ignorance, fragility and control.* Göttingen: Vandenhoek & Ruprecht.

Nijenhuis, E., Van der Hart, O., & Steele, K. (2004). *Trauma related structural dissociation of the personality*. Von http://www.trauma-pages.com/a/nijenhuis-2004.php abgerufen 13.02. 2013

Paulsen, S. (2009). *Looking through the eyes of trauma and dissociation.* Charlston South Carolina: Booksurge Pub.

Peichl, J. (2018). *Integration in der Traumatherapie.* Stuttgart: Klett-Cotta.

Phillips, M., & Frederick, C. (2003). *Handbuch der Hypnotherapie bei posttraumatischen und dissoziativen Störungen.* Heidelberg: Carl Auer.

Prince, M. (1906). *The dissociation of a personality.* New York: Longmans, Green & Co.

Reddemann, L. (2017). *Komplexe Posttraumatische Belastungsstörung.* Göttingen: Hogrefe.

Schulz von Thun, F. (1998). *Miteinander reden Bd III.* Reinbek: Rowohlt TB Verlag.

Schwartz, R. C. (1997). *Systemische Therapie mit der Inneren Familie.* Stuttgart: Klett-Cotta Verlag.

Steele, K., Boon, S., & Van der Hart, O. (2017). *Die Behandlung traumabasierter Dissoziation.* Lichtenau/Westf.: Probst.

Tress, W. E. (1996). Das Modell des zyklisch maladaptiven Beziehungszirkels und der strukturalen Analyse sozialen Verhaltens (CMP/SASB). *Psychotherapeut*, S. 215–224.

van der Hart, O., Nijenhuis, E., & Steele, K. (2008). *Das verfolgte Selbst.* Paderborn: Junfermann Verlag.

Watkins, J. (1949). *Hypnotherapy of war neuroses.* New York: Ronald Press.
Watkins, J. (1992). *Hypnoanalytic techniques.* New York: Irvington Pub.
Watkins, J. G., & Watkins, H. (2003). *Ego States - Theorie und Therapie.* Heidelberg: Auer Verlag.
Wöller, W. (2013). *Trauma und Persönlichkeitsstörung.* Stuttgart: Schattauer.

4 Heilsame Netzwerke – EST und EMDR: Ein roter Faden für den Behandlungsprozess

Susanne Leutner

Die Arbeit mit inneren Anteilen ist in vielen Therapieschulen und -modellen bekannt. Traumakonfrontation erfolgt darin auf unterschiedliche Art und Weise. Das EMDR wiederum ist entstanden für den Kernbeich der Traumakonfrontation.

Wie können sich sogenannte Teilemodelle, speziell die Ego-State-Therapie, und das EMDR in der klinischen Praxis der Traumakonfrontation ergänzen und bereichern? Welchen Stellenwert nehmen die beiden unterschiedlichen Herangehensweisen in der Behandlungsplanung ein? Wie kann ich mir als Therapeutin einen Überblick verschaffen, zu welchem Zeitpunkt des Therapieprozesses mit welchen Klientinnen welche Intervention sinnvoll ist? Wann und wie arbeite ich direkt traumakonfrontativ und welches Modell ist jeweils passend? Welche andere Form der Traumabearbeitung ist möglich?

Was ist eigentlich die Traumakonfrontation: ein Prozess, ein bestimmter Zeitpunkt, ein bestimmtes Ergebnis?

Das von mir entwickelte Prozessmodell soll in der praktischen psychotherapeutischen Arbeit Orientierung geben.

4.1 EMDR und Traumakonfrontation

4.1.1 Das AIP-Modell im EMDR

Das AIP-Modell (Adaptive Information Processing) geht von einem adaptiven Selbstheilungssystem aus: In neuronalen Netzwerken werden fortlaufend Informationen gespeichert, die unser zukünftiges Handeln strukturieren (Oren & Solomon, 2012). Unter Stress oder Belastung werden diese nicht angemessen verarbeitet, so dass es zu Störungen oder Symptomen kommt, die im Alltagsleben hinderlich sind. Die Informationen werden isoliert und unverbunden gespeichert und können jederzeit unwillkürlich ausgelöst werden. Sie belasten kognitiv, emotional und körperlich.

Solche Belastungen können Traumatisierungen sein, wovon Francine Shapiro (1998), die Begründerin des EMDR, in der Entwicklung des EMDR zunächst ausgegangen war. Sie bezeichnete solche Erinnerungen zunächst als »dysfunktional gespeicherte Erinnerungen« (1998, S. 73).

Immer mehr rückte aber in den Folgejahren in ihren Fokus, dass auch bestimmte Alltagsereignisse, die z. B mit Ablehnung, Beschämung oder Versagen zu tun haben, als sehr belastend erlebt werden können. Es war den klinisch tätigen Kolleginnen schon aufgefallen, dass EMDR auch im Kontext solcher Belastungen hilfreich einsetzbar war.

Im engeren Sinne der Definition einer traumatischen Erfahrung ist der Ausgangspunkt ein lebensbedrohliches Ereignis oder dessen Zeugenschaft (»A-Kriterium« nach ICD-10). Es können aber auch andere Erfahrungen subjektiv eine sehr belastende Ausprägung haben, die sich im Erleben kaum noch von etwas Lebensbedrohlichem unterscheiden. In der Praxis erweist es sich daher als sinnvoll, auch belastenden Erfahrungen und dazugehörige Symptombilder so zu behandeln wie ein traumatisches Ereignis.

Im Umfeld des EMDR gibt es zur Wirksamkeit eines solchen Vorgehens valide Hinweise, z. B. eine Pilotstudie zur Behandlung von Depression mit EMDR (Hofmann, 2014) und eine randomisierte kontrollierte Multicenter-Studie (Ostacoli et al, 2018). Es wird seither auch von sogenannten »pathogenen Erinnerungen« (Hofmann & Hase, 2014; Hase, Balmaceda, Ostacoli, Liebermann & Hofmann, 2017) gesprochen. Es mehren sich also auch in der Forschung Hinweise, dass nicht nur Belastungen, die durch eine traumatische Erfahrung entstanden sind, effizient mit EMDR behandelt werden können, sondern auch andere belastende Erfahrungen.

Dieses Vorgehen ist ebenfalls vom AIP-Modell ableitbar. Als pathogene Erinnerungen werden somit Gedächtnisinhalte bezeichnet, die sich auf eben jene Ereignisse beziehen, die nicht das A-Kriterium der PTBS erfüllen, sich aber dennoch beispielsweise in Intrusionen, Flashbacks und anderen traumaspezifischen Symptomen manifestieren. Die o. g. Autoren stellen die Hypothese auf, dass pathogene Erinnerungen zudem anderen psychischen Symptombildern zugrundeliegen.

Auch im Denken des AIP-Modells ist erklärbar, dass z. B Schmerzen, Ängste, geringer Selbstwert, Depressionen und andere Symptomatiken Folgen einer stressbedingten Besonderheit in der Informationsverarbeitung sind. Keinesfalls sind diese als deskriptiv angesehenen Symptombilder Ursachen von Störungen. Sie sind vielmehr Konsequenz einer mangelnden Verarbeitung der mit äußerem Stress verbundenen zu großen Fülle und bio-psycho-sozialen Last von Informationen. Die Menge und der verstörende Grad der in das Gehirn aufgenommenen Reize kann nicht bis zu Ende verarbeitet (prozessiert) werden. Dabei stellt sich weiterhin die Frage, ob diesen Symptombildern unerkannte Traumatisierungen zugrundeliegen oder ob eine fehlgeleitete Informationsverarbeitung als solche die eigentliche Ursache ist. Das AIP-Modell geht von letzterem aus.

> »Francine Shapiro begann in ihrer Forschung zum AIP-Modell und zu EMDR ebenfalls bei der eng umgrenzten PTBS, postulierte aber schon länger eine Ausweitung auf die Behandlung anderer pathogener Erinnerungen.« (Münker-Kramer, 2015, S. 73)

4.1.2 Behandlungskonzept und Wirkmechanismen des EMDR

Die EMDR-Behandlung mit ihrer Aktivierung der Selbstheilung führt dazu, dass die Betroffenen das Ereignis in der Vergangenheit, im Dort und Damals, wo es ja auch stattgefunden hat, verorten können und davon nicht mehr im Hier und Jetzt bedrängt werden. So verliert es seine Traumalast. Es wird zwar weiterhin als unangenehm empfunden, erscheint aber nicht mehr so drängend und als passiere es ständig neu. Denn es befindet sich zugänglich, versprachlicht, im expliziten Gedächtnis.

> »EMDR sieht exotisch aus und wirkt schnell und deutlich. Das ist wohl per se unheimlich. Die Wirkung war bereits beobachtbar, bevor eine schlüssige Theorie ›dahinter‹ entwickelt wurde. Das ist bei den meisten Therapieformen umgekehrt. Möglicherweise hat sich daher von Beginn an ein starker Impuls entwickelt, die Wirksamkeit zu beweisen. Genau hier setzt man in der Beforschung der Wirkmechanismen an. Das Reprozessieren ist [...] ein Kernstück der Veränderung (Psychotherapie = Arbeit an Veränderung) und Shapiro würde ihre Therapieform heute gerne Reprozessierungstherapie nennen, anstatt des sperrigen, aber eingeführten Namens EMDR.« (Münker-Kramer, 2015, S. 78)

Im EMDR-Behandlungsprozess wird, wie oben erwähnt, der Zugang zu fehlenden Informationen erleichtert und fragmentierte Erinnerungen werden verbunden. Es wird zudem genau auf den Kern der Belastung als Ausgangspunkt fokussiert.

Ersteres kann z. B. dadurch geschehen, dass durch das Erleben der sicheren Gegenwart und der im episodischen Gedächtnis gespeicherten ressourcenvollen Erfahrungen von Zugehörigkeit und Sicherheit Selbstheilungsprozesse aktiviert werden.

Fragmentierte Erinnerungen werden verbunden durch gleichzeitige

- bilaterale Stimulation (BLS),
- Aktivierung des Arbeitsgedächtnisses bei Ablenkung von und damit »Verdünnung« der belastenden Erinnerung,
- bifokale Aufmerksamkeit (Münker-Kramer, 2015) zwischen Hier und Jetzt und Dort und Damals, bei Halt gebender therapeutischer Beziehung und Präsenz.

> »Nach dem Modell der adaptiven Informationsverarbeitung (AIP) tritt der Augenblick der Einsicht und Integration dann ein, wenn zwei neuronale Netzwerke sich miteinander verbinden.« (Shapiro, 2013, S. 73)

In der klinischen Praxis ist eine häufige »fehlende Information« die Tatsache, dass das Ereignis zwar extrem belastend, aber vorüber ist. Es fühlt sich an, als würde es immer noch geschehen und die Betroffene müsse sich weiterhin vor den Folgen schützen, ihr gesamtes Handeln darauf ausrichten.

> Ich erinnere eine ältere Klientin, die Angst vor dem Autofahren als Beifahrerin hatte. Sie vermied diese Situation so gut sie konnte. In der Exploration wurde deutlich, dass es ungefähr zwanzig Jahre zuvor einen Beinahe-Unfall auf einer Landstraße gegeben hatte. Sie hatte Todesangst vor dem entgegenkommenden Fahrzeug gehabt. Sie fühlte sich seitdem wie gejagt. Ihr Handeln war darauf ausgerichtet, nicht mehr auch nur annähernd in eine solche Situation zu kommen. Sie fuhr immer weniger Auto und wenn doch, war sie in panischer Angst erstarrt, denn sie »konnte nicht entkommen«. Im engen, fahrenden Auto konnte sie ihrem Fluchtreflex nicht nachgeben. Beim Reprozessieren mit EMDR kam ihr schließlich der Gedanke, dass in den anderen Autos Menschen am Steuer sitzen, die ebenfalls keinen Unfall hervorrufen wollen.

Hier kommen verschiedene Wirkmechanismen zusammen: die bifokale Aufmerksamkeit, die bilaterale Stimulation und somit die Ablenkung des Arbeitsgedächtnisses. Es wird im Arbeitsgedächtnis wieder Raum geschaffen. Durch die Sicherheit im Hier und Jetzt und unterstützt durch die bilaterale Stimulation ist der Klientin klar geworden, dass es ein Dort und Damals gegeben hat, was heute nicht mehr fortwirkt. Dies war der Beginn ihrer kognitiven Restrukturierung. Im Laufe des Prozessierens fühlte sie sich erleichtert und immer weniger belastet, geradezu befreit. Sie hatte ein friedliches, warmes Gefühl und war körperlich entspannt.

Eine kognitive Restrukturierung wird also im EMDR-Prozess ermöglicht, aber nicht nur diese. Die Veränderungen im Gehirn und im ganzen Organismus beziehen sich auch auf Emotionen, innere Bilder und das Körperempfinden. Diese Prozesse sind Grundlage der heilsamen Veränderung. Zugleich wird Achtsamkeit im Vertrauen auf den Selbstheilungsprozess gefördert, Selbstregulation und ein Gefühl der Handlungsfähigkeit werden wieder hergestellt. (Solomon &. Rando, 2012).

Ein weiterer, in letzter Zeit häufiger diskutierter Wirkmechanismus hat mit der Ähnlichkeit der bilateralen Stimulation mit verschiedenen Arten von Schlafzuständen zu tun. Stickgold (2002) ging davon aus, dass die Verarbeitung von Alltagsereignissen im REM-Schlaf autonom passiert und dass das EMDR diesen quasi simuliert. REM steht für Rapid Eye Movement (schnelle Augenbewegungen).

Neuere Studien von Pagani und Carletto (Pagani & Carletto, 2017; Pagani et al. 2018) enthalten die Hypothesen, dass die typischen Gehirnwellen bei der Verarbeitung denen des SWS (»Slow Wave Sleep« = Tiefschlaf) ähneln. Es handelt sich dabei um die längeren Delta- und Beta-Wellen. Diese haben eine Schlüsselrolle bei der Gedächtniskonsolidierung. Sie erleichtern ebenfalls den Informationstransfer vom Hippocampus zum Neokortex. Anschließend werden Informationen ins semantische Gedächtnis eingeschrieben und im Wachzustand besser aufgefunden. Mit der Arbeitsgedächtnis-Hypothese kombiniert, wäre die SWS-Hypothese ebenfalls eine Erklärung für die Reduzierung der Belastung. Hier wäre es nicht die Ablenkung, die für das Verblassen der Erinnerung verantwortlich ist, sondern neurophysiologische Bedingungen, die denen des SWS ähneln, wodurch der Traumainhalt unter EMDR vom Hippocampus-Niveau in den assoziativen Neokortex bewegt würde.

Seit einigen Jahren dokumentieren Studien von van den Berg und van der Gaag (2012), sowie van den Berg et al. (2016) die erfolgreiche EMDR-Behandlung der PTBS bei Psychose.

Hiervon ausgehend geht die klinische Forschungsgruppe um De Jongh (Bongaerts, Van Minnen & De Jongh, 2017, De Jongh, 2018; Van Woudenberg et al., 2018) auch in der Behandlung der komplexen PTBS mit EMDR einen besonderen Weg. Sie konzentriert sich darauf, die komplexe PTBS mit Verhaltenstherapie (PE, d. h. »Prolongued Exposure«) und EMDR auf gleiche Art zu behandeln wie eine einfachen PTBS, unabhängig vom Grad der Dissoziation. In dem Setting, innerhalb einer Klinik und eines genau ausgearbeiteten Behandlungsplans mit zwei Sitzungen täglich an acht von vierzehn Tagen sowie einem umfassenden Sport- und Bewegungsprogramm, sind die Ergebnisse überzeugend. Es wird nicht explizit vor der Behandlung stabilisiert. Auch Personen mit hohen Werten von Dissoziation haben signifikante Reduktionen ihrer PTBS-Werte, in gleichem Maß, wie nicht-dissoziative

Patientinnen mit PTBS. Gut zwei Drittel verloren die Diagnose einer dissoziativen Störung. (Van Woudenberg et al.,2018)

Es wird noch einiger Überlegungen bedürfen, wie diese Art der Behandlung in ein ambulantes Setting zu übertragen ist. Auch ist nicht genügend operationalisiert, was Stabilisierung eigentlich heißt.

4.1.3 Ressourcenorientierung im EMDR

Nachdem zu Beginn der Arbeit mit Traumatisierung, auch über die EMDR-Therapie hinaus, zunächst das Prinzip »Trauma First« gegolten hatte, wurde schnell klar, dass eine vorschnelle Bearbeitung für viele fragile Klientinnen schädlich war. Es findet dann keine Verarbeitung statt, sondern eher eine Retraumatisierung, zumindest eine destabilisierende Überflutung.

Im Diskurs des EMDR entwickelte sich, angeregt von Klinikern aus den USA, auch im deutschsprachigen Raum eine Diskussion um eine modifizierte, weniger invasive Form der Behandlung mit EMDR. Wie auch in der sonstigen Kollegenschaft, die sich mit der Psychotherapie von Traumatisierten beschäftigte, wandelte sich also das Prinzip vom »Trauma First« zum »Safety First« und zur Entstehung der Phasenmodelle von Stabilisierung, Bearbeitung und Integration/Neubeginn.

Die ersten, die im EMDR ein reines Ressourcenprotokoll, das RDI (Resource Development and Integration), verwendeten, waren D. Korn und A. Leeds (2002). Arne Hofmann (2014) kreierte daraus die inzwischen allseits bekannte (Ressourcen-) Absorptionstechnik.

Diese beiden Vorgehensweisen benutzen die BLS zur Aktivierung und Stärkung ressourcenvoller Gedanken, innerer Bilder, Körpersensationen u. a.

Die Bezeichnung Protokoll wird im EMDR verwendet nach dem englischen Begriff »protocol«, für eine geplante Vorgehensweise oder Ablauf. Gemeint sind dabei klar strukturierte Vorgehensweisen nach einem immer gleichen Ablauf.

Auch wenn schon die reine Aktivierung von Ressourcennetzwerken dazu führen kann, wie Hofmann schreibt, dass »sich die dauerhafte Beziehung der Trauma- und Ressourcennetzwerke verändert in dem Sinne, dass auch Material aus den Traumanetzwerken durch den Prozess der Ressourcenaktivierung verarbeitet werden kann« (Hofmann, 2014, S. 112), sind doch jene Protokolle am interessantesten, die schon in ihrer Anlage beide Elemente explizit verbinden.

Hier möchte ich mich also mit sog. Protokollen beschäftigen, die die Integration von Ressourcen zum Zwecke des erleichterten, weniger energieaufwendigen und stressärmeren Verarbeitens zum Inhalt haben. Es wird sowohl gleichzeitig verarbeitet, als auch ein stärkendes Erleben gefördert.

Christine Rost veröffentlichte 2008 das Buch »Ressourcenarbeit mit EMDR«, um bestehende Konzepte zusammenzufassen. Es ging dabei meist um die Frage, wie das Standardvorgehen des EMDR so abgewandelt werden kann, dass die bilaterale Stimulation beibehalten wird, aber dennoch Verarbeitungsprozesse verlangsamt und an vor allem dissoziative Verarbeitungsformen von Trauma angepasst werden konnten.

Das Bereitstellen ressourcenvoller Bilder, Körperwahrnehmungen oder Gedanken vor dem Prozessieren, parallel und abwechselnd dazu ist dabei eine inzwischen gut eingeführte Herangehensweise. Sie baut auf Entwicklungen von Jim Knipe (2010), Carol Forgash (2010) und Catherine Fine (2010) auf. Alle drei arbeiteten mit fragileren Klientinnen, bei denen dissoziative Symptome eher vorkamen und suchten nach Möglichkeiten, dennoch EMDR zu machen. Sie verwendeten Pendeltechniken, in denen die Klientinnen zunächst hauptsächlich lernten, sich in der Gegenwart zu orientieren, z. B. Das CIPOS Protokoll von Jim Knipe (2010), und schließlich, bei gewachsener Affekttoleranz, eine Art von Protokoll, bei der sich ressourcenvolle Erfahrungen und Traumabegegnung abwechseln. Dosierung wird dabei möglich durch mehr oder weniger intensives Stimulieren von entweder der Ressource oder der Belastung.

Dieses Vorgehen bedeutet, dass innerhalb des episodischen Gedächtnisses auf die Stärken und guten Erfahrungen fokussiert wird, dass die Therapeutin hilft, diese aktiv zu halten und dass dadurch im Arbeitsgedächtnis Platz geschaffen wird für die Verarbeitung der Belastung. Es ist also eine besondere Form der dualen Aufmerksamkeit. Gut dosierte Verarbeitung ohne Überflutung wird möglich.

Diese Denkansätze aufgreifend, habe ich eine systematisierte EMDR-Vorgehensweise entwickelt, die dabei hilft, Belastungen der Verarbeitung zu reduzieren: Das *RIT (Ressourcenintegrierende Therapie)* (Leutner, 2008) erleichtert das Prozessieren im Standardablauf, indem es eine ressourcenvolle Erinnerung schon vor Beginn der Verarbeitung bereit hält und an einer anderen Stelle des Raumes lokalisiert als die Traumaerinnerung.

Die Klientin muss stabil genug sein, das Prozessieren mit EMDR angehen zu wollen und zu können. Aber es ist für sie tröstlich und hilfreich, zu wissen, dass sie schon genügend innere Stärken, hilfreiche Ressourcen oder imaginierte Helferwesen hat, so dass sie zusätzlich zum vertrauten Setting und der sicheren Gegenwart im Therapieraum nicht nur die Therapeutin als Unterstützung und Hilfe zur Verfügung hat, sondern auch eigene stärkende Bilder.

In einer anderen Blickrichtung als der üblichen beim EMDR (Finger der Therapeutin) stellt sich die Klientin, angeleitet durch die Therapeutin, vor, dass sie sich selber in einer ressourcenvollen Situation sieht. Es wird dann abgesprochen, wann die Klientin den Kopf wendet und in die Richtung der dort im Raum installierten, externalisierten Ressource schaut. Sie kann es zum einen selbst entscheiden. Darüber hinaus werden bestimmte Merkmale vereinbart, an denen die Klientin und auch die Therapeutin merken, wann die innere Anspannung oder der Stress zu groß werden. Dies können Körpersensationen sein wie Anspannung, Schmerz, Unruhe oder herannahende dissoziative Phänomene wie Erstarrung oder Nebel im Kopf u. a. Wenn eine solche Erhöhung des Stresslevels eintritt oder sich ankündigt, schaut die Klientin für kurze Zeit in die Richtung der Ressource, während die Therapeutin langsame bilaterale Stimulation (BLS) vorgibt. Wenn das Stresslevel gesunken ist, geht das Prozessieren in üblicher Blickrichtung mit schneller BLS weiter. Im Grunde ist dieses Vorgehen eine besondere Form des Einwebens und schon recht nah an der Logik des Standardprotokolls, enthält aber noch Elemente des Pendelns.

Die Frage, wie in der Vielfalt der bestehenden Vorgehensweisen und Protokolle innerhalb und außerhalb des EMDR eine Orientierung möglich sein kann, hat mich länger beschäftigt und schließlich zur Idee des Prozessmodells geführt. Der rote

Faden dabei ist, die Erhöhung der Belastung und die innere Toleranz für eine höhere Belastung systematisch aufzubauen.

Das *Bottom-Up Protokoll* (Cronauer, 2016) bahnt den Weg zur Kognition und hilft, das Denken neu zu strukturieren, indem es besonders bei somatischen Beschwerden zunächst rein vom Körperempfinden ausgeht. Hier zeigt sich häufig, dass das Körperempfinden von einem »somatischen Ego-State« getragen wird, der in einer traumatischen oder belastenden Schlüsselsituation entstanden ist. Die Situation muss nicht unbedingt eine körperliche Grundlage haben, die Belastung wird aber in erster Linie auf der Körperebene gespeichert. Er wird über das genaue Erspüren des Körpers gefunden und kann durch das Verarbeiten mit BLS seine »Botschaft« danach in der negativen Kognition ausdrücken und später in die positive Kognition umwandeln, mit der der Prozess dann abgeschlossen ist. Ein ähnliches Protokoll, das allerdings nicht explizit Bezug nimmt auf die inneren Anteile, wurde zeitgleich von U. Lanius erarbeitet (Lanuis, 2010).

Die beiden spanischen Kolleginnen Gonzales und Mosquera (2012) zeigten in ihrer praktischen Arbeit, dass eine andere Möglichkeit darin besteht, Assoziationen zu begrenzen, sich bewusst auf eine einzige Assoziationskette (in der EMDR-Sprache: Kanal) zu beschränken und zu dem Zweck nach einer geringeren Anzahl von Stimulationssets zur Bewertung der belastenden Erinnerung (des Ausgangsereignisses) zurück zu gehen. Oft wird zu Beginn auch nur ein einzelner Aspekt der Erinnerung bearbeitet (Tip of the finger-Technique, 2012, S. 233) Hier wird also bewusst das Arbeitsgedächtnis immer wieder auf die Gegenwart orientiert. Das Resultat ist ebenfalls: eine gut dosierte Verarbeitung ohne Überflutung.

4.2 Ego-State-Therapie

4.2.1 Persönlicher Zugang

In meiner persönlichen Entwicklung lernte ich das EMDR als meine erste Traumatherapie 1997 kennen. Ich war zu dem Zeitpunkt schon seit knapp 20 Jahren Therapeutin. Daher interessierte mich von Anfang an, wie ich das EMDR in die anderen Verfahren, mit denen ich arbeitete, integrieren konnte und umgekehrt, wie meine »angestammten« Verfahren durch das EMDR bereichert werden könnten.

Sozialisiert bin ich durch die humanistischen Sichtweisen der klientzentrierten Psychotherapie nach Rogers und das systemische Denken psychodynamischer Prägung am Gießener Institut für Psychotherapie und Psychoanalyse. Das EMDR erschien mir auf den ersten Blick merkwürdig und eher technisch geprägt. Dennoch erlebte ich es als wirkmächtig und für Klientinnen heilsam. Ich nahm daher gerne auf, was andere erfahrene Klinikerinnen mit EMDR kombinierten oder in das EMDR integrierten, so dass in meinen Augen die therapeutische Beziehung mehr im Vordergrund stehen konnte. Schon früh probierte ich das EMDR bei belastenden

Ereignissen (»pathogenen Erinnerungen«, s. o.) aus und kombinierte es mit stärkenden Erfahrungen. Dabei ist mir wichtig, die Eigenarten und Wirkungstheorien, sowie das Menschenbild der jeweiligen Verfahren zu verstehen und auch für sich stehen zu lassen. Auf diese Art wird eine Kombination möglich, die aus den Unterschieden ein neues Potenzial entstehen lässt. Gegensätze sollen nicht willkürlich verwischt oder gegenseitig vereinnahmt werden.

Meiner klientzentrierten und systemischen Ausrichtung gemäß faszinierten mich die Modelle zur Arbeit mit inneren Anteilen. Seit 2000 arbeite ich mit der etwas später so bezeichneten PITT von Luise Reddemann. Mit ihrer Haltung der Mitmenschlichkeit und Empathie, dem psychodynamischen Hintergrund und ihrer klaren Parteinahme und Herzenswärme für die Klientinnen und ihr Leid genauso wie für ihre Stärken, wurde sie mir eine geschätzte und wertvolle Lehrerin. Sie machte mich ab 2003 auf den Ego-State-Therapie Ansatz aufmerksam. Mit diesem Ansatz, in dem ich inzwischen Weiterbildungen gebe, möchte ich mich hier beschäftigen. Wieso ist es sinnvoll, ihn mit EMDR zu kombinieren?

4.2.2 Prinzipien der Ego-State-Therapie

Dass es hilfreich ist, die Psyche als vielfältig, quasi in sich selbst interagierend und konfliktbehaftet zu betrachten, ist spätestens mit Freuds Modell des Es, Ich und Über-Ich allgemein bekannt. Etwas früher hatte allerdings bereits Janet begonnen, die traumabedingten Ursachen einer Fragmentierung der Psyche zu erforschen. 1952 formulierte Federn seine Theorie der Ego-States, weitere Formen, die folgten, waren zum Beispiel der Voice Dialogue von Stone und Winkelman 1989, sowie die Transaktionsanalyse von Berne 1961.

Schwartz verband 1995 die Sichtweise innerer Anteile mit dem systemischen Modell, Young (1990) mit dem Denken der kognitiven Verhaltenstherapie.

Im Jahr 2006 veröffentlichten, basierend auf Janets Theorienbildung,Van der Hart, Nijenhuis und Steele die Theorie der strukturellen Dissoziation.

Die Modelle unterscheiden sich u. a. darin, wie innere Anteile definiert werden in Bezug auf ihre Entstehung und die Rolle von Trauma und Dissoziation sowie in der Frage, ob es einen konfliktfreien inneren Kern gibt, einen inneren Beobachter oder eine regulierende Instanz.

Die Ego-State-Therapie (EST) hat ihre Wurzeln in der Psychoanalyse (Federn, Hartmann) und der Hypnotherapie und wurde in den 1970er Jahren von John und Helen Watkins begründet. Die Definition der inneren Anteile und ihre Erweiterung durch die deutsche Arbeitsgruppe 2017 werden im Kapitel 3 zitiert (▸ Kap. 3). Zentral ist, dass Ego-States in Beziehungen entstehen, seien sie Herausforderungen gelungener Persönlichkeitsentwicklung, internalisierte Modelle aus Familie und anderer bedeutsamer Menschen oder durch traumatische Erfahrungen zum Erhalt der Psyche geformt. Sie haben daher auch ihre je eigene Wahrnehmung und eigenen körperlichen Ausdruck.

> Claire Frederick hatte schon früher die Ego-States definiert als:
> »Energien der Persönlichkeit, die aus Interaktion mit der Umwelt entstanden sind und oft der Notwendigkeit entspringen, Probleme zu lösen oder Konflikte zu bewältigen. Sie sind

> kreative Ausgestaltungen sowohl des Gehirns als auch der Persönlichkeit im Bemühen des menschlichen Organismus, durch die Welt zu kommen, in der er lebt. Jeder Ich-Zustand besitzt seine eigenen, relativ überdauernden Affekte, Körperempfindungen, Erinnerungen, Phantasien und Verhaltensweisen und er hat auch seine eigenen Wünsche, Träume und Bedürfnisse. Ich-Zustände stehen in ähnlichem Bezug zueinander wie Familienmitglieder. Obgleich sie voneinander getrennt sind, tauschen sie doch Informationen aus, stehen in ständiger Kommunikation, weisen sich (auch leitende) Rollen zu, verfolgen gemeinsame Projekte, Zwecke und Ziele. Wie in Familien kann es auch hier Grüppchen und Allianzen geben und ebenso Feindseligkeiten und Konflikte. Die Beziehungen, in denen Ich-Zustände zueinander stehen, können am besten aus der Perspektive einer Familientherapie verstanden werden oder anhand eines allgemeineren systemischen Modells.« (Frederick, 2007, S. 19)

Sie können, nach Watkins aus drei Gründen entstehen: durch bestimmte Entwicklungserfordernisse, Trauma und Introjektion. Claire Frederick betont: Jeder innere Anteil ist entstanden, um zu helfen. Der Beziehungsaspekt wird besonders betont: Es ist die Aufgabe der Therapeutin, gute Beziehungen zur Klientin als Ganzer und zu allen ihren inneren Anteilen aufzubauen, zu halten und Modell zu sein für gute innere und äußere Beziehungen.

Je rigider die Grenzen der einzelnen Ego-States sind, desto schwieriger sind sie von außen oder untereinander zu erreichen, indirekte oder direkte Tranceinduktion ist dann das Mittel der Wahl. Dies gilt auch für präverbale, aus einer frühen Entwicklungsstufe stammende ES oder solche, die aus Gründen des traumatischen Geschehens averbal sind. Es kann ferner versteckte oder sich eher in körperlichen Symptomen oder Handlungsweisen ausdrückende, sog. somatische oder sensomotorische Ego-States geben.

Ziel der EST, wie ich sie verstehe, ist nicht in erster Linie, dass die Therapeutin mit einzelnen ES in Kontakt kommt, sondern dass sie die Klientinnen anregt, ihre Selbstheilungskräfte zu finden und zu nutzen. So können die in den Anteilen vorhandenen, zum Teil dissoziierten Erfahrungen zusammen gebracht werden. Dies ist besonders wichtig, um im Falle einer Traumabearbeitung die Integration des Traumamaterials zu ermöglichen. Es gilt für die Klientin, die ES zu ihrer Problemlösung und Heilung zu vernetzen und zu einer gelungenen Kooperation zu begleiten.

Dabei wird, wie beim EMDR, Zugang gefunden zum episodischen Gedächtnis. Das Arbeitsgedächtnis wird entlastet. Im episodischen Gedächtnis sind einerseits die Traumaerinnerungen gespeichert, andererseits aber auch die stärkenden und ressourcenvollen Erfahrungen. Die vom EMDR angenommene Überlastung und wieder erfolgte Entlastung des Arbeitsgedächtnisses wird in der EST durch folgende Erkenntnisse und Interventionen erreicht:

- Die Klientin versteht, dass einige ES in der Vergangenheit »fest hängen«, andere wiederum (fast) nur die Gegenwart kennen.
- Tröstende und verständnisvolle Beziehungen können aufgebaut werden zwischen dem Hier und Jetzt und dem Dort und Damals.

Je nachdem, wie komplex und schwerwiegend die belastenden Erfahrungen oder Traumatisierungen gewesen sind, muss zunächst immer abwechselnd mit den Anteilen der Gegenwart und denen der Vergangenheit gearbeitet werden. Aber Ziel und letztlich Entlastung des Arbeitsgedächtnisses ist die Verbindung dieser Erlebniswelten.

Es werden auch, vor allem in der neueren Theoriebildung durch Maggie Phillips (2000), die bis dahin dissoziierten Dimensionen des Denkens, Fühlens, Handelns und der Körperempfindung zusammengeführt und (wieder) gleichzeitig erlebbar gemacht, sowohl für einzelne als auch in der Verbindung verschiedener Ego-States. So wird Fragmentierung aufgehoben und z. B. das Körpererleben als Katalysator genutzt. Es kann aber auch vom Fühlen oder vom Denken ausgegangen werden.

Eine besondere Rolle spielen in der EST nach Watkins das »Center Core«, der sogenannte unverletzliche Kern oder besser – das Herzstück der Persönlichkeit. Anders betrachtet von C.Frederick: die ressourcenvollen Erfahrungen aus der konfliktfreien Zone des Ich (Hartmann, 1975), das Erleben von innerer Stärke, archetypische ressourcenvolle Anteile und hilfreiche ES.

Das Center Core hat nach meinem Verständnis eine integrative Funktion. Es wurde von den beiden Watkins (1997) aus der Theoriebildung von Federn (1952) weiter entwickelt. Wenn das Center Core stark ist, kann es viele ES miteinander verbinden. Ist es schwach und mehr im Hintergrund, so ist die ganze Persönlichkeit fragmentierter und zu weniger Ko-Bewusstheit in der Lage. Daher ist es wichtig, alles zu tun, was das Center Core nährt und stärkt. Claire Frederick hat sich auf Heinz Hartmann (1975) bezogen, der eine konfliktfreie Zone im Ich selber konzipiert hat. Hierin verortet sie Anteile, die eher archetypischen Charakter haben und keine ES im engeren Sinne sind, aber aktiviert werden können, um z. B. die Innere Stärke zu erhöhen (Frederick 2007).

Die Theoriebildung der EST zeichnet sich in diesen beiden Beispielen dadurch aus, dass Konzepte von Federn und Hartmann in die EST so eingearbeitet werden, dass sie dann auch in der praktisch therapeutischen Arbeit gut umzusetzen sind.

Im Zusammenhang damit, eine Belastung oder ein Trauma zu prozessieren, ist noch zu erwähnen, dass die EST von der »umfassenderen Persönlichkeit« (Frederick 2007, S. 32) spricht (»Greater Personality«, Phillips & Frederick, 2010, S. 27). Außerdem wird von der Selbstfamilie (Frederick 2007) gesprochen oder von der Klientin als Gesamtsystem und dem Persönlichkeitssystem als Ganzem (Phillips & Frederick, 2003), ohne dieses Konstrukt exakt zu definieren. Ich nenne diese Einheit in manchen Fällen in der klinischen Arbeit »die Klientin als Ganze«. In meiner eigenen Arbeit kann ich damit gut vermitteln, dass die Klientin mehr ist als die Summe ihrer Teile und dass sie selber von der Beobachterposition aus auf etwas Ganzes und in dem Sinne auch Heiles schauen kann, auch wenn dies in ihrem Empfinden noch nicht realisiert ist. Gleichgültig, mit welchem Etikett man es belegt, ist das etwas, das sich vielen dissoziativen Menschen nicht unmittelbar erschließt, weil sie sich eben nicht als etwas Ganzes empfinden.

Ein anderer Begriff und das Konzept der »Erwachsenen« von heute stammen von Luise Reddemann (2011, S. 81). Ich verwende ihn in der EST dann, wenn es das Verarbeiten für die Klientin einfacher und pragmatischer macht, denn es ist zuweilen leichter vorstellbar, wer die »Erwachsene« ist, als wer die Gesamtpersönlichkeit sein könnte. Dennoch ist auch zu den Erwachsenen der Zugang nicht immer leicht.

Zum Thema Integration schreibt Watkins (1997), dass diese Frage die Wahl der Klientin sei, nicht die der Therapeutin. Frederick definiert sie so: »Befinden sich die

Energien der Ich-Zustände der inneren Familie im Zustand der Kommunikation, der Kooperation und können sie fortlaufend ein gemeinsames Bewusstsein aufrecht erhalten, dann spricht man von vorhandener Integration.« (Frederick, 2007, S. 33)

C. Frederick ging für die Integration und die Phase danach noch weiter zu einem spirituell geprägten Herangehen. Die Traumakonfrontation spielte in ihrem Denken nicht die Hauptrolle. Ihr ging es um die Verständigung der ES untereinander und um die Verwirklichung aller Stärken und inneren Anlagen der Persönlichkeit. Eine Person höre zudem nicht auf, sich zu entwickeln, nur weil Integration eingetreten sei. Es komme zur Entfaltung eines »transcendent self« (Frederick & Mc Neal, 1999, S. 328). Frederick und McNeal beziehen sich auf C. G.Jung (1935/1971) und seine Hypothesen der lebenslangen Veränderung und Entwicklung sowie die Rolle der Archetypen, die in ihrem Verständnis übrigens keine ES sind. Die Persönlichkeit könne sich schließlich immer mehr von einem universellen Standpunkt aus betrachten: »[...] better able to negotiate the waters of living and dying than is the self-involved ego« (Frederick & Mc Neal, 1999, S. 331; [besser in der Lage, die Wechselfälle des Lebens und Sterbens auszuhandeln als das selbstbezogene Ich – Übers. d. Verf.). Indem wir spiritueller würden, seien wir zudem immer mehr wir selbst.

4.2.3 Vergleichbare Grundannahmen und Therapieziele von EST und EMDR

Auch in der EST wird davon ausgegangen, dass Stress und Belastungen zu Komplikationen führen. Ein Entstehungsgrund für ES sind Traumatisierungen. Die Analogie zu den im AIP Modell beschriebenen dysfunktionalen, bzw. belastenden oder pathogenen Erinnerungen, die nicht traumatisch sind, sind die entwicklungsbedingten ES, die mit Schamgefühlen, Angst, Depression, Versagen etc. assoziiert sind. Die Kategorie im AIP Modell der unverbundenen Speicherung existiert ebenfalls analog in der EST als eine Vorstellung starker Separierung in sogenannten »hidden«, »silent« ES, die auch körperbezogen, also somatisch oder sensomotorisch sein können.

Therapieziele sind dementsprechend die Verbindung dieser in den Anteilen dissoziierten Erfahrungen und die Förderung der Integration der in den verschiedenen ES aufgehobenen Erfahrungen. Separierte und dissoziierte Erfahrungen werden durch das Zusammenbringen der entsprechenden ES wieder als etwas Gemeinsames erlebbar gemacht. Das Körpererleben, was im EMDR implizit enthalten ist, wird in der Wahrnehmung der einzelnen Anteile ebenfalls einbezogen und ist zuweilen ein Katalysator zur Aufhebung von Fragmentierung. Selbstregulation und Handlungsfähigkeit werden wie im EMDR gestärkt und wieder hergestellt.

In der EST wird das Erleben gefördert durch Imagination und durch Hypnose. Die Hypnose oder Trance-Arbeit ist in dem Sinne eine Konzentration und Fokussierung auf die Logik der inneren Anteile. Sie muss von den Klientinnen geübt werden und kann dann auch gut als Selbsthypnose eingesetzt werden. Auch hier wird mit Reorientierung gearbeitet und damit, wie sich die Klientin – auch im Alltag – wieder auf die Gegenwart fokussieren kann, wenn ungewollt Trancezustände eintreten, bspw. als Begleiterscheinung von noch unbearbeiteten Triggern.

Kernaussage

EMDR und die Ego-State-Therapie lassen sich gut kombinieren.

Ihre Wirksamkeitsaussagen und -theorien sind vergleichbar. Ihr Menschenbild der Orientierung am inneren Wachstum weist immanent zentrale Ähnlichkeit auf.

4.3 Praktisches Verbinden von EST und EMDR

4.3.1 Aus Sicht des EMDR und des AIP-Modells

In der klinischen Praxis kann die Arbeit mit EMDR und inneren Anteilen einerseits zur Stärkung, zur Aktivierung und zum Aufbau von Ressourcen innerhalb aller Behandlungsphasen eingesetzt werden. Hilfreiche innere Bilder oder Körperempfindungen werden mit bilateraler Stimulation verstärkt, gute Erinnerungen als konfliktfreie Situationen im Rahmen von ressourcenstärkendem EMDR verwendet.

Das CIPOS-Protokoll von Jim Knipe (2010) setzt die sichere Gegenwart als Ressource ein und dient der Stärkung der Reorientierungsfähigkeit der Klientin als Ganzer, es fragt nicht nach inneren Anteilen und benutzt die BLS nur für die Verstärkung der Reorientierung. Die Klientin blickt nur für kurze Zeit und ohne BLS auf die belastende Erinnerung.

Davon ausgehend verändere ich es in meiner Arbeit so, dass als Ressource eine selbst erlebte angenehme Situation eingesetzt wird oder der Kontakt zu einem oder mehreren stärkenden ES. Dieses Vorgehen nenne ich CARES, Constant Activation of Resourceful Ego States and Safety.

In der Vorbereitung einer EMDR-Sitzung und währenddessen können bestimmte ES, die beim Prozessieren nicht anwesend sein können oder sollen, in Sicherheit gebracht werden, so dass das Prozessieren wesentlich leichter verläuft. Es ist jedoch nicht so einfach, wie es sich anhört und sollte nur eingesetzt werden, wenn die Therapeutin mit beiden Modellen vertraut ist. Das konkret-kindliche Denken der jüngeren ES muss berücksichtigt werden und es muss Übung darin bestehen, was zu tun ist, wenn einer der »gesicherten« ES doch auftaucht. Es sollte auch praktisches Geschick im Umgang damit bestehen, an welchen vorgestellten Ort sich die Anteile zurückziehen, die beim Prozessieren nicht dabei sind. Es reicht nicht der Klientin mitzuteilen, sie möge bestimmte Anteile an den sicheren Ort bringen. Wenn eine solche Vorsichtsmaßnahme aber sinnvoll und gut aufgebaut ist, ist sie ein starker Schutz und eine gute Voraussetzung für eine gelingende Bearbeitung, auch bei bestehender Neigung zu Dissoziation.

Auf einer nächsten Ebene werden ES direkt ins Prozessieren einbezogen und der Kontakt zwischen belasteten und ressourcenvollen ES wird mit dem EMDR Prozess verbunden.

Dies ist eine Erweiterung bei CARES, die darin besteht, nach und nach den Kontakt zum Traumamaterial zu verlängern und schließlich schnelle BLS hinzunehmen.

Am Ende einer unvollständigen EMDR-Sitzung wird zur Beruhigung und für das Wiederherstellen von Sicherheit der Kontakt zu ES aufgenommen, die tröstende oder stärkende Eigenschaften besitzen und die sich dann, bis zur Weiterbearbeitung der belastenden Situation um die traumatisierten oder belasteten Anteile kümmern. Zum Beispiel kann in einer Sitzung manchmal nicht die gesamte belastende Erinnerung bearbeitet werden, weil weitere Assoziationsketten auftauchen. Diese mit den neuen Assoziationen verbundenen ES werden dann versorgt, d. h. imaginativ in Sicherheit gebracht oder beschützt von anderen, stärkenden, der Klientin schon bekannten ES. Bei einer Klientin, die eine Situation mit ihrem Chef bearbeitet hatte, wurde erst am Ende der EMDR Sitzung deutlich, dass es eine bestimmte Affektbrücke zum Vater gab. Diese bestand darin, dass der Vater wie der Chef ihr bestimmte Erfolge nicht zugestanden hatte. Ein kindlicher Anteil, der sich selber immer klein hielt, um die Zuneigung nicht zu verlieren, wurde deutlich. Diesen Anteil versorgte die Klientin, bis wir eine EMDR-Sitzung zu dessen Thematik machen konnten. Die Belastung der Arbeitssituation konnte in der ursprünglichen Sitzung aufgelöst werden.

Fallbeispiel

(Erläuterungen: Therapeutin = T, Klientin = K, Augenbewegung = ABW, Langsame Augenbewegung = LABW, [...] = Kürzung)

Eine 35-jährigen Klientin zeigte immer wieder Selbstunsicherheit in Beziehungen und am Arbeitsplatz. Sie war als jüngere Frau, zehn Jahre zuvor, bereits in einer Langzeittherapie bei mir gewesen und kam nun erneut mit dem Wunsch einer gezielten Traumaverarbeitung. Sie wollte in Konflikten belastbarer werden und sich unabhängiger fühlen. Sie war bis zum 7. Lebensjahr bei sehr jungen Eltern aufgewachsen, die selber traumatisiert und mit einer verlässlichen Versorgung überfordert waren. Es bestand früh eine Tagespflege, zu der sie dann ganz als Pflegekind wechselte. Hier wurde sie gut versorgt, emotional jedoch war in erster Linie Anpassung gefragt.

Einzelne Situationen mit ihrem damaligen Partner hatten wir bereits bearbeitet, vornehmlich, indem sie ihre kindlichen Seiten besser verstand und schützen konnte.

Das innere kleine Mädchen hatte sich oft ausgestoßen gefühlt, wenn der Partner ihr nicht seine volle Aufmerksamkeit schenkte.

Nun ging es um Situationen bei der Arbeit. Als Pädagogikstudentin war sie Co-Leiterin in beruflichen Trainings. Hierüber wollte sie ihre Abschlussarbeit schreiben, vermied aber das dafür nötige Gespräch mit einem Personalchef. Denn auch hier plagte sie das Gefühl, eigentlich nicht dazu zu gehören. Diese zukünftige Situation sollte mit EMDR (Standardprotokoll, Augenbewegungen = ABW) und einem ressourcenvollen Ego-State behandelt werden.

Als Ressource hatte sie ihren Ego-State der kraftvollen, klugen »Fachfrau« neben sich, die von den Seminarteilnehmern ein stärkendes Feedback bekommen hatte und sich dadurch zugehörig fühlen konnte. Sie bezeichnete dies als »die angenehme Situation«.

K: Ich hatte das Gefühl bei unserem letzten Training ... und ein paar von den Teilnehmern sich Gespräche gewünscht haben und so Sachen gesagt haben wie »Ja das wäre ja schon wichtig von Ihnen als Fachfrau...« .... da hatte ich das Gefühl, »Ja, ich gehöre dazu« ...

T: ... (In der Situation) wo Sie das am meisten gespürt haben, dieses Gefühl »ich gehöre dazu«, welches Bild war das?

K: Dann fällt mir spontan ein, wo die eine Frau, Mitarbeiterin, mich direkt ansprach: »Kann ich Ihnen mal was erzählen? Ich würde gerne Ihre Meinung dazu hören«

[Klientin überlegt]

T: Okay, ... und wie hat sich das im Körper angefühlt?

K: Hmm..., also ich kann eher das formulieren, was nicht da war. Es war ja keine Aufregung da oder keine Unsicherheit. Wie hat sich das dann angefühlt...?

T: Oder wenn Sie jetzt daran denken, wie fühlt sich das dann an?

K: Kräftig, also kraftvoll, bis hin zu so einer Motivation, die ich dann fühle. Also Energie steigt.

T: Und wo spüren Sie das im Körper?

K: Das spüre ich so mehr im Bauch. ... Nee, also eigentlich spüre ich das hier [zeigt mit beiden Händen vom Kopf zum Bauch] also mindestens im ganzen Oberkörper. Wie fühlt sich das an? ...Warm.

T: Und Sie spüren Kraft und Motivation.

K: Mhm (nickt)

Während der Traumabearbeitung machte sie sich immer wieder klar, dass sie die »Fachfrau« bei sich hatte. Dies tat sie besonders dann, wenn ihr Stresspegel, Aufregung und Anspannung sehr hoch waren oder wenn das Körpergefühl zu belastend wurde. Wenn sie in die angenehme Situation wechselte, leitete ich langsame Augenbewegungen an (LABW).

So verlief das Verarbeiten sanft, aber konsequent bis hin zu einer vorläufigen Lösung.

K: Jetzt wurde es ganz doll hier oben wieder [fasst sich an die Kehle], jetzt wird es stressig.

T: Wollen Sie hierbei bleiben oder wechseln?

K: Nee, darüber gehen.

T: Okay, sind Sie drin in der angenehmen Situation?

K: Mhm [nickt] [ABW]

T: Ist okay, oder noch etwas mehr?

K: [LABW] Ein bisschen.

T: Und direkt wieder rüber in die belastende Situation.

K: [ABW] Mhm...

T: Stopp?

K: Ja, jetzt vermischt es sich.

T: Womit?

K: Mit der anderen Situation? Also weil ich das Wort Experte im Kopf habe, vermischt es sich gerade. Also ich habe mich daran erinnert, wie in der anderen Situation, auch noch andere Teilnehmer, wie wir so gelacht haben und es sich locker angefühlt hat und das hat sich gerade mit der Situation vermischt.
T: Machen wir einfach weiter, lassen Sie es einfach passieren.
K: [ABW. Bricht ab, lacht]
T: Okay, was ist jetzt.
K: Jetzt habe ich mir gerade vorgestellt, ich würde den Herrn H. als Expertin ansprechen.
T: Ach so, verstehe.
K: Weil ich bin ja der Experte von dem Thema.
T: Machen Sie mal damit weiter.
K: [ABW]
T: Stopp? Was ist jetzt?
K: Also das Bild war witzig. Ich habe eher das Bild über die Expertin, die ich ja von dem Thema bin, logischerweise und dass ich von einer anderen Situation mit dem Herrn H. spreche und dass es eher lustig, humorvoll aufziehe, so nach dem Motto, was er ja gutes davon hat, wenn er mir die Daten gibt. Weil ich ja auch seine Firma schließlich bediene und meine Arbeit mit verkaufe. … [ABW] …
K: Ich hatte jetzt gerade den Gedanken »Ich gehöre dazu, wenn ich die Situation so gestalte, dass ich dazu gehöre.

Im weiteren Prozess wurde dieses Gefühl immer gefestigter, es stellte sich eine freudige Erwartung ein.

Schließlich begannen wir, die Arbeit abzuschließen, als sich eine Affektbrücke zum Vater ergab:

K: Also ich habe mir weiter vorgestellt, wie er antwortet, wie er sagt, wie toll es doch ist, dass ich dieses Thema in meiner Arbeit behandle und dass ich ihm das und das schicke und dass er mir das und das zurückschickt.
T: Okay, weiter?
K: Mhm [ABW]…Jetzt kommt gerade etwas ganz Komisches…Jetzt hat der Herr H. mir gesagt, »Sie sind ja nicht Ihr Vater«.
T: Aha.
K: Also mir ist gerade mein Vater eingefallen und natürlich der Gedanke, dass ich seine Geschichte nicht wiederholen will.
T: Ja.
K: Oder, dass ich ja seine Geschichte wiederholen würde, wenn ich meine Arbeit jetzt nicht abschließe und das ist ja wichtig, dass ich den Herrn H. anspreche. …Es steigt wieder in Aufregung.
T: Ja, ist okay.
K: Ein bisschen gepaart mit dem…Mir wird da gerade ein bisschen schwindelig und das ist gekoppelt mit dem Gedanken »Ich bin mir nicht so sicher«, also es fühlt sich etwas unsicher an, weil ich nicht weiß, was denn eigentlich passiert, wenn ich fertig bin oder fertig werde. … Also das Herzklopfen ist ein

bisschen da und der Satz irgendwas mit »Ich identifiziere mich nicht mit meinem Vater.«, sowas.

T: Mhm. Okay, machen Sie da noch weiter.

K: [ABW]

T: Stopp, oder…?

K: Jetzt kommt der Satz »Ich gehöre nicht dazu«, ich glaube, genau das weiß ich jetzt nicht. Ich weiß ja nicht, wohin ich gehöre. [kindliche Stimme].

T: Also wenn Sie zu der akademischen Gesellschaft gehören, gehören Sie nicht mehr zu Ihrem Vater?

K: Ja, ich glaube, das ist so eine Angst, so eine Unsicherheit.

Es zeigte sich ein kindlicher Ego-State, den wir anschließend versorgten. In einer späteren Sitzung bearbeiteten wir dessen Belastung.

Zunächst gelang es jedoch in dieser Sitzung, die Belastung vollständig zu reduzieren, so dass die Klientin mit Entschlusskraft und als Erwachsene das bevorstehende Gespräch angehen konnte.

Für das Einweben während der EMDR-Sitzung werden ES hinzugezogen, die im Prozess einen neuen Aspekt verkörpern und so eine Blockierung auflösen. Dies kann oft schnell, sanft und unkompliziert passieren, indem man anregt, dass ein hilfreicher ES oder ein anderer innerer Helfer, ein Krafttier o.ä. hinzukommen möge. Ein Klient schickte zum Beispiel einen Hund zu Hilfe, auf dem dann der traumatisierte Siebenjährige in die Gegenwart geritten kam. Eine andere Möglichkeit ist, darauf aufmerksam zu machen, dass eine bestimmte Fähigkeit in der Klientin bereits vorhanden ist. Oder – am einfachsten –, indem die Erwachsene gebeten wird, in der Traumaszene dem kindlichen ES beizustehen. Dies gehört bei EMDR Therapeutinnen schon zum Allgemeingut, oft, ohne dass den Beteiligten bewusst ist, dass hier Arbeit mit Anteilen passiert.

Eine Blockierung im EMDR kann aber manchmal auch hartnäckiger sein, wenn etwa ein bestimmter ES noch zu stark dissoziiert ist und daher etwas befürchtet, was als Konsequenz der Bearbeitung geschehen könnte. Eine Klientin konnte z. B. eine kindliche Traumatisierung nicht weiter mit EMDR prozessieren, weil eine große, diffuse Angst aufkam, dass »etwas Schlimmes« passieren würde. In ihr machte sich ein Bedrohungsgefühl breit. Ein solches Gefühl löst sich im EMDR-Prozess oft von selbst. Das war hier aber nicht der Fall. Es musste in mehreren Sitzungen zunächst genau exploriert werden, bis klar wurde, dass ein bestimmter innerer Anteil die Position des Vaters übernommen hatte, der das Kind eingeschüchtert hatte und der noch immer als kontrollierender ES aktiv war. Es dauerte einige Zeit, bis die Klientin für diesen Anteil Verständnis entwickeln konnte und er sich mehr als Teil der inneren Welt begriff. Beim weiteren Prozessieren mit EMDR, das dann wieder aufgenommen werden konnte, wurde zum einen die kindliche Traumatisierung bearbeitet und zum anderen rückte genau der Anteil, der zuvor blockiert hatte, nun näher an den traumatisierten kindlichen ES heran und konnte seine Energie und seine Vorsicht auf konstruktive Weise dem inneren System zur Verfügung stellen.

Im »Dialog-Protokoll« von H. Egli-Bernd verkörpert ein kindlicher Anteil die negative Kognition und die Erwachsene die positive. Die Erwachsene »hilft« so dem kindlichen Ego-State, das Belastende zu bearbeiten und ihr wird zugleich selber geholfen, Vermeidung und Dissoziation zu überwinden (Egli-Bernd, 2009). Bei einer unvollständigen Sitzung wird der Kontakt zu ES hergestellt, die tröstende oder stärkende Eigenschaften besitzen.

Kernaussage

Die Methoden und Techniken der Traumabearbeitung in EMDR und Ego-State-Therapie haben in Bezug auf Ressourcenarbeit die gleichen Wurzeln.

Traumakonfrontation ist ein bestimmter Punkt im Therapieverlauf, aber auch ein andauernder Prozess, den es ohne Ich-Stärkung und Ressourcenaktivierung nicht geben kann.

Sowohl in Kontakt zu sein mit den inneren Verletzungen, ohne gefühllos werden zu müssen, als auch genügend Abstand zu halten, ohne sich zu weit zu entfernen – diese Dialektik lässt sich besonders gut mit EMDR und der Arbeit mit inneren Anteilen verstehen und therapeutisch nutzen.

4.3.2 Überblick: EMDR in den acht Phasen – Einbeziehen von Ego-States

Phase 1 und 2 Anamnese und Vorbereitung

Es wird überlegt, welche inneren Anteile für die Behandlung wichtig sind.

Phase 3 Bewertung

- Die Schlüssel- oder Ausgangssituation (»Touchstone-Event«) kann manchmal leichter gefunden werden, wenn von einzelnen Ego-States ausgegangen wird. Die positive und die negative Kognition kann sich jeweils auf unterschiedliche Ego-States beziehen.
- Die Emotionen können Ausdruck von (unterschiedlichen) Ego-States sein.
- In der Körperempfindung können sich (unterschiedliche) Ego-States zeigen.
- Kognitionen, Emotionen und Körperempfindungen können wiederum von jeweils unterschiedlichen Ego-States stammen.

Phase 4 Reprozessieren

Hier gilt es, die Klientin genau zu beobachten, um abschätzen zu können, mit welchen inneren Anteilen sie es gerade zu tun hat. Meistens muss nicht eingegriffen werden. Wenn der Prozess jedoch blockiert, kann es hilfreich sein

1. genauer auf einen bestimmten Ego-State zu fokussieren,
2. einen oder mehrere Ego-States in Sicherheit zu bringen,
3. ressourcenvolle Ego-States zu aktivieren.

Phase 5 Verankerung

Im Kontakt mit einem stärkenden Ego-State kann eine unvollständige Sitzung beendet werden. Die Stimmigkeit der Kognition und das Verankern mit langsamen BLS wird als ein weiterer integrativer Prozess erlebt.

Phase 6 Körpertest

Es kann sich ein unerledigtes Thema eines Ego-States oder ein »Störenfrieds« o.ä. zeigen.

Phase 7 Abschluss

Weitere Beobachtungen der Klientin können sich auf weitere Ego-States beziehen oder diese verdeutlichen.

Phase 8 Überprüfung:

Auch hier können Hinweise auf das Erleben von ES auftreten.

4.3.3 Aus Sicht der EST

In der EST geschieht Traumabearbeitung durch Anschauen aus der Beobachterposition, in Trance mit ihren speziellen, aus der Trancelogik heraus entstehenden Lösungen, mit Hilfe von verschiedenen Bildschirmtechniken, durch die Verbindung und Neukonstellierung unterschiedlicher ES, durch Heranziehen zahlreicher, aus der Hypnotherapie stammender Methoden und Techniken wie Altersprogression und -regression, Ideomotorik und -sensorik, Split Screen, Stellvertretertechniken u. v. m. Es gibt keine genuine Form der Traumakonfrontation.

Zeitlich nach der EST, ist das EMDR mit dem AIP Modell entwickelt worden und passt, wie erläutert, gut dazu. Der Einsatz von EMDR in der EST bewirkt das gezielte Bearbeiten belastender Erfahrungen innerer Anteile. Es intensiviert und beschleunigt das Erleben von Verarbeitung. Es unterstützt das Potenzial und die Fähigkeit der ES, sich miteinander zu verbinden. Dies ist Chance und Gefahr zugleich. Im ungünstigen Fall entstehen Assoziationen zu früh und übersteigen die mentalen Fähigkeiten, belastende Informationen bewusst wahrzunehmen. Wenn sie gut vorbereitet ist, bedeutet diese Art der Arbeit für die KlientInnen einen qualitativen Sprung hin zu mehr Ko-Bewusstheit, Kooperation und Integration der Anteile im förderlichen Sinne.

4.3.4 Verbindung von EMDR und EST als passgenaue Dosierung von emotionaler Belastung

In Folge des weiter oben erwähnten »Safety First« entstanden die sogenannten Phasenmodelle der Traumatherapie. Das Phasenmodell der EST ist das von Frederick und Phillips entwickelte SARI Modell (2003)

Es besteht aus vier Phasen, die im Wesentlichen die bekannten Elemente von Sicherheit, Bearbeitung und Integration enthalten.

Die EST enthält reichhaltige Möglichkeiten der Ich-Stärkung, der Aktivierung von Ressourcen und der Sicherung belasteter Anteile. Ich-Stärkung kann also im Sinne des SARI-Modells den ersten Teil einer Therapie darstellen. Viele Ressourcentechniken des EMDR sind Abwandlungen von Hypnotherapie und EST. Es hat sich in den letzten zehn Jahren im EMDR eingebürgert, Ressourcen zu aktivieren, um die Stabilität und die Gegenwartsorientierung der Klientinnen zu fördern. Die Klientin imaginiert oder denkt an eine Ressource und dazu wird bilateral stimuliert. Im deutschsprachigen Raum wird die BLS in langsamer Frequenz gemacht, in der Annahme, dass man so keinen Bearbeitungsprozess anregt, sondern das Empfinden eines stärkenden Zustands unterstützt.

Auch ohne EMDR-Therapeutin zu sein, kann man also als EST-Therapeutin zur Unterstützung der Ich-Stärkung die Klientin anregen, eine langsame BLS hinzuzufügen, wenn sie in Kontakt ist mit einer stärkenden Erfahrung oder Imagination.

Wenn belastende Erfahrungen eruiert werden und diese allmählich besser bekannt sind, wird, im Sinne der Bearbeitungsphase der Traumatherapie, mit EMDR gearbeitet. Dies gilt auch bei belastenden Erinnerungen, die nicht traumatisch sind.

In der Phase der Integration kommen beide Modelle in gleichem Maß zur Anwendung.

Die große Bereicherung liegt aber darin, dass mit der Kombination das prototypische Herangehen der Phasenmodelle durchbrochen werden kann. Jede Ressourcenarbeit trägt schon den Keim der Traumabearbeitung in sich und jede gut gelungene Traumakonfrontation wirkt ich-stärkend. In der Praxis ist es nicht möglich, eine Zeitlang nur stabilisierend und dann nur konfrontierend zu arbeiten. Die Phasenmodelle selber sind als idealtypische innere Abbildungen gedacht, um Orientierung zu bieten.

Die Dosierung der Belastung und der allmähliche Übergang von der Ressourcenaktivierung zur traumatischen Erfahrung, der permanente Rückbezug auf Stärkendes und das mutige Angehen der schlimmen Erinnerungen sollten verbunden werden. Es wird, orientiert an der Belastbarkeit der Klientin zwischen Traumaerinnerungen und sicherer Gegenwart oder ressourcenvollen Bildern, Erfahrungen und Vorstellungen hin- und her gependelt. Ich möchte dies am Beispiel CARES erläutern.

Für die hier geschilderte Form der Verarbeitung muss es der Klientin möglich sein, sich als Erwachsene, zumindest phasenweise, stabil wahrzunehmen. Ein ressourcenvoller ES ist dabei hilfreich.

Die Klientin geht in Kontakt mit einem ressourcenvollen ES, der ihr schon länger bekannt ist. Dann nimmt sie die belastende oder traumatische Situation aus der Beobachterposition wahr. Mit dabei sind der betroffene Ego-State aus der belastenden Situation, die Gesamtpersönlichkeit oder die Erwachsene von heute und der ressourcenvolle ES.

Während die Klientin nun die Situation schildert, achtet die Therapeutin darauf, dass sie den emotionalen und körperlichen Kontakt zum belasteten ES behält und präsent hat, dass sie als Ganze (oder die Erwachsene) und der ressourcenvolle ES mit dabei sind. Zunächst wird der belastete Anteil, z. B. ein kindlicher ES, in der Situation betrachtet, anschließend wird überlegt, was für ihn oder sie aus heutiger Sicht hilfreich ist. Es entwickelt sich dabei eine neue Sichtweise der belastenden Situation und eine Lösung für den betroffenen ES, sowie ein gemeinsames Erleben der Anteile, die anwesend sind.

Ich verwende diesen Aufbau der Situation so, dass die Belastung dosierbar ist. Je stärker noch die Dissoziation ist, je weniger also die Anteile einander kennen, desto länger und intensiver ist der Kontakt zum ressourcenvollen Teil und desto kürzer wird auf die Belastung geschaut. Die Klientin lernt hierbei zum einen, ihre Belastung und Belastbarkeit gut einzuschätzen. Zum anderen können die Anteile ihre Angst voreinander abbauen.

Diese Arbeit ist möglich ohne bilaterale Stimulation (BLS). Wenn man sie aber verwendet, hat sie verschiedene Effekte:

Langsame BLS beim Vergegenwärtigen des ressourcenvollen ES stärkt dessen Präsenz.

Schnelle BLS beim Betrachten der belastenden Situation in unterschiedlich langer Zeitdauer führt zu schonender beginnender Traumabearbeitung. Der Übergang zur Traumakonfrontation kann somit fließend gestaltet werden.

Fallbeispiel

Eine Klientin, Ende Fünfzig, mit einer Hüftdysplasie, die bis heute eine Behinderung darstellt, hatte bereits viel daran gearbeitet, ihr Leben gut leben zu können, Psychotherapie gemacht und Körperarbeit. Sie wollte die emotional belastenden, teils traumatischen Auswirkungen der körperlichen Einschränkung und der medizinischen Behandlungen in der Kindheit besser verstehen und verarbeiten. Eine besonders schwere Zeit war ein operativer Eingriff im Alter von fünf Jahren mit anschließender langandauernder Bettruhe in einer mit Gips fixierten Position. Das Auffinden der lebendigen Vierjährigen, die sie vor der Operation gewesen war, war eine beglückende Erfahrung. Diese Vierjährige und die Erwachsene von heute wurden immer mehr zu einer stabilen ressourcenvollen Verbindung. Die Klientin übte mit der Vierjährigen in Kontakt zu sein und fand es hilfreich, langsame BLS dafür einzusetzen. Sie genoss die sinnlichen und lebendigen Erfahrungen mit ihr, die ja ihre eigenen waren, zu denen sie aber lange keinen Zugang gehabt hatte.

Schließlich wollte sie mit der stark belasteten Fünfjährigen, die im Bett liegen musste, in Kontakt kommen. Davor hatte sie Angst. Zunächst blickten wir gemeinsam aus einigem Abstand auf dieses Kind. Die Vierjährige konnte dabei sein und hatte weniger Schwierigkeiten als die Erwachsene, zu der Fünfjährigen ans Bett zu gehen. Das war für die Erwachsene erstaunlich und hilfreich. Sie konnte schließlich in der Vorstellung auch mit in die Szene gehen, um zu lernen, sich den Schmerzen der Fünfjährigen zu stellen und diese zu versorgen. Die Erwachsene und die Fünfjährige hatten sich bis dahin einsam und abgeschnitten gefühlt. Es berührte die Erwachsene sehr, dass die Vierjährige unbefangen mit der Bettlägerigen spielen konnte. Es war aber klar, dass dies nicht ausreichte. Schließlich konnten wir die Dauer des Kontakts zwischen allen dreien verlängern, schnelle BLS einsetzen und allmählich immer mehr Kontakt und Verbundenheit erreichen. Die Bearbeitung der Belastung an sich mit schneller BLS wurde immer wieder ergänzt durch das Gewahrsein der Dreierkonstellation als ressourcenvoller Unterstützung und langsamer BLS. Die Erinnerung an die Bettlägerigkeit ist noch da, aber alle drei Anteile sind in der Gegenwart verbunden, leben gemeinsam im Hier und Jetzt, die kindlichen Anteile sind behütet, betreut, versorgt. Das stärkt auch die Erwachsene. Die traumabedingte Dissoziation ist überwunden. Energie ist frei geworden und auch im Körper spürbar. Eine intensivere Körperarbeit bei einer Kollegin schloss sich an. Sie wurde möglich, weil durch die Traumakonfrontation auch die Schreckreaktion des Körpers, sobald das Bild des bettlägerigen Kindes auftauchte, nun Vergangenheit ist.

Dieses Beispiel zeigt eine Art des fließenden Übergangs. Dafür gibt es viele Varianten. Um sie im Behandlungsverlauf an der richtigen Stelle sinnvoll einzusetzen, sollte das Prinzip dahinter deutlich sein. Darum geht es in meinem Prozessmodell.

4.4 Prozessmodell der Traumakonfrontation

Mit Hilfe des Prozessmodells können wir zunächst beschreiben, an welcher Stelle der persönlichen Entwicklung sich eine Person befindet. Welche Stärken und Ressourcen hat sie, wie belastet ist sie? Wie schnell oder wie vorsichtig müssen wir also im Therapieverlauf sein, wenn es darum geht, ihre Belastungen zu bearbeiten?

Ausgehend von dieser Sichtweise haben wir dann im Herangehen ans Verarbeiten, Auflösen, Integrieren und Konfrontieren belastender oder traumatischer Situationen unterschiedliche Möglichkeiten, der Klientin zu mehr Sicherheit und besserer Selbstregulation zu verhelfen. Im Prinzip sind es zwei »Stellschrauben«: Wir können die Belastungen in der Vorstellung distanzieren und filtern oder wir können die innere Sicherheit erhöhen und die Ressourcen verstärken. So können, eingebettet in die Analyse und Veränderbarkeit des Status Quo, unterschiedliche Interventionen zur Anwendung kommen.

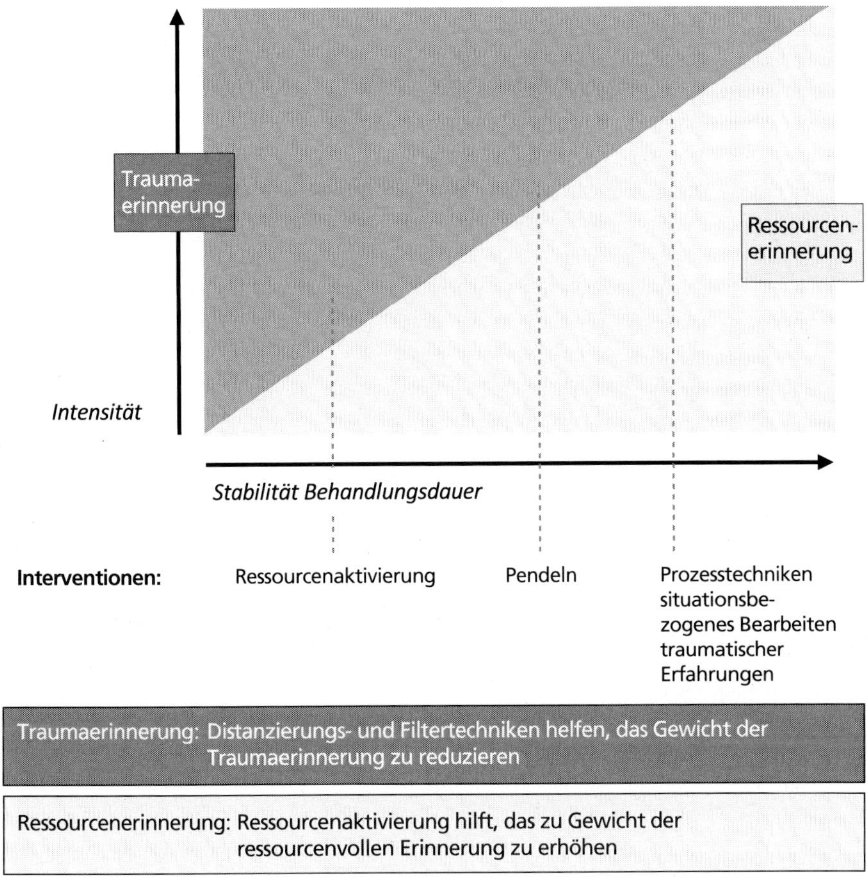

Abb. 4.1: Überblick über das Prozessmodell

Wenn eine sehr instabile Klientin erst am Beginn der Arbeit an ihren Belastungen steht, ist es sinnvoll, zunächst hauptsächlich anzuregen, dass sie stärkende Dinge tut, sich in ihren Beziehungen wohlmeinenden Menschen zuwendet und sich in der Therapie oder den Übungen zuhause mit stärkendem, ressourcenvollem Denken, Fühlen und Handeln beschäftigt. Dies ist oft gar nicht leicht und es kann eine Weile dauern, bis dieser Paradigmenwechsel, weg vom Blick auf das, was nicht gelingt und belastet, hin zu dem was gelingt und stärkt, zumindest ansatzweise möglich wird. Dennoch enthält auch diese Phase schon Momente und Vorläufer von Traumakonfrontation. Jede Stärkung ermöglicht es uns in der Therapie, aber auch der Klientin in ihrem Alltag, sich gestärkt für kurze Momente dem Leidvollen zuzuwenden. Es ist auch darauf zu achten, jederzeit dennoch einen Raum zur Verfügung zu stellen, in dem das erlebte Leid gewürdigt wird. Ressourcenorientierung darf nicht heißen Ressourcenzwang.

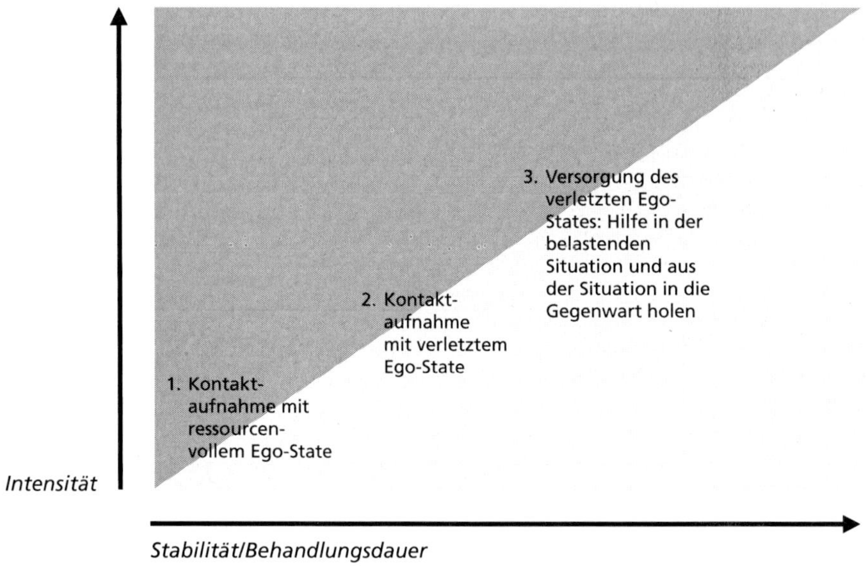

Abb. 4.2: Interventionen zu Beginn der Behandlung betonen die Ressourcenstärkung und ermöglichen den Ego-States eine Orientierung auf die Gegenwart

Bei einer Jugendlichen, die im Heim lebte, hatten wir uns als erstes Etappenziel darauf geeinigt, dass sie lernt, ihre Selbstfürsorge zu verbessern. Sie achtete mehr darauf, gut zu essen und ihre Körperpflege sorgfältiger zu gestalten. Sie gönnte sich, in Ruhe zu duschen und anschließend einzucremen. Dies gab ihr ein Gefühl, mehr Wert zu sein. Bis hierher war es also reine Ressourcenorientierung.

Als sie davon berichtete, konnten wir in der Therapie auf die Momente schauen, in denen sie sich in früheren Jahren von den Eltern trotz allem gut versorgt gefühlt hatte und wie weh es tat, wenn diese Versorgung immer wieder brüchig gewesen war. Sie lernte, nun selber liebevoll mit dem kindlichen ES umzugehen und den Schmerz der »Kleinen« auszuhalten. Dies ist der Beginn der Einbeziehung von belastendem Material, aus der Beobachterposition wahrgenommen.

Einmal kam sie in die Sitzung und war von einem Konflikt mit einer Gleichaltrigen und dem von ihr so wahrgenommenen Unvermögen der Erzieherinnen, damit umzugehen, sehr aufgewühlt. Sie hatte vor, wenn sie abends im Heim zurück sein würde, um eine Bedarfsmedikation zu bitten, um schlafen zu können. Es war nicht mehr nötig, als ihr Verständnis entgegen zu bringen, ihr zu helfen, sich klar zu machen, dass alles, was innen war, sich nun beruhigen könne, dass sie sich mit ihren sechzehn Jahren hier bei mir in Sicherheit befand und wir uns dann gemeinsam darum kümmern würden, was sie gegenüber den Erzieherinnen später unternehmen würde. Es folgte eine kleine Übung in Trance, die sich mit der inneren Welt und der äußeren Sicherheit beschäftigte. Die Klientin fühlte sich erfrischt und stark und hatte einen Plan, wie sie das Thema ansprechen würde. Dies verankerten wir mit langsamer BLS. Die Rückmeldung der Erzieherin später war, dass das Team, als die Klientin wieder ins Heim zurückkam, den Eindruck gehabt hätte, in der Therapie hätten wir »gezaubert«. Von Bedarfsmedikation war keine Rede mehr.

Was war gelaufen? Die Klientin hatte sich bei mir wohl und sicher gefühlt. Sie konnte sich als kompetent und gut verankert in der Gegenwart erfahren. Sie war dadurch innerlich so gestärkt worden, dass sie sich mit einem Teil ihres Schmerzes, der Trauer und der Einsamkeit befassen konnte und erkannte, dass es sich um getriggerte Erfahrungen ihrer Kindheit handelte. Sie half den betroffenen kindlichen Anteilen, sich zu beruhigen und in der inneren Welt sicher zu fühlen. Als diese dann schliefen, war sie entlastet.

Anders ausgedrückt: Über die duale Aufmerksamkeit konnte das Arbeitsgedächtnis entlastet werden, das episodische Gedächtnis hatte wieder Zugang zu ressourcenvollen Erfahrungen, das wiederum bewirkte Ruhe in der Gegenwart. Hier nahm also die Beschäftigung mit den belastenden Erinnerungen schon größeren Raum ein. Hilfe von mir als Therapeutin, die Beobachterposition und das Beschäftigen mit kindlichen Anteilen wurde kombiniert.

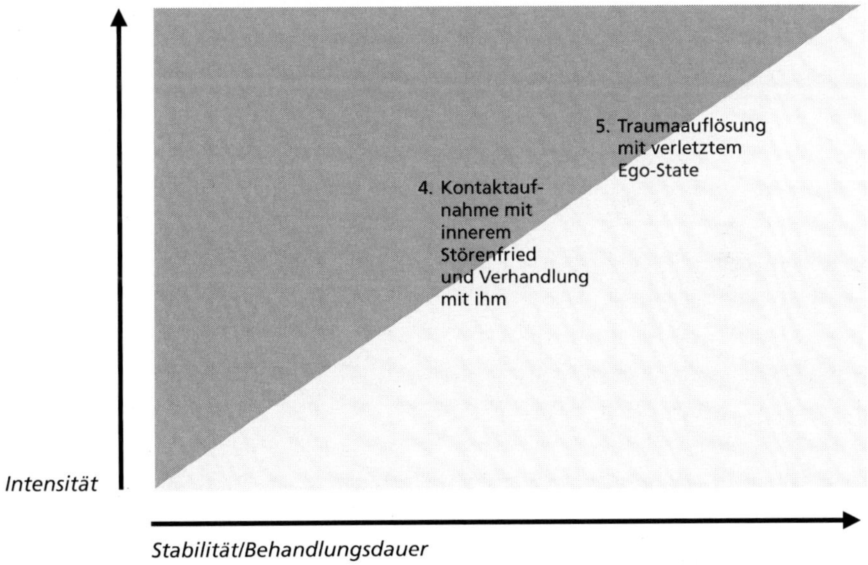

Abb. 4.3: Zentrale Bestandteile der Behandlung sind die Arbeit mit Störenfrieden und die Traumaauflösung für einzelne Belastungen.

In ähnlichen Situationen, die später auftauchten, konnten dann bei der Betrachtung der inneren Verletzungen auch schnelle BLS eingesetzt werden. Wir erhöhten also schrittweise den Anteil der Traumakonfrontation im Verhältnis zur Ressourcenaktivierung. Bei dieser Vorgehensweise finden integrative Prozesse von Beginn an statt. Die belasteten kindlichen Anteile kamen immer mehr in der Gegenwart an.

> Die Arbeit mit dem Störenfried bestand bei dieser Klientin darin, sich intensiv mit ihrem, wie sie ihn nannte, inneren »Junkie« auseinander zu setzen.
>
> In noch weiterem Verlauf der Therapie bearbeiteten wir die Belastungen mit dem Standardvorgehen im EMDR. Davor waren alle Anteile, die sich am Prozessieren nicht beteiligen wollten, in Sicherheit gebracht worden. Es bestand außerdem die Möglichkeit, mit einem ressourcenvollen Bild bei Bedarf in Kontakt zu gehen.

In anderen Fällen ist es nötig, sich intensiver mit mehreren inneren Anteilen zu beschäftigen und für die Traumabearbeitung diese auch miteinander in Kontakt zu bringen.

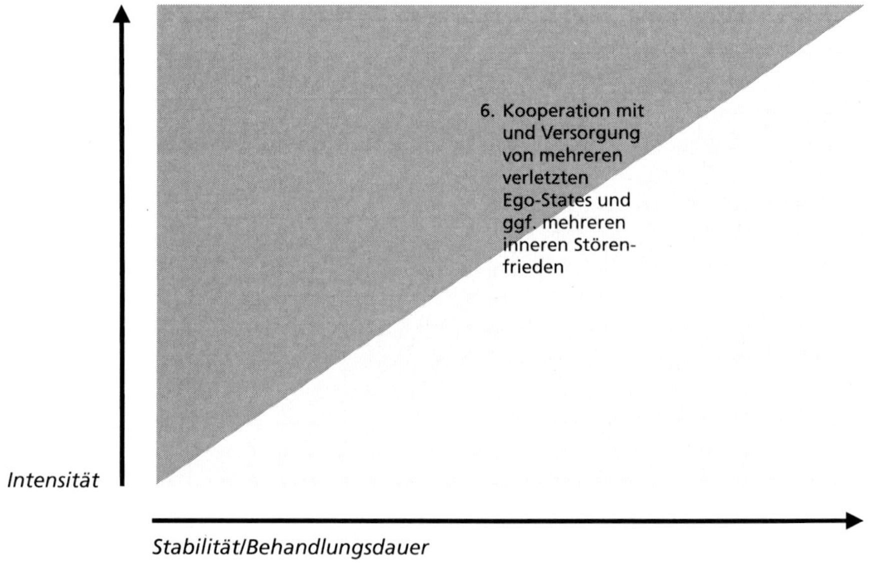

Abb. 4.4: Im weiteren Verlauf wird an der Kooperation von mehreren Ego-States gearbeitet, die unterschiedliche Aufgaben und Rollen haben, wie Störenfriede und verletzte Ego-States.

Wir arbeiten von Beginn an daran, die integrative Kapazität zu verbessern. Ich erinnere daran, dass die Fähigkeit, unterschiedliche oder widersprüchliche Informationen, Erfahrungen, Gefühle und Körpergefühle von unterschiedlichen ES zu verbinden oder zu integrieren, nur die Voraussetzung für Integration ist. Es gibt keinen Zwang und jede Klientin entscheidet selbst. Auch ist die Definition (s. o.) sehr weit gefasst.

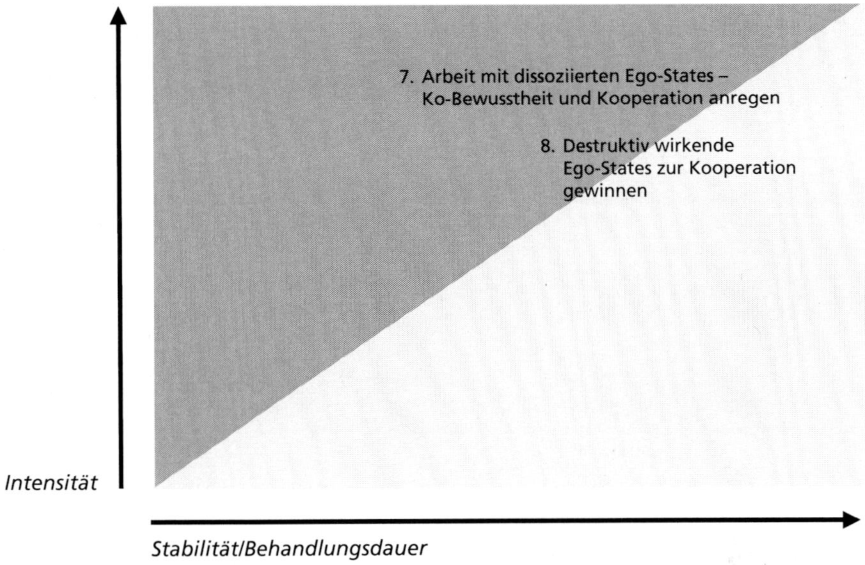

Abb. 4.5: Bei noch weiter fortgeschrittener Behandlung wird mit stark dissoziierten und mit destruktiv wirkenden Ego-States gearbeitet.

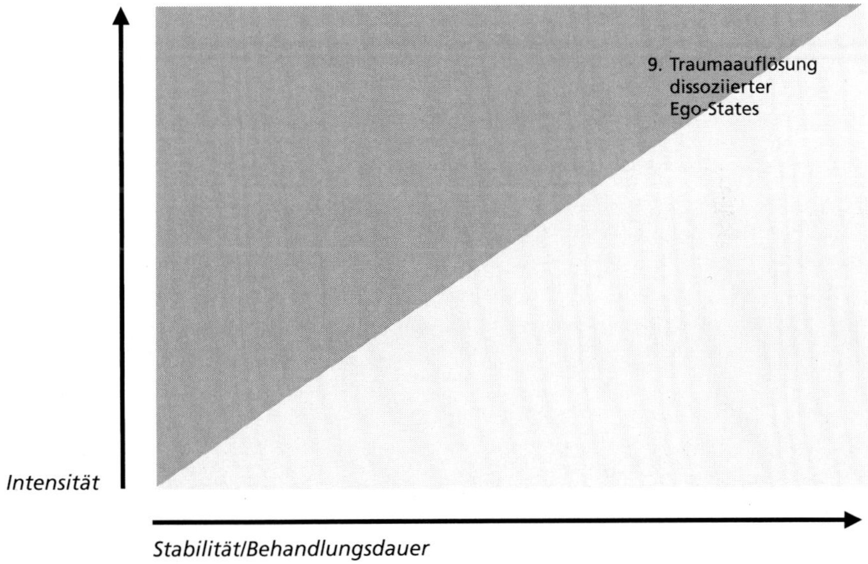

Abb. 4.6: Schließlich können auch die Traumatisierungen dissoziierter Ego-States aufgelöst werden.

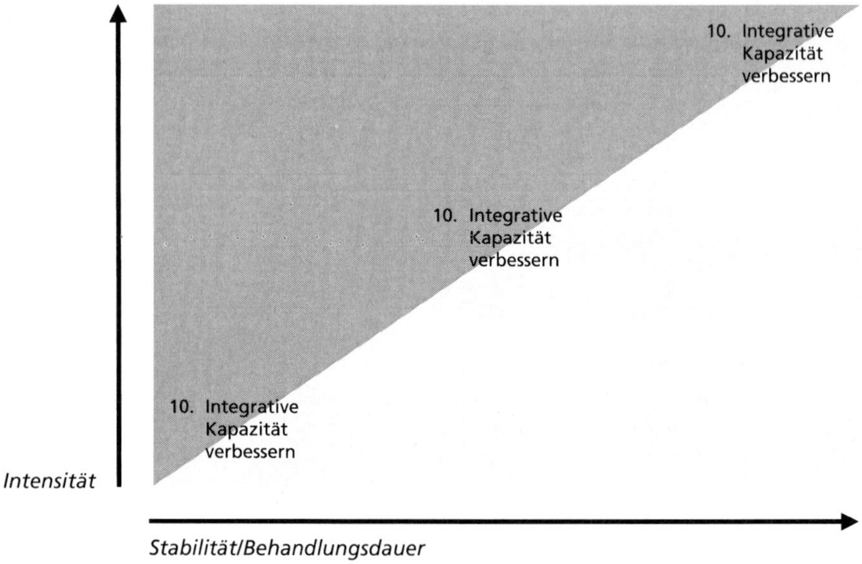

Abb. 4.7: Hier wird deutlich, dass unsere Interventionen von Anfang an das Ziel haben, die integrative Kapazität zu verbessern.

Beispiele für Ressourcenorientierung sind alle Übungen, Imaginationen und Trancen, die sich mit durchgehend angenehmen Vorstellungen beschäftigen. Ich verwende in erster Linie das konfliktfreie Bild von Phillips und Frederick (2003) sowie eine heilsame Vorstellung einer zukünftigen glücklichen Lebenssituation. Hierbei kommt es nicht darauf an, was wir als Therapeutinnen als glücklich oder zufriedenstellend empfinden. Es kommt aber sehr wohl darauf an, dass keine einschränkende, ängstigende, traurige oder einsame Erfahrung hiermit auch nur ansatzweise assoziiert ist. Auch überwundene Schwierigkeiten als konfliktfreie Bilder sind selten geeignet.

Jede Klinikerin kann unter diesen Voraussetzungen hier das Material aus der Therapiemethode, die ihr am vertrautesten ist, verwenden. Diese Ressourcenvorstellungen füllen, bezogen auf die Grafik (▸ Abb. 4.1.), den rechten, unteren Teil aus.

Beispiele für Pendeltechniken sind das CIPOS Protokoll im EMDR, das von mir entwickelte CARES, das Pendeln zwischen ressourcenvollen Körperwahrnehmungen und unangenehmen, z. B. schmerzhaften Stellen im Körper u. ä. Für Pendeltechniken ist die Hypnotherapie eine reiche Fundgrube. Aber auch hier kann jede Therapeutin das zur Anwendung bringen, was ihr vertraut ist.

Beispiele für Prozesstechniken zur Traumaverarbeitung sind das EMDR, innerhalb der ES die Vernetzung von belasteten und ressourcenvollen ES mit der erwachsenen, ganzen Person, das entsprechende Herangehen bei Reddemann, aber auch Konfrontationstechniken aus der Verhaltenstherapie und anderen Verfahren. Wenn sie im Rahmen des Prozessmodells angewendet werden, gilt ebenfalls, dass die Therapeutin mit ihnen gut vertraut sein muss und dass sie in der Lage ist, fließende Übergänge herzustellen, indem sie aus ihrem oder anderen Verfahren Ressourcen- und Pendeltechniken mit zum Einsatz bringt.

Beispiele für die Arbeit mit destruktiv wirkenden, verletzenden oder kontrollierenden Anteilen finden sich in den meisten Teilemodellen und können ebenfalls anhand des Prozessmodells in den Behandlungsverlauf und die -planung eingebaut werden.

Kombinieren von Verfahren und Methoden mit Bedacht: Sowohl das EMDR als auch die EST beanspruchen für sich, dass sie sich gut mit anderen Therapieverfahren kombinieren lassen. Das Prozessmodell soll jedoch nicht dazu verwendet werden, diese wahllos miteinander zu vermischen. Am Beispiel der EST und des EMDR habe ich in diesem Kapitel gezeigt, dass es nötig ist, die Logik des jeweiligen Verfahrens und seine Wirksamkeitstheorie zu verstehen, um für die Klientin und für uns Therapeutinnen Klarheit zu gewinnen und zu erhalten. Erst dann kann ich es gewinnbringend und bereichernd mit einem anderen Verfahren, das mir ebenfalls vertraut ist, verbinden. Wenn ich hier verschiedene Beispiele nenne, möchte ich damit deutlich machen, dass jede Therapeutin im Rahmen ihres Verfahrens, das sie gut kennt, das Prozessmodell zur einfacheren Strukturierung der Therapie und als Hilfe bei der Behandlungsplanung in diesem Verfahren verwenden kann.

In diesem Kapitel zeige ich, dass für uns als praktisch tätige Therapeutinnen die Beschäftigung mit den hinter unserem Tun liegenden Konzepten Spaß macht und dazu führt, dass wir besser verstehen, an welchem Punkt wir und die Klientinnen sich gerade befinden, und welche nächsten Schritte hilfreich sind. Denn darin besteht die Kunst, sich ganz auf die Menschen, die sich uns anvertrauen, einzulassen, ihr Erleben nachzuvollziehen und zu würdigen und dabei gleichzeitig auf einer Beobachtungsebene zu sein, die uns und ihnen Halt und Struktur gibt.

Kernaussage

Mein Prozessmodell ist ein praktischer Leitfaden, um analysieren zu können, an welcher Stelle ihrer Entwicklung sich die Klientin befindet und welche Art der Traumaauflösung gerade stimmig ist.

Die Dialektik aus Eintauchen und Überblick lässt sich besonders gut mit EMDR und der Arbeit mit inneren Anteilen verstehen und praktisch heilsam umsetzen. Wir Therapeutinnen sind das Modell, dass man in intensiven Gefühlen nicht untergeht, dass man aber auch auf der Ebene des Beobachtens nicht gefühllos ist, dass alles seinen Platz und seine Zeit hat und Körper, Gefühl, Verstand und Handeln untrennbar verbunden sind, jedoch nach schweren Erfahrungen zunächst nur getrennt wahrgenommen werden können, um dann in einer neuen vielfältigen Einheit wieder zusammen gesetzt zu werden.

Literatur

Bongaerts, H., Van Minnen, A. & De Jongh, A. (2017). Intensive EMDR to treat patients with complex posttraumatic stress disorder: A case series. *Journal of EMDR Practice and Research, 11*, 2, 84–95.

Cronauer, E. (2016). Wie kann der Zugang und die Verarbeitung funktioneller und somatoformer Störungen durch die Arbeit mit dem Körper gelingen? *EMDRIA Rundbrief, 34*, 1, S. 50–57.

De Jongh, A. (2018). *Overview of the treatment programme*. Diskussionsbeitrag 17.5.2018 auf der EMDRIA USA Diskussionsliste https://lists.emdr.com/cgi-bin/mailman/listinfo/emdr

De Jongh, A. (2018). *Dissociative symptoms*. Diskussionsbeitrag 17.5.2018 auf der EMDRIA USA Diskussionsliste https://lists.emdr.com/cgi-bin/mailman/listinfo/emdr

Ego-State Arbeitsgemeinschaft Deutschland (2017). Zugriff unter: www.est-de.eu.

Egli-Bernd, H. (2009). EMDR bei dissoziativen Prozessen im Rahmen von Persönlichkeitsstörungen – Zur Bedeutung der Kognition im EMDR-Prozess – Das »Dialog-Protokoll«. *EMDRIA Deutschland e.V. Rundbrief Nr. 19,3.*

Federn, P. (1956). *Ichpsychologie und die Psychosen.* Bern: Huber.

Fine, C. (2010). The wreathing protocol, the imbrication of hypnosis and EMDR in the treatment of dissociative identity disorder, dissociative disorder not otherwise specified, and post traumatic stress disorder. In: M. Luber (Ed.), *Eye movement desensitization and reprocessing (EMDR) scripted protocols, special populations*. New York: Springer

Forgash C. & Copeley M. (Hrsg.). (2008). *Healing the heart of trauma: Integrating EMDR and ego state therapy*. New York: Springer

Forgash, C. (2010). Orienting the ego state system to present reality (OPR), in: M. Luber (Ed.), *Eye movement desensitization and reprocessing (EMDR) scripted protocols, special populations.* New York: Springer

Frederick, C. & McNeal, S. (1999). *Inner Strengths*. New York: Routledge.

Frederick, C. (2007). Ausgewählte Themen zur Ego-State-Therapie. *Hypnose*, 2, 1,2, 5–99.

Gonzales, A. & Mosquera, D. (2012) *EMDR and dissociation, the progressive approach*. Amazon Distribution.

Hase, M., Balmaceda, U., Ostacoli, L., Liebermann, P. & Hofmann, A. (2017). The AIP model of EMDR therapy and pathogenic memories. *Frontiers in Psychology, 8* (1578), 1–5.

Hartmann H. (1960). Ich-Psychologie und Anpassungsproblem Stuttgart: Klett.

Hofmann, A. Hilgers, A., Lehnung, M., Liebermann, P., Ostacoli, L., Schneider, W. & Hase, M. (2014). Eye movement desensitization and reprocessing as an adjunctive treatment of unipolar depression: A controlled study. *Journal of EMDR Practice and Research, 8*, 3, 103–112.

Hofmann, A. & Hase, M. (2014). Pathogene Erinnerungen und das AIP-Modell. In: A. Hofmann (Hrsg.), *EMDR - Praxishandbuch zur Behandlung traumatisierter Menschen* (S. 37–42). Stuttgart: Thieme.

Knipe, J. (2010). The method of constant installation of present orientation and safety (CIPOS). In: M. Luber (Ed.), *Eye movement desensitization and reprocessing (EMDR) scripted protocols, special populations*. New York: Springer.

Korn, D. L. & Leeds, A. (2002). Preliminary evidence of efficacy for EMDR resource development and installation in the stabilization phase of treatment of complex posttraumatic stress disorder. *J Clin Psychol 58*, 12, 1465–1487.

Lanius, U. (2010). The bottom-up processing protocol. In: M. Luber (ed.), *Eye movement desensitization and reprocessing (EMDR) scripted protocols, special populations*. New York: Springer.

Leutner, S. (2008). Einheit von Stabilisieren und Prozessieren. In C. Rost (Hrsg.), *Ressourcenarbeit mit EMDR*. Paderborn: Junfermann.

Münker-Kramer, E. (2015). *Traumazentrierte Psychotherapie mit EMDR*. München: Ernst Reinhard Verlag.

Oren, E. & Solomon, R. (2012). EMDR therapy: An overview of its development and mechanisms of action. *Revue européenne de psychologie appliquée* 62, 197–203.

Ostacoli, L., Carletto, S., Cavallo, M., Baldomir-Gago, P. Di LOrenzo, G., Fernandz, I., Hase, M., Justo-Alonso, A., Lehnunh, M., Migliaretti, G., Oliva, F., Pagani, M., Recaray-Eiris, S., Torta, R., Tumani, V., Gonzalez-Vazquez, & Hofmann, A., (2018). Comparison of eye movement desensitization reprocessing and cognitive behavioral therapy as adjunctive treatments for recurrent depression: The European Depression EMDR Network (EDEN) randomized controlled trial. *Frontiers in Psychology, 9*, 74.

Pagani, M. & Carletto, S. (2017). A hypothetical mechanism of action of EMDR: The role of slow wave sleep. *Clinical Neuropsychiatry, 14*, 5, 301–305.

Pagani, M., Castelnuovo, G., Daverio, A., La Porta, P., Monaco, L., Ferrentino, F., Chiaravalloti, A., Fernandez, I. & Di Lorenzo, G. (2018). Metabolic and electrophysiological changes associated to clinical improvement in two severely traumatized subjects treated with EMDR – a pilot study. *Frontiers in Psychology, 9*, 475.

Phillips, M. (2000). *Finding the energy to heal*. New York: W.W. Norton.

Phillips, M. & Frederick C. (2003). *Handbuch der Hypnotherapie bei posttraumatischen und dissoziativen Störungen*. Heidelberg: Carl Auer.

Phillips, M. & Frederick C. (2010). *Ego state therapy and mindbody healing* [e-book]. Zugriff unter: http://maggiephillipsphd.com/_private_/Empowering%20the%20Self%20Through%20Ego-State%20Therapy.pdf [4.3.19].

Reddemann, L. (2011). *Psychodynamisch Imaginative Traumatherapie. PITT-das Manual*. Stuttgart: Klett-Cotta.

Rost, C. (Hrsg.) (2008). *Ressourcenarbeit mit EMDR*. Paderborn: Junfermann.

Shapiro, F. (1998). *EMDR – Grundlagen und Praxis*. Paderborn: Junfermann.

Shapiro, F. (2013). *EMDR – Grundlagen und Praxis* (überarbeitete Neuauflage). Paderborn: Junfermann.

Shapiro, R. (Hrsg.) (2005). *EMDR solutions*. New York: W. W. Norton.

Solomon, R. & Rando, T. (2012). Treatment of grief and mourning through EMDR: Conceptual considerations and clinical guidelines. *Revue européenne de psychologie appliquée 62*, 231–239.

Stickgold, R. (2002). EMDR: A putative neurobiological mechanism of action. *Journal of Clinical Psychology 58*, 1, 61–75.

van den Berg, D. & van der Gaag, M. (2012) Treating trauma in psychosis with EMDR: A pilot study. *J. Behav.Ther & Exp.Psychiat. 43*, 664–671.

van den Berg, D. P. G., van der Vleugel, B., de Bont, P. A. M. J., Staring, A. B. P., Kraan, T., Ising, H., de Roos, C., Jongh, A., van Minnen, A. & an der Gaag, M. (2016). Predicting trauma-focused treatment outcome in psychosis. *Schizophrenia research, 176*, 2-3, 239–244.

Van Woudenberg, C., Voorendonk, E. M., Bongaerts, H., Zoet, H. A., Verhagen, M., Lee, C.W., van Minnen, A., & De Jongh, A. (2018). Effectiveness of an intensive treatment programme combining prolonged exposure and eye movement desensitization and reprocessing for severe post-traumatic stress disorder. *European Journal of Psychotraumatology, 9*, 1, 1487225, DOI: 10.1080/20008198.2018.1487225.

Watkins J. G. & Watkins H. (1997). *Ego states theory and therapy*. New York: Norton. Dt: Ego States Theorie und Therapie, Heidelberg (2003).

5 Imagery Rescripting & Reprocessing Therapy (IRRT) bei Traumafolgestörungen

Mervyn Schmucker und Ines Riedeburg-Tröscher

Todo lo que puede ser imaginado es real.
(Alles, was man sich vorstellen kann, ist real.)
Pablo Picasso

5.1 Einführung

Jeder Mensch verfügt über selbstheilende Kräfte. Diese scheinen in uns angelegt zu sein. Meist läuft dieser Heilungsprozess unbemerkt und kann sowohl auf seelischer als auch auf körperlicher Ebene stattfinden. Auch nach traumatischen Ereignissen kann ein solcher Verarbeitungs- und damit Heilungsprozess von alleine in Gang gesetzt werden. Dieser verläuft dann entweder ohne die absichtliche Einflussnahme der betroffenen Person oder die Person verfügt über eigene Ressourcen, die sie bewusst einsetzt. In diesem Falle ist der Prozess nicht blockiert und die betroffenen Personen können auch traumatische Erfahrungen verarbeiten und wieder »heil« im Sinne von erlebter unversehrter Ganzheit werden.

Manchmal aber sind nach traumatischen Ereignissen diese Selbstheilungskräfte blockiert. Dann bleibt die emotionale Verarbeitung stecken, der Mensch leidet und wird krank, der Heilungsprozess stagniert. Dann erfordert es therapeutische Hilfe und Unterstützung, um die emotionale Verarbeitung zu fördern und damit den Heilungsprozess wieder in Gang zu bringen.

Nun entsteht die kritische Frage: Wie können diese Selbstheilungskräfte von Therapeutinnen am besten eingeleitet, begleitet und gefördert werden, vor allem, wenn Blockaden, Störungen und maladaptives Vermeidungsverhalten vorliegen? Ist es möglich eine schonende Traumaverarbeitung durchzuführen, in der die Ressourcen der Patientin aktiviert werden können, die dysfunktionale Vermeidung effektiv konfrontiert und die psychischen Blockaden de-blockiert werden können, ohne dass die Patientin dabei überfordert, überschwemmt oder re-traumatisiert wird?

Kernaussage

Kurz gesagt, wie kann man das Dilemma zwischen zu viel Konfrontation und zu wenig Konfrontation auflösen? Was ist die richtige therapeutische Balance zwischen diesen zwei Extremen und wie findet man diese Balance? Eine Lösung für diese Fragestellung kann die IRRT bieten.

5.2 Entstehungsgeschichte

Mervyn Schmucker

Der Grundstein des Konzeptes für die Entstehung der IRRT wurde in den 1970er Jahren gelegt, als ich als junger Student eine wegweisende therapeutische Selbsterfahrung auf der imaginativen Ebene mit einem Gestalttherapeuten machte – eine intensive und hoch emotionale Begegnung auf der *inneren Bühne* mit meinem verstorbenen Vater. Diese imaginative Arbeit stellte sich für mich als Durchbruch in meiner emotionalen Entwicklung heraus, ausgehend von der Trauerverarbeitung des Todes meines Vaters (er starb in meinem 7. Lebensjahr im Alter von 31 Jahren). Diese Trauerverarbeitung enthielt: (1) ein *Verlust-orientiertes Verarbeiten* – die Verarbeitung negativer Gefühle wie Traurigkeit, Verlassenheit und Wut sowie positiver Gefühle dem Vater gegenüber, und (2) ein *Wiederherstellungs-orientiertes Bewältigen* – die Gestaltung einer weiteren Bindung auf der *inneren Bühne* zum verstorbenen Vater bzw. die Entwicklung einer inneren Repräsentanz meines verstorbenen Vaters. Diese persönliche Erfahrung, vor allem die seelische Heilung, die aus dem stark emotionalen Verarbeitungsprozess entstand, beeindruckte mich sowohl als »Proband« ebenso wie als »Wissenschaftler«. Sie weckte meinen wissenschaftlichen Forschergeist und eine unersättliche Neugier in Bezug auf die Wirkfaktoren dieses Heilungsprozesses. Insbesondere wurde ich dadurch inspiriert und ermutigt, imaginative Interventionen dieser Art in meiner späteren klinischen Arbeit auszuprobieren und weiterzuentwickeln. Ich wollte diesen Heilungsprozess besser verstehen, um ihn benennen, beschreiben und letztendlich weiterentwickeln zu können.

Während meiner Zeit mit A. Beck an der University of Pennsylvania begann ich als Therapeut mit Patientinnen auf der imaginativen Ebene zu arbeiten und dieses im Rahmen der kognitiv-verhaltenstherapeutischen Schule zu konzeptionalisieren.

In den folgenden Jahren führte ich zahlreiche klinische Sitzungen mit imaginativen Interventionen durch, vor allem bei traumatisierten Patientinnen mit PTBS, bzw. mit wiederkehrenden traumatischen Intrusionen und Flashbacks. Daraus entstand in den 1990er Jahren der Imagery Rescripting (IR) Ansatz (bestehend aus drei Phasen). In meiner Zusammenarbeit sowie einem gemeinsamen Forschungsprojekt mit Prof. Edna Foa (an der University of Pennsylvania) wurden diese Imagery

Rescripting (IR) Interventionen mit traumatisierten Patientinnen weiterentwickelt und deren Wirksamkeit nachgewiesen.

In Zusammenarbeit mit Rolf Köster erfolgte eine weitere Ausdifferenzierung des IR-Ansatzes mit spezifischen Interventionsanleitungen, die sich aus der Analyse und Reflektion zahlreicher Falltranskripte ergaben, und brachte die heutige Imagery Rescripting & Reprocessing Therapy (IRRT) hervor (Schmucker & Köster, 2014; 2015a; 2015b; 2016; 2019a). In jüngster Zeit entstand aus dieser Zusammenarbeit auch die Anwendung der IRRT für *Anhaltende Trauer* (Köster & Schmucker, 2016) und für *Innere-Kind-Arbeit* (Schmucker & Köster, 2019b).

Kernaussage

IRRT ist ursprünglich eine aus persönlicher und klinischer Erfahrung sowie nachfolgender Forschung entstandene Traumatherapiemethode zur Behandlung von Flashbacks und PTBS bzw. Traumafolgestörungen, bei der hauptsächlich in der Imagination auf der *inneren Bühne* gearbeitet wird. Sie wurde im Kontext der kognitiv verhaltenstherapeutischen Schule (A. T. Beck) unter Einfluss von Prolonged Exposure konzeptualisiert und entwickelt und existiert in ihrer jetzigen Form seit etwa 2014.

5.3 Störungsmodell und Wirkungsweise

5.3.1 Angst, Flashbacks und PTBS-Symptomatik

Zur vertieften Darstellung und Erläuterung des Störungsmodells und der Wirkungsweise der IRRT-Methode wird das in der KVT etablierte kognitive Modell von Ehlers und Clark (2000) hinzugezogen. Patientinnen mit chronischen PTBS-Symptomen erleben vor allem Angst. Angst als Emotion stellt eine Befürchtung bzw. Bedrohung in Bezug auf ein zukünftiges Ereignis dar. Patientinnen mit PTBS leiden oft unter anhaltenden Erinnerungen/wiederkehrenden Flashbacks – eine Form unverarbeiteter traumatischer Erinnerung, in welcher die Patientinnen steckenbleiben. Dabei befürchten sie weitere zukünftige Flashbacks, da sie diese als re-traumatisierend erleben und daraufhin häufig ein Vermeidungsverhalten entwickeln. Flashbacks selbst stellen eine Besonderheit des Erlebens dar. Hier erleben die Patientinnen die vor ihnen liegende Bedrohung so, als würde das traumatische Erleben gerade erneut passieren.

Verantwortlich für die PTBS-Symptomatik sind nach Ehlers und Clark (2000) drei wesentliche Mechanismen:

- *Art des Traumagedächtnisses*, in welchem eine ungenügende Elaboration und Einbettung in die Struktur des autobiografischen Gedächtnisses erfolgt; die Gedächtnisspuren des traumatischen Ereignisses sind von anderer Qualität als die von Erinnerungen (das traumatische Ereignis wird wiedererlebt als würde es im Jetzt erneut passieren und nicht als eine Erinnerung eines vergangenen und aktuell nicht mehr bedrohlichen Ereignisses erlebt);

- *dysfunktionale Interpretationen und Annahmen über die Konsequenzen des Traumas* (z. B. »Ich bin nirgends sicher«; »Das nächste Unglück wird bald eintreten«);
- *dysfunktionale Verhaltensweisen (Vermeidungsverhalten, Sicherheitsverhalten) und maladaptive Annahmen bzgl. aktueller Situationen* nach dem erlebten Ereignis, welche die PTBS aufrechterhalten (»Wenn ich nicht ständig alles unter Kontrolle habe, wird mir immer wieder etwas Schlimmes passieren«).

Die IRRT, die prozessorientiert in drei Phasen abläuft, erreicht in jeder Phase spezifische, das Trauma verarbeitende Ziele. In der *IRRT-Phase 1* wird durch das »Wiedererleben« und Nacherzählen des Erlebten in der Gegenwartsform (vgl. Foa & Kozak, 1986) die bruchstückhafte Erinnerung dem Zeitkontinuum entsprechend geordnet und soweit möglich vervollständigt. Das Narrativ aus dem Traumagedächtnis wird dabei in das autobiografische Gedächtnis überführt. Dabei verliert das Erlebte seine »Hier und Jetzt«-Qualität, wird zu einer »Erinnerung« und kann somit auch mit späteren Informationen verbunden werden, wie z. B. der Erkenntnis »Ich bin nicht gestorben«.

In der *IRRT-Phase 2*, in der die belastenden traumabezogenen Bilder während der höchsten Aktivierung der Patientin in Bewältigungsbilder verändert werden, wird ein neues »Erlebnis« (auf der *inneren Bühne*) erzeugt. Patientinnen kreieren dieses neue Erlebnis aus ihren inneren Ressourcen heraus, und Therapeutinnen erleben immer wieder, dass diese neu gebildete Erfahrung (das geänderte Drehbuch) bei ihren Patientinnen oft stärker wirkt als das ursprüngliche Erlebnis. Dabei reduzieren sich weitere Charakteristika des Traumagedächtnisses, wie z. B. starke assoziative Reiz-Reaktionsverbindungen zwischen dem traumatischen Ereignis und den damit verbundenen Reizen. Das Ausbleiben von Flashbacks entsteht vor allem durch Wirkfaktoren in der IRRT-Phase 2. Im Gegensatz zur Arbeit bei Foa, welche mit der Methode der Prolonged Exposure (PE) in der Regel acht PE-Sitzungen durchführt, um den Verlust von Flashbacks zu erreichen (Foa et al., 2007) genügt in der IRRT manchmal ein einziger dreiphasiger Durchgang, um diesen Effekt zu erreichen. Dies wird v. a. durch die veränderten inneren Bilder und die Änderung des Drehbuches erreicht, weil dadurch ursprüngliche starke, zur traumatischen Erfahrung gehörende, assoziative Reiz-Reaktions-Verbindungen geändert werden. Diese sind nach der IRRT-Imagination soweit abgeschwächt, dass weder äußere, noch innere Reiz-Reaktionsverbindungen der ursprünglichen Art weiter aktiv sind. Dadurch verlieren Patientinnen ihre Flashbacks und Intrusionen auf ursprünglich auslösende Reize. Aber selbst wenn Flashbacks nicht mehr auftauchen, sind Patientinnen oft noch von weiteren negativen Emotionen, wie Schuld, Scham und Wut belastet.

Hier nimmt die *IRRT-Phase 3* einen zentralen Einfluss auf den inneren Heilungsprozess. Die neue Bewältigungserfahrung (Täterentmachtung bzw. Neutralisierung) und ihre Konsequenzen für das eigene Leben wird gefestigt und in einem letztlich heilsamen Prozess weiterentwickelt. Durch die lenkende Begleitung der IRRT-Therapeutin werden Patientinnen darin gefördert, selbstfürsorgliche Handlungsprozesse zu entwickeln, in denen der verletzte innere Anteil (das *Kind-Ich* oder *Damalige-Ich*) Tröstung erfährt und die schmerzlichen Gefühle (z. B. Scham, Schuld, Trauer, Wut, Angst, Verlassenheit, Ohnmacht) verarbeitet werden können. Durch diese Prozesse haben zuvor von der Patientin gezeigte dysfunktionale Verhaltens- und Denkweisen keine Funktion mehr und verschwinden.

Kernaussage

Die IRRT, die prozessorientiert in drei Phasen abläuft, erreicht in jeder der drei Phasen spezifische, das Trauma verarbeitende Ziele, so dass Flashbacks verschwinden oder wesentlich abgeschwächt werden, und Heilungsprozesse einsetzen können.

5.4 Unterscheidung von Geist, Methode und Technik

5.4.1 Zum Verständnis von Geist, Methode und Technik

In der Gestalttherapie wird die Unterscheidung zwischen Geist, Methode und Technik betont (Staemmler, 1999). Diese Heuristik kann ebenfalls wesentlich zum Verständnis der IRRT und der Art des therapeutischen Prozesses in der IRRT beitragen. Eine »Arbeits*haltung*« im Geiste der IRRT zu entwickeln, ist enorm wichtig, um die einzelnen Methoden immer im Hinblick auf dieses übergeordnete Verständnis hin anwenden zu können. Um hilfreiche und wirksame IRRT-Sitzungen durchführen zu können, ist es notwendig zu verstehen, dass es nicht nur darum geht einzelne IRRT-Techniken zu beherrschen, sondern vor allem den Geist der IRRT zu verstehen, zu verinnerlichen und umzusetzen. »*Wird eine Technik nicht im Sinne der Methode verwendet, verliert sie ihren eigentlichen Sinn, wird geistlos und degeneriert zum Trick*« (Staemmler, 1999, S. 441).

5.4.2 Der Geist der IRRT

Die IRRT basiert auf einem humanistischen Menschenbild und geht davon aus, dass menschliche Entwicklung prinzipiell auf Wachstum ausgerichtet ist, der Organismus somit von selbst die Wiederherstellung körperlicher und seelischer Gesundheit anstrebt. Die Therapeutin, die der Patientin hilft, wieder Zugang zu diesen Kräften zu erhalten, pflegt deshalb eine grundsätzlich respektvolle und abstinente Haltung für das inhaltliche Erleben der Patientin auf der *inneren Bühne*, wie auch immer sich dieses gestaltet. Das bedeutet, auch wenn die Patientin zum gegebenen Zeitpunkt Inhalte verbalisiert, bei denen die Therapeutin den Impuls verspürt, diese zu korrigieren oder zu »verbessern«, akzeptiert sie diese für den Moment bedingungslos und betrachtet sie als notwendige Ausgangsbasis für den Heilungsprozess der Patientin. Sie beeinflusst lediglich den Prozess, indem sie die Struktur steuert und der Patientin damit eine Richtung und einen Rahmen vorgibt.

Grundhaltung der IRRT-Therapeutin

Das Kernziel der IRRT ist es, dem Menschen zu helfen, ihm seine inneren selbstheilenden Kräfte wieder zugänglich zu machen. Dabei geht man in der IRRT davon aus, dass jeder Mensch über innere Ressourcen verfügt und diese am nachhaltigsten wirken, wenn die Person sie aus sich heraus selbst entwickeln kann. Deshalb liefert die Therapeutin lediglich die Struktur für den Prozess und überlässt die inhaltliche Ausgestaltung der einzelnen IRRT-Phasen der Patientin. Die Therapeutin verbleibt in einer grundsätzlich sokratischen Haltung.

5.4.3 Die IRRT-Methode

Eine Methode ist nach altgriechischer Bedeutung ein Weg, etwas zu erreichen. Die IRRT-Methode ist grundsätzlich prozessorientiert, d. h. die Therapeutin begleitet die Patientin in ihrem eigenen Prozess, pflegt eine *kultivierte Unwissenheit*, bleibt dialogisch und sokratisch, arbeitet phänomenologisch und vertraut somit vollständig dem Prozess der Patientin, solange diese in der IRRT-Struktur eingebettet ist. Obwohl die IRRT-Therapeutin über mehr Erfahrungs- und Theoriewissen verfügt als die Patientin, bleibt die Therapeutin in einer Haltung des »Nicht-Wissens«, um vollständig offen zu sein für den inhaltlichen Prozess der Patientin. Hier lässt sich eine Übereinstimmung mit den zentralen Methoden der Gestalttherapie feststellen (vgl. Staemmler, 1999). Zur Methode gehört auch die in der IRRT notwendige konzeptuelle Genauigkeit der Therapeutin, der sich zu jeder Zeit des Prozesses bewusst darüber sein sollte, wo sich das Geschehen auf der *inneren Bühne* im Moment gerade abspielt. Dies ist notwendig, um den Prozess der Patientin optimal steuern zu können.

5.4.4 Die IRRT-Technik

Die IRRT-Technik bezeichnet im Gegensatz zur IRRT-Methode die konkreten Schritte, die auf dem Weg eine Veränderung zu erreichen, eingesetzt werden. Techniken der IRRT – z. B. das Paraphrasieren, die sehr genaue Berücksichtigung der Wortwahl je nach Indikation (u. a. offene vs. geschlossene Fragen, Indikativ vs. Konjunktiv) – werden im Folgenden näher erläutert.

Kernaussage

Der Geist der IRRT steht über Methode und Technik, welche lediglich im Dienste von diesem stehen. Die Therapeutin bleibt sokratisch und abstinent in Bezug auf die inhaltliche Arbeit der Patientin, um deren innere Ressourcen und Selbstheilungskräfte zu aktivieren und zu verstärken.

5.5 Grundlagen und Konzepte der IRRT

Die IRRT ist eine schonende, schemazentrierte Psychotherapiemethode zur Behandlung von Traumafolgestörungen (PTBS) und anderen seelischen Störungen. Sie ist eine eigenständige Methode, die in manualisierter Form vorliegt und lässt sich gut sowohl in verhaltenstherapeutische als auch in psychodynamische, systemische oder andere therapeutische Vorgehensweisen integrieren. Die Hauptkennzeichen der Behandlung sind die Arbeit in der Imagination, die Arbeit mit verschiedenen Persönlichkeitsanteilen als Protagonisten auf der *inneren Bühne*, die sokratische Haltung der Therapeutin und die Betonung der sprachlichen und konzeptuellen Genauigkeit.

Die IRRT-Struktur basiert auf einem dreiphasigen Prozess, in dem visuelle und verbale Interventionen kombiniert werden, um Zugang zu belastenden traumabezogenen Bildern zu gewinnen, diese dann zu konfrontieren, zu transformieren und emotional zu bewältigen. Schließlich werden selbstfürsorgliche und selbstberuhigende innere Bilder und Verhaltensweisen in die belastende Szene eingeführt und emotionale Neubewertungen erzielt. In einer IRRT-Behandlung scheint ein bereits angelegter Selbstheilungsprozess ablaufen zu können, der von der Therapeutin lediglich ermöglicht, deblockiert und begleitet wird.

5.5.1 Grundprinzipien

Arbeit in der Imagination

Eine IRRT-Sitzung findet in der Imagination auf der *inneren Bühne* der Patientin statt. Patientinnen werden dazu eingeladen ihre Augen zu schließen und vor ihrem inneren Auge den Anfang einer belastenden bzw. traumatischen Erinnerungsszene entstehen zu lassen und diese in der Gegenwart zu schildern, als ob es jetzt im Moment geschehe. Es wird direkt mit den inneren Bildern gearbeitet, da diese meist den unmittelbarsten Zugang zu den Emotionen ermöglichen (*»Ein Bild sagt mehr als tausend Worte.«*). Die ausgeprägte Symbolkraft auf der *inneren Bühne* kann enorme psychische Wirkungen auslösen. Häufig wird von Patientinnen berichtet, dass sie das, was sie in der Imagination erleben – sei es wiedererinnert, sei es in der Umschreibungsphase »konstruiert« – als durchaus real empfinden.

Sokratische Haltung der Therapeutin

Der griechische Philosoph Sokrates (469–399 v. Chr.) erlangte in der kognitiven Verhaltenstherapie erneut posthumen Ruhm mit der Einführung des *sokratischen Dialogs.* In der psychotherapeutischen Gesprächsführung ist damit das Prinzip des *geleiteten Entdeckens* gemeint:

> Sokrates, der Lehrer, tritt regelmäßig als Schüler auf. Nicht er will andere belehren, sondern von ihnen belehrt werden. Er ist der Unwissende, seine Philosophie tritt auf in der Gestalt des Nichtwissens. Umgekehrt bringt er seinen Gesprächspartner in die Position des Wissenden (Pleger 1998, S. 57).

In der IRRT verbleiben Therapeutinnen grundsätzlich in einer sokratischen, d. h. inhaltlich offenen, fragenden und paraphrasierenden Haltung. Die Aufgabe der Therapeutin ist lediglich den strukturellen Rahmen der Imagination vorzugeben, d. h. die IRRT-Therapeutin schafft die Rahmenbedingungen und hält die Patientin »*auf Kurs*«, in der Regel ohne inhaltliche Anregungen oder Lösungen zu präsentieren. Dagegen ist die inhaltliche Gestaltung des Prozesses Aufgabe der Patientin. Die Therapeutin kann nicht wissen, was die beste »Lösung« für Patientinnen ist bzw. welche Bewältigungsbilder auf der *inneren Bühne* für sie am wirksamsten sind. Die Patientin selbst ist die Wissende, die Therapeutin hilft ihr lediglich dabei, dieses Wissen zu entdecken. Durch diesen nicht-direktiven Ansatz gelingt es, eigene Ressourcen der Patientinnen und deren eigene Kreativität zu aktivieren und fruchtbar zu machen. Kurz gesagt, die IRRT-Therapeutin liefert die Struktur, die Patientin liefert den Inhalt.

Arbeit mit verschiedenen Persönlichkeitsanteilen

In der IRRT wird auf der *inneren Bühne* mit verschiedenen Persönlichkeitsanteilen der Patientinnen gearbeitet. Die wichtigsten Protagonisten sind dabei das *traumatisierte Kind* (das *damalige Ich*), das *aktuelle Ich* sowie der *Täter* bzw. das Täterbild. Bei der Bearbeitung einer missbräuchlichen Traumaerinnerung wird zunächst mit dem *Kind* bzw. dem *damaligen Ich* und dem Täter gearbeitet. Im weiteren Verlauf wird das *aktuelle Ich* der Patientin als zusätzliche Instanz eingeführt, das zunächst den Täter direkt konfrontiert (Phase 2) und im weiteren Verlauf mit dem *Kind* direkt kommuniziert (Phase 3).

Sprachliche Genauigkeit

Der Verarbeitungsprozess der Patientin wird durch die genaue Formulierung der Fragen der Therapeutin gesteuert. Deshalb wird in der IRRT großer Wert auf die genaue sprachliche Formulierung der Fragen und Aussagen der Therapeutin gelegt. Kleine Nuancen in der Wortwahl können den therapeutischen Prozess hemmen oder begünstigen, und kleine Unterschiede in der sprachlichen Formulierung können zu großen Missverständnissen aufseiten der Patientinnen und zu unnötigen Störungen im IRRT-Prozess führen. Für IRRT-Therapeutinnen können diese linguistischen

Feinheiten durchaus als »Pfeile im Köcher« fungieren, vor allem in Situationen, in denen der Verarbeitungsprozess stagniert (z. B. bei der Entmachtung des Täters oder der Annäherung an das *Kind*).

Eine wichtige Unterscheidung in der Fragetechnik der IRRT ist die zwischen offenen und geschlossenen Fragen. In der Regel werden offene statt geschlossene Fragen gestellt, da das Stellen einer offenen Frage den Prozess in Gang hält und die Patientin hindert im Sinne ihrer Vermeidung zu reagieren. Folgende Beispiele erläutern den Einfluss der sprachlichen Formulierung:

T: Möchten Sie dem Täter etwas sagen oder mit ihm machen? (geschlossene Frage)
P: Nein.

Diese Fragestellung ist für Patientinnen mit hohem Vermeidungspotenzial eine »Einladung« mit »nein« zu antworten (Patientin vermeidet die Auseinandersetzung/Konfrontation mit dem Täter). Damit landet der Prozess in einer Sackgasse. Geschlossene Fragen werden nur in bestimmten Ausnahmefällen gestellt, z. B. bei Phasenübergängen oder den Abschlussfragen. Die folgende offene Frage fördert den Prozess der Auseinandersetzung des *Heutigen-Ich* mit dem Täterbild.

T: Was wollen Sie dem Täter jetzt sagen oder mit ihm machen? (offene Frage)
P: Ich möchte … (schwieriger mit einem »Nein« zu beantworten).

Eine offene Frage kann gleichzeitig eine Handlungswunschfrage sein. Durch geschicktes Formulieren, z. B. Verwendung des Konjunktivs oder die Formulierung eines Handlungswunsches vor der eigentlichen Handlung können auch schwierige Entwicklungsschritte für die Patientin ermöglicht werden:

T: Was wollen Sie dem Täter jetzt sagen oder mit ihm machen? (Handlungswunsch-Indikativ)
P: Ich weiß nicht, ich fühle mich so schwach und hilflos.
T: Wenn Sie die Kraft und den Mut hätten, was würden Sie dem Täter sagen oder mit ihm machen wollen? (Handlungswunsch-Konjunktiv)
P: Ich würde ihm eine Ohrfeige geben.
T: Können Sie sich vorstellen, das jetzt zu machen?
P: Oh ja, das kann ich.
T: Und wie genau machen Sie das jetzt?

Konzeptuelle Genauigkeit

Wichtig ist, dass der Therapeutin während einer IRRT-Sitzung immer bewusst ist, in welcher Phase sich die Arbeit auf der *inneren Bühne* der Patientinnen gerade abspielt und gleichzeitig, auf welcher Kommunikationsebene sich die Patientinnen äußern.

Die inhaltlichen Phasen sind die subjektive *Erinnerungsebene* (Phase 1) und die fiktive *Symbolebene* (Phasen 2 und 3). Dieses Bewusstsein der Therapeutin ist vor allem deshalb wichtig, weil sich daran die Formulierung ihrer Fragen und die Steuerung des Prozesses orientieren. Gleichzeitig ist die Kommunikationsebene zu beachten, nämlich ob das Geschehen auf der *primären Erlebnisebene* (direkte Interaktion zwischen den Protagonisten auf der *inneren Bühne*) oder auf der *sekundären Verarbeitungsebene* abläuft (d. h. direkte verbale Interaktion zwischen *aktuellem Ich* und Therapeutin über das, was auf der *inneren Bühne* gerade geschieht). Erfahrungsgemäß findet der IRRT-Heilungsprozess hauptsächlich auf der *primären Erlebnisebene* in der direkten Kommunikation zwischen dem *heutigen Ich* und den Protagonisten auf der *inneren Bühne* statt (vor allem zwischen *aktuellem Ich* und Täter und zwischen *aktuellem Ich* und *Kind*). Es ist nicht ungewöhnlich, dass Patientinnen diese direkte Kommunikation auf der *primären Erlebnisebene* vermeiden wollen, z. B. zwischen *aktuellem Ich* und *Kind*, um nicht von den Gefühlen des *Kindes* überschwemmt zu werden und weichen deshalb auf die *sekundäre Verarbeitungsebene* aus, um als *aktuelles Ich* mit der Therapeutin *über* das *Kind* statt direkt *mit* dem *Kind* zu reden (äquivalent: zwischen *heutigem Ich* und Täter).

Wenn dieses der IRRT-Therapeutin bewusst ist, kann sie die Patientin durch gezielte Fragen wieder auf die primäre Erlebnisebene steuern:

T: Können Sie das dem *Kind* direkt sagen?

Manchmal kann es aber auch hilfreich sein, kurz auf die *sekundäre Verarbeitungsebene* zu wechseln und eine Diskussion zwischen Therapeutin und *aktuellem Ich* einzuleiten, um Blockaden oder Unklarheiten zu beseitigen:

P: Ich kann das *Kind* nicht direkt ansprechen.
T: Sie können das nicht, weil …? (→ sekundäre Verarbeitungsebene).
P: Weil ich wütend auf das *Kind* bin.
T: Können Sie das dem Kind direkt sagen (→ primäre Erlebnisebene)
P: Ich möchte mit dir nicht reden, weil ich wütend auf dich bin.

5.6 Aufbau, Struktur und formaler Ablauf der IRRT

5.6.1 Vorbereitung

Sobald die Indikation und das Einverständnis zur Durchführung einer IRRT-Sitzung geregelt ist, erklärt die Therapeutin die Methode kurz und prägnant (▶ Kasten »Vorstellung der Methode«). Dabei sollte den Patientinnen mitgeteilt werden, dass eine Audioaufnahme der Sitzung (mit schriftlichem Einverständnis) angefertigt wird und dass das Nachhören der Aufnahme den Behandlungserfolg erheblich verbessern kann. Sollten die technischen Möglichkeiten oder das Einverständnis der Patientinnen fehlen, könnte die IRRT-Sitzung auch ohne Aufnahme erfolgen, wobei die Wirksamkeit der Methode dann eingeschränkt sein könnte. Die folgende Formulierung hat sich bewährt:

Vorstellung der Methode

»IRRT ist eine Behandlungsmethode, die entwickelt wurde, um Ihnen zu helfen, Ihre belastenden inneren Bilder, Erfahrungen und Gefühle zu erkennen, zu verstehen und zu verarbeiten. Wir werden dabei in der Imagination arbeiten; das heißt, Sie werden sich eine belastende Szene vor Ihrem inneren Auge bildlich vorstellen. Dann werde ich Ihnen dabei helfen, das Drehbuch auf der inneren Bühne zu ändern; dies wird in Folge Ihr Erleben in Bezug auf das belastende Ereignis/Trauma verändern. Zur Methode gehört eine Aufnahme der gesamten Sitzung, damit Sie diese in den Tagen danach [entweder in therapeutischer Begleitung oder allein] anhören und dadurch Ihre Erfahrung reflektieren, weiter verarbeiten und einordnen können. Das ist ein wichtiger Teil des Behandlungsprozesses. Haben Sie dazu Fragen?«
(Klärung inhaltlicher und technischer Fragen und Unterschreiben der Einverständniserklärung, wenn noch nicht erfolgt)

5.6.2 Auswahl der Einstiegsszene

Im Fall einer PTBS werden Patientinnen belastende, intrusive Szenen zu schildern wissen, die ihre Traumatisierung bewirkt haben (z. B. Flashbacks, Alpträume). Wenn es sich nur um eine einzige Szene handelt, ist die Wahl klar. Handelt es sich um mehrere Szenen, wird die Einstiegsszene mit den Patientinnen zusammen ausgesucht. In der Regel wird mit der schlimmsten Szene begonnen, vor allem bei Patientinnen, die relativ stabil und resilient erscheinen. Im anderen Falle wird diese Entscheidung den Patientinnen überlassen. Dazu können folgende Fragen gestellt werden:

T: Welche Szene ist die Schlimmste oder am meisten belastend?
P: (benennt die schlimmste Szene)
T: Wären Sie in der Lage, mit dieser Szene zu arbeiten?

Sollten Patientinnen zögern, verneinen oder allgemein weniger stabil erscheinen, wird dann einfach gefragt:

T: Mit welcher Szene möchten Sie beginnen?

Der Vorteil mit der schlimmsten Szene (d. h. der Szene, welche die unangenehmsten emotionalen Reaktionen hervorruft) zu beginnen ist, dass nach erfolgreicher Bearbeitung der schlimmsten Szene die anderen Erinnerungsbilder häufig abgeschwächt werden oder verschwinden.

5.6.3 Die IRRT-Einleitung

Unmittelbar vor Beginn der IRRT-Sitzung erklärt die Therapeutin die SUD-Skala, erklärt noch einmal den Ablauf (▶ Kasten »Ablauf«), und bittet dann die Patientin, die Augen zu schließen und das Erlebte in der Gegenwartsform zu schildern.

Ablauf

»Ich werde Sie jetzt gleich bitten, die Augen zu schließen und vor Ihrem inneren Auge das Bild vom Anfang der Szene entstehen zu lassen und dann zu schildern, was in diesem Ablauf passiert. Es wäre gut, wenn Sie das in der Gegenwart schildern, als ob das jetzt gerade passiert, also nicht ›ich war in meinem Zimmer‹, sondern ›ich bin in meinem Zimmer‹. Wir gehen die gesamte Szene einmal von vorn bis hinten durch. Am Ende werde ich Sie fragen, ob die Szene jetzt beendet ist, und Sie dann bitten, die Augen geschlossen zu halten, direkt wieder an den Anfang der Szene zurückzukehren und die gleiche Szene noch einmal zu schildern. Bei diesem zweiten Durchgang werden wir dann das Drehbuch ändern. Wann und wie wir das genau machen, erkläre ich Ihnen dann, wenn es so weit ist.

Es kann sein, dass im Verlauf intensive Gefühle auftreten. Sollten Sie irgendwann den Eindruck haben, dass die Gefühle nicht mehr auszuhalten sind, sagen Sie mir bitte Bescheid und ich werde Ihnen dabei helfen… Wir machen wie besprochen eine Audioaufnahme der Sitzung. Ich bleibe mit Ihnen die ganze Zeit im Gespräch und begleite Sie durch die Szene hindurch, und ab und zu frage ich Sie, wo Sie sich auf der emotionalen Belastungsskala von 0 bis 10 befinden.«

»Wo befinden Sie sich jetzt im Moment auf dieser Skala?« – (Pat. antwortet) – »Haben Sie dazu noch Fragen?« – (Pat. antwortet) – »Okay, wenn Sie bereit sind, dann können Sie die Augen schließen und beginnen den Anfang der belastenden Szene zu schildern« (adaptiert nach Schmucker & Köster, 2019a, S. 89.)

5.6.4 Die 3 Phasen einer IRRT-Sitzung

Phase 1 (a und b)

In *Phase 1a* (Exposition *in sensu*) wird die belastende Szene lebhaft visuell wiedererlebt, so dass das gesamte Erinnerungsnetzwerk, d. h. die damit verbundenen Emotionen, Kognitionen und sonstigen Empfindungen aktiviert und wiedererlebt werden können (ähnlich wie bei einem Flashback). Die Patientin verbalisiert im Detail die belastende Szene von Anfang bis Ende in der Imagination mit geschlossenen Augen (falls die

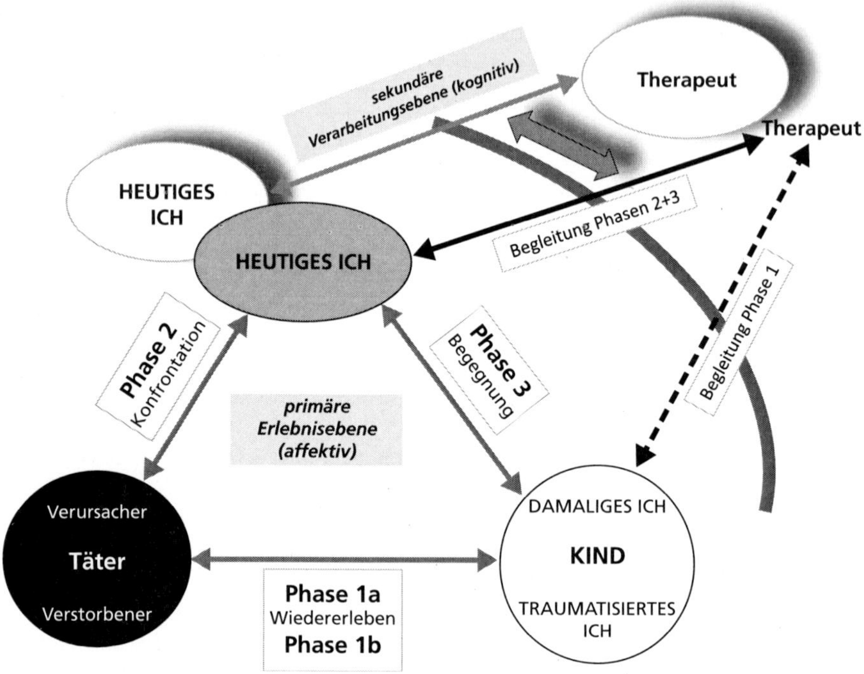

Abb. 5.1: IRRT – der Prozess

Patientin Schwierigkeiten damit hat, auch mit leicht geöffneten Augen) und schildert, in der Gegenwartsform, ihre Empfindungen und Wahrnehmungen. Durch das »Wiedererleben« werden die traumabezogenen Emotionen und Kognitionen aktiviert, so dass sie einer Bearbeitung zugänglich werden. Während der Imagination sollte die Patientin mit »einem Fuß« in der belastenden Szene und mit »einem Fuß« in der aktuellen Realität bleiben.

Die Therapeutin begleitet die Patientin im Durchlaufen des Prozesses und zeigt vor allem durch ihre Stimme, die als Anker dient, unterstützende Präsenz. Die konkreten Aufgaben der Therapeutin in Phase 1a sind vor allem, die Patientinnen auf der *inneren Bühne* eine gute therapeutische Begleitung anzubieten. Das bedeutet, ein lebhaftes Wiedererleben am Laufen zu halten, ihre Aussagen zu wiederholen, zu paraphrasieren oder zu spiegeln – soweit das sinnvoll ist – sie ab und zu nach ihrer emotionalen Belastung auf dem Belastungsgrad (0-10) zu fragen und herauszufinden, wo der schlimmste Hot Spot in Anwesenheit des Täters ist. Typische Fragen der Therapeutin in Phase 1a sind:

- Was passiert jetzt (in dem Bild)?
- Wie geht's weiter?
- Wie fühlen Sie sich jetzt?
- Was geht Ihnen jetzt durch den Kopf?
- Wo sind Sie jetzt auf der Belastungsskala (0–10)?

Die Therapeutin sorgt dafür, dass der Prozess aufrechterhalten bleibt, indem sie bei längeren Pausen fragt, wie es weitergeht und wie die Patientin sich fühlt. Allein die Stimme und die erlebte Anwesenheit der Therapeutin stellen für die Patientinnen einen wichtigen Anker dar. Die unausgesprochene Botschaft der Therapeutin in Phase 1a ist, dass die Patientin die Stärke und Ressourcen hat, das gesamte belastende Erlebnis und die damit assoziierten Gefühle aushalten zu können. Diese therapeutische Bestätigung kann das Entsetzen der Patientinnen abmildern und deren weitere Bearbeitung unterstützen und ermöglichen.

Wenn die gesamte Szene beendet zu sein scheint, fragt die Therapeutin:

T: Ist die Szene damit abgeschlossen?
oder
T: Gibt es noch etwas, das in der Szene passiert?

Phase 1b beginnt, sobald der Patientin bestätigt, dass die Szene abgeschlossen ist, und zwar mit der erneuten Schilderung der belastenden Szene, genau wie beim ersten Durchgang mit den folgenden Worten eingeleitet:

T: Dann können Sie die Augen geschlossen halten, und sich wieder an den Anfang der Szene zurückbegeben und den Ablauf noch einmal schildern, so wie beim ersten Durchgang.

Die Schilderung des zweiten Durchgangs ist manchmal detaillierter als beim ersten Durchgang. Die Therapeutin sorgt erneut dafür, dass ein lebhaftes Wiedererleben geschieht, wiederholt und paraphrasiert die Aussagen der Patientinnen und erfragt den Belastungsgrad, vorzugsweise an den gleichen Stellen wie in Phase 1a, um einen Vergleich zu haben. In dem Moment, wo der höchste Belastungsgrad (*Hot Spot)* in Anwesenheit des Täters erreicht ist, folgt die Einführung des *aktuellen Ichs* und Phase 2 beginnt.

Phase 2

Die *Phase 2* dient der Entwicklung von inneren Bewältigungsbildern des traumatischen Geschehens. Üblicherweise braucht es dazu die Konfrontation und Entmachtung oder Neutralisierung des »Täters« bzw. des Täterbildes durch das in die Imagination eingeführte *aktuelle Ich*. Das *aktuelle Ich* wird eingeführt, wenn die erneute Schilderung der traumatischen Szene durch die Patientin am Punkt der höchsten emotionalen Belastung in Anwesenheit des Täters angekommen ist. Sobald das *aktuelle Ich* in die Szene eingeführt ist, wechselt der Prozess auf die symbolische Ebene, und der »Umschreibungsprozess« (rescripting) beginnt. Ab dem Moment, wo die Therapeutin die Patientin bittet, als *heutiges Ich* die Szene zusätzlich zu betreten, spricht sie nur noch direkt das *heutige Ich* an.

T: Können Sie sich jetzt vorstellen, dass Sie als *heutiges Ich*, in Ihrer aktuellen Gestalt zusätzlich diese Szene betreten?
P: Ja.
T: Was sehen Sie als *heutiges Ich*?
P: (beschreibt die belastende Szene – wichtig ist es, dass das *heutige Ich* vom *Kind* differenziert ist und sowohl den Täter als auch sich als *Kind* sieht)

Ab diesem Moment spricht die Therapeutin nur das *heutige Ich* an und lässt sich von diesem das weitere Geschehen schildern.

T: Was wollen Sie als *heutiges Ich* dem Täter jetzt sagen oder mit ihm machen?
P: Ich möchte ihm sagen, dass er ein Schwein ist!
T: Können Sie das dem Täter direkt sagen?
P: Du bist ein Schwein! Das ist kriminell was du mit ihr machst, du sollst weggesperrt sein!!
T: Wie reagiert der Täter darauf?

Die Therapeutin »begleitet« das *heutige Ich* in die Konfrontation und unterstützt es bei seinen »Aufgaben«. Auftrag der Therapeutin ist es auch in Phase 2, den Prozess aufrecht zu erhalten und das *aktuelle Ich* zur Konfrontation des Täters zu ermuntern bzw. die Bedingungen dafür zu schaffen. Dabei ist es essentiell, dass die Therapeutin *sokratisch* bleibt, d. h., dass sie keine suggestiven Vorschläge oder gar direktiven Eingriffe macht, sondern den Prozess fragend-paraphrasierend begleitet. Die Phase 2 wird erst abgeschlossen, wenn der Täter effektiv entmachtet oder neutralisiert ist. In Ausnahmefällen kann es sein, dass das *heutige Ich* die Unterstützung durch Gegenstände oder sogar andere Menschen benötigt. Wenn der Täter nicht schon in der ersten Sitzung dauerhaft entmachtet wird, werden weitere IRRT-Sitzungen notwendig. Unter Umständen – z. B. bei leichteren Traumatisierungen, bei Ungerechtigkeiten, bei unabsichtlichen Traumatisierungen oder bei emotionalem Missbrauch, wenn der Täter sich ernsthaft entschuldigt und demütig zeigt – kann die Entmachtung auch eher als Versöhnung oder Vergebung verlaufen oder darauf hinauslaufen, besonders wenn der Täter eine nahestehende Person, z. B. ein Familienangehöriger ist.

Sobald die Täterentmachtung bzw. -neutralisierung erreicht zu sein scheint, leitet die Therapeutin durch folgende Fragestellung in die Phase 3 über:

T: Gibt es noch etwas, was Sie dem Täter sagen oder mit ihm machen wollen, bevor Sie sich dem *Kind* zuwenden?
P: Nein.

Phase 3

Die *Phase 3* beginnt, sobald die Täterentmachtung bzw. -neutralisierung abgeschlossen ist und sich das *aktuelle Ich* dem *Kind* direkt zuwendet. Die unter Phase 2 beschriebene direkte Ansprache des *heutigen Ich* setzt sich in Phase 3 fort. Das *Kind* wird nur noch in der dritten Person angesprochen, d. h. die Therapeutin spricht zum *heutigen Ich*, wenn sie z. B. wissen will, wie das *Kind/damalige Ich* reagiert oder sich fühlt. In der IRRT wird das *aktuelle Ich* bzw. das *heutige Ich* direkt angesprochen, um es zu verstärken, damit es auf der *inneren Bühne* besser handeln oder zwischen den »Protagonisten« (z. B. Täter, *Kind*) vermitteln kann.

Die erste Frage der dritten Phase ist in der Regel:

T: Hat das *Kind* alles mitbekommen?
P: (antwortet)

Wichtig ist es, dass das *Kind* während der Täterkonfrontation anwesend war und alles mitbekommen hat (was normalerweise der Fall ist). Sollte jedoch die Patientin berichten, dass das *Kind* bei der Täterkonfrontation nicht dabei war (z. B. war in einem Nebenraum), kann die Therapeutin dann einfach fragen: »*Was möchten Sie als* heutiges Ich *dem* Kind *sagen, zu dem was Sie mit dem Täter gerade gemacht haben?*«

Die nächste Frage der dritten Phase ist:

T: Was möchten Sie jetzt dem *Kind* sagen oder mit ihm tun?
P: Ich möchte ihm sagen, dass es nichts falsch gemacht hat und dass es überhaupt keine Schuld daran hat.
T: Können Sie das dem *Kind* direkt sagen?
P: (sagt es dem *Kind*)
T: Und wie reagiert das *Kind*?
P: (antwortet)

In der dritten Phase, geht es darum, eine Interaktion aus nächster Nähe zwischen dem *Kind* bzw. dem *traumatisierten Ich* und dem *aktuellen Ich* herbeizuführen, in deren Verlauf es oft zu einer Selbstberuhigung, zu einer Selbsttröstung und eventuell zu einer Selbstversöhnung kommt. Häufig wird das *aktuelle Ich* dem *Kind* spontan Trost, Fürsorge und Unterstützung geben, dem *Kind* versprechen immer für es da zu sein und die Verletzungen nicht mehr zuzulassen. Es kann auch vorkommen, dass das *Kind* sich um das *aktuelle Ich* kümmert und Unterstützung anbietet, was auch immer ein gutes Zeichen ist und darauf hinweist, dass der Persönlichkeitsanteil des *Kindes* über Ressourcen verfügt, die aktiviert und genutzt werden können.

Typische Fragen der Therapeutin in der dritten Phase sind:

- T: Was möchten Sie dem *Kind* sagen oder mit ihm tun?
- T: Können Sie das dem *Kind* direkt sagen?

- T: Wie kommt es beim *Kind* an? / Wie reagiert das *Kind*? / Wie fühlt sich das *Kind*?
- T: Wie kommt das bei Ihnen an? / Wie reagieren Sie als *heutiges Ich* darauf?
- T: Wie fühlen Sie sich als *heutiges Ich*?
- T: Wie weit sind Sie vom *Kind* entfernt?
- T: Können Sie jetzt ganz nahe zum *Kind* hingehen und ihm direkt in die Augen schauen?
- T: Was sehen Sie, wenn Sie dem *Kind* direkt in die Augen schauen?
- T: Wie reagieren Sie als *heutiges Ich* auf das, was Sie in den Augen des *Kindes* sehen?

Es kann aber auch in Phase 3 zu Komplikationen kommen die zeigen, dass der Kontakt zwischen *aktuellem Ich* und *Kind* gestört ist und eine *Empathieblockade* vorliegt – z. B. möchte das *aktuelle Ich* kein Mitgefühl für das Leiden des *Kindes* empfinden, aus Angst dessen Schmerzen nicht aushalten zu können oder von denen überschwemmt zu sein. Solche Störungen können verschiedene Formen annehmen: das *aktuelle Ich* kann eine negative Einstellung dem *Kind* gegenüber zeigen (z. B. von Desinteresse, Zweifel, Ablehnung, Misstrauen bis hin zu Vorwürfen, Verachtung, Hass, Ekel), oder das *Kind* möchte mit dem *heutigen Ich* nichts zu tun haben (z. B. das *Kind* läuft weg, vertraut dem *heutigen Ich* nicht, zeigt Angst vor dem *heutigen Ich*, macht sich über das *heutige Ich* lustig). Bei solchen Komplikationen ist es für die IRRT-Therapeutin auch hier wichtig, in einer sokratischen Haltung zu bleiben, keine inhaltlichen Vorgaben zu machen und sich auf den Prozess zu verlassen.

P: (das *heutige Ich* ist weiter als 3m vom *Kind* entfernt)
T: Können Sie näher ans *Kind* herangehen?
P: (das *heutige Ich* zeigt Widerstand, sich dem *Kind* anzunähern)
T: Sie können sich dem *Kind* nicht annähern, weil…? oder Was hindert Sie daran sich dem *Kind* anzunähern?
P: (das *heutige Ich* äußert Angst, von den Schmerzen des *Kindes* überschwemmt zu werden)
T: Können wir ein Experiment in der Vorstellung machen, indem Sie ein Stück weit näher an das *Kind* herangehen, z. B. die Hälfte der Entfernung?
P: Okay.

Sollte das *heutige Ich* dem *Kind* die Schuld für den Missbrauch zuschieben oder das *Kind* verlassen oder verletzen wollen (ein Hinweis auf ein ausgeprägtes Selbsthass-Schema), ist es meist wichtig, dass das *heutige Ich* seinen Zorn direkt aus nächster Nähe dem *Kind* gegenüber ausdrückt. Die Therapeutin darf nicht vergessen, dass das *Kind* kein reales Kind ist, sondern ein metaphorisches *Kind*, das einen symbolischen Teil des Ich vertritt, mit dem die Patientin häufig nichts zu tun haben will.

P: (das *heutige Ich* signalisiert heftige negative Gefühle dem *Kind* gegenüber)
T: Sie spüren Hass gegen das *Kind*, weil …?
P: Das *Kind* ist selber dran schuld.
T: Das *Kind* ist schuld, weil …?

P: Es hätte das nicht zulassen sollen. Es hätte sich dagegen wehren sollen.
T: Können Sie jetzt näher zum *Kind* gehen, in seine Augen schauen und ihm das von ganz Nahem direkt sagen?
P: (zeigt Widerstand)
T: Was wäre das Schlimmste, was passieren könnte, wenn Sie das dem *Kind* in der Vorstellung aus nächster Nähe sagen würden?
P: Eigentlich nichts.
T: Können wir das als Experiment mal ausprobieren? Sie gehen zum *Kind* hin und sagen ihm das direkt ins Gesicht?
P: (tut es)
T: Wie reagiert das *Kind*?

Häufig wird das *heutige Ich* durch solche intensiven Interaktionen mit dem *Kind* den Schmerz des *Kindes* wahrnehmen, es schwieriger finden, dem *Kind* weiterhin die Schuld zuzuschieben, ihm weh zu tun oder es zu verlassen, und stattdessen starke Gefühle in Bezug auf das *Kind* empfinden, welche oft entschuldigend, empathisch oder versöhnlich sind.

Sobald der Eindruck entsteht, dass das Wesentliche in der dritten Phase bearbeitet ist, leitet die Therapeutin das Ende der Imagination mit sechs Abschlussfragen ein (► Kasten »Die sechs Abschlussfragen der Phase 3«), um zu prüfen, ob wirklich alle notwendigen Vorgänge abgelaufen sind, und um einen abschließenden diagnostischen Eindruck zu gewinnen.

Die sechs Abschlussfragen der Phase 3

Wenn der Eindruck entsteht, dass die Patientin bereit ist, die Imagination zu beenden, stellt die Therapeutin noch die folgenden sechs Abschlussfragen:

1. *Gibt es sonst noch etwas, was Sie dem Kind sagen oder mit ihm tun wollen, bevor wir diese Szene ausklingen lassen? …*
2. *Gibt es noch etwas, was das Kind von Ihnen braucht? …*
3. *Wünschen Sie sich noch etwas von dem Kind? …*
4. *Möchte das Kind Ihnen noch etwas sagen oder geben? …*
5. *Gibt es sonst noch etwas, was geschehen sollte in dem Bild, bevor wir das jetzt ausklingen lassen? …*
6. *Mit welchem Bild möchten Sie diese Szene jetzt ausklingen lassen? …*

Bei einem positiven Abschlussbild kann die Therapeutin mit den folgenden Worten den Ausstieg vorzeichnen:

Dann können Sie dieses Bild noch eine Weile wirken lassen … Sie können es in sich aufnehmen und verankern, wenn Sie möchten … und wenn Sie so weit sind, können Sie das Bild verblassen lassen, in Ihrem eigenen Tempo wieder hier ins Sprechzimmer zurückkommen und wenn es für Sie gut ist, Ihre Augen wieder öffnen (adaptiert nach: Schmucker & Köster, 2019a, S. 104).

Die folgende Abbildung stellt den IRRT-Prozess in seiner Gesamtstruktur bildlich dar (▸ Abb. 5.2).

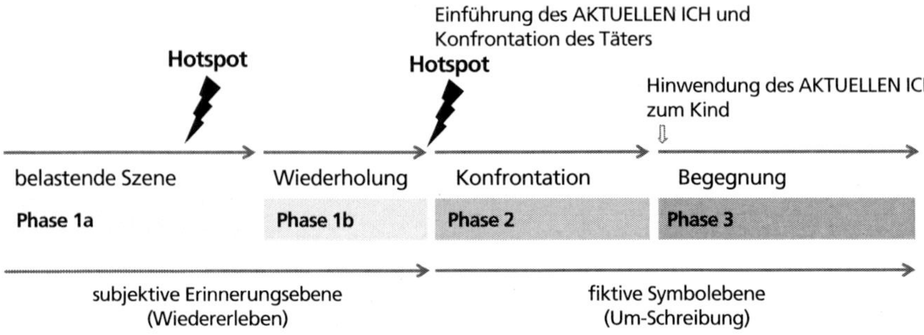

Abb. 5.2: Der IRRT-Prozess in seiner Gesamtstruktur

Die Nachbesprechung

Sobald die Patientin die Augen wieder öffnet, beginnt die Nachbesprechung mit dem Ziel, das, was die Patientin gerade auf der *inneren Bühne* visuell und affektiv erlebt hat, kognitiv zu klären, einzuordnen und zu verankern. Die Standardfragen sind:

- Wie war das jetzt für Sie?
- Wie fühlen Sie sich jetzt?
- Wie lebhaft waren die Bilder? Wie intensiv waren die Emotionen?
- War irgendwas für Sie überraschend oder unerwartet?
- Gibt es noch andere Bemerkungen, Beobachtungen oder Erkenntnisse?
- Wie war meine Begleitung für Sie?
- Was haben Sie heute gelernt? Was nehmen Sie mit?
- Was könnte das für Ihren Alltag bedeuten?
- Was könnten Sie vielleicht von unserer Arbeit auf der *inneren Bühne* heute mitnehmen und auf der *äußeren Bühne* umsetzen?

Die Nachbehandlung

Von jeder IRRT-Sitzung sollte standardmäßig eine Audioaufnahme der Sitzung gemacht werden. Diese wird entweder zuerst gemeinsam mit der Patientin angehört und im Anschluss zum regelmäßigen Nachhören mitgegeben, oder direkt der Patientin mitgegeben. Dies entscheidet die Therapeutin zusammen mit der Patientin je nach Fall individuell. Patientinnen werden gebeten, ihre subjektive Belastung während des Anhörens jeweils aufzuschreiben sowie auch andere Erkenntnisse, Auffälligkeiten oder Fragen, die sich im Prozess des Nachhörens ergeben, und in der Folgesitzung thematisiert werden. Erfahrungsgemäß werden die positiven Effekte der IRRT-Sitzung dadurch verstärkt und vertieft. In den folgenden Sitzungen werden die Effekte überprüft und ergänzt, und je nach Wirkung und Bedarf werden weitere IRRT-Sitzungen geplant.

Kernaussage

Das Aufnehmen und Anhören der IRRT-Sitzung ist ein zentrales Element der Methode. Das Anhören der Aufnahmen, gemeinsam mit der Patientin und zwischen den Sitzungen, verstärkt den Effekt des Prozesses.

5.7 Fallbeispiel »Sabine« (chronisch depressive Störung; Therapeutin: Riedeburg-Tröscher)

Sabine, 48 Jahre alt, leidet seit ihrer Jugend unter Stimmungseinbrüchen sowie mehreren depressiven Episoden. Sie sei zudem seit Jahren von wiederkehrenden Albträumen belastet, was sie jedoch in der Therapie nur zurückhaltend thematisiert. Außerdem leide sie seit einigen Jahren unter Fibromyalgie mit zunehmenden Schmerzen. Im Laufe der Behandlung äußert Sabine vorsichtig, nur ein paar Mal, dass sie manchmal so ein komisches Gefühl habe und dann überlege, ob nicht in ihrer Kindheit oder Jugend etwas Schlimmes passiert sei, ein Missbrauch vielleicht, aber da sie sich nicht richtig erinnern könne, glaube sie, sie bilde sich dies nur ein. Auf die Frage, ob sie einige Bilder dazu im Kopf habe, äußert sie, dass sie sich vage an das Schlafzimmer ihrer Cousine erinnere und wie sie in deren Bett gelegen habe. Bereits bekannt mit der IRRT-Methode zu einer Belastungssituation aus der Kindheit, lässt sie sich auf den Vorschlag ein, eine explorative Sitzung durchzuführen. Die Haltung der Therapeutin ist offen in Bezug auf die Struktur, die je nach inhaltlichen Bericht gewählt wird, jedoch zur Überraschung (und der von Sabine ebenso) liefert der Wechsel auf die *innere Bühne* der Patientin so viel erinnertes Material, dass eine komplette drei-phasige IRRT-Sitzung durchgeführt werden kann.

Phase 1a (Zusammenfassung)

Sabine, ca. 7 Jahre alt, betreut ihre 2-jährige kleine Cousine und bringt sie abends in ihr Bettchen, das im Schlafzimmer ihrer Tante steht. Ihre Tante hat Nachtschicht und deren Mann ist wie so oft in seiner Stammkneipe. Sie legt sich in das Ehebett der Tante und versucht zu schlafen. Deren Mann kommt in der Nacht betrunken nach Hause und legt sich zu Sabine ins Bett, die voller Angst und aus dem Wissen was gleich passieren wird, wach liegt. Sie berichtet von ihrer Anspannung, wie er immer näherkommt, dem Geruch, dem Ekel, der panischen Angst und schließlich, wie er sie zurechtlegt, ihre Beine anwinkelt, sie überall berührt, ihr zwischen die Beine fasst und sie den Druck seines Gewichtes spürt. Dann endet ihre Erinnerung. Sabine berichtet weiter, dass sie vermutlich eingeschlafen sei und als sie wieder zu sich gekommen sei, sei er weg gewesen und sie habe deshalb immer gedacht, das ganze Erlebnis nur geträumt zu haben. Sie fühlt sich allerdings wie taub, als ob Kopf und Körper getrennt voneinander seien. Das Erfragen der SUD-Skala während der Schilderung ergibt von Beginn an eine sehr hohe Belastung (SUD 8–9), kurz vor der Dissoziation in der damaligen Situation (SUD 10), so dass dieser Moment für die Einführung des *heutigen Ich* gewählt wird. Der folgende Ausschnitt zeigt den letzten Verlauf der Phase 1b, kurz bevor das *heutige Ich* die *innere Bühne* betritt.

Phase 1b

P: (beschreibt die Szene, wo sie im Bett liegt, kurz bevor der Mann ins Zimmer kommt) Ich bin total verkrampft. Mir tut der ganze Körper schon weh vor Krampf.
T: Du bist total verkrampft.
P: Ja.
T: Und was passiert dann weiter?
P: Er ist auf Toilette. Ich höre die Spülung von der Toilette und irgendwie habe ich gewusst, er kommt jetzt ins Bett.
T: Ja, du weißt schon, dass er jetzt gleich ins Bett kommt.
P: Ja. Er kommt dann auch und legt sich neben mich. Er kommt näher und näher und irgendwie weiß ich, dass er das macht.
T: Du weißt das schon.
P: Ich weiß nicht, warum ich das weiß. Ich weiß nur, er kommt jetzt.
T: Mhm.
P: Er kommt immer näher und näher. Und irgendwann nimmt er die Hand unter die Decke und irgendwann ist er ganz unter der Decke… und er riecht so eklig.
T: Er ist ganz unter der Decke und er riecht so eklig.
P: Er atmet so neben meinem Ohr, so schwerer Atem, so…und der Geruch ist so eklig.
T: Mhm.
P: Er ist so groß…so groß neben mir. So mächtig und ich bin schwach [weint, schluchzt].
T: Er ist so mächtig und du bist so schwach.
P: Und dann nimmt er seine Hand und berührt mich an der Brust und… meine Beine sind so angewinkelt, und dann ist er überall bei mir, überall bei mir und der Geruch und seine Hand überall an meinem Körper und zwischen den Beinen…
T: Seine Hand ist überall an deinem Körper.
P: Und dann ist es, als wenn ich einschlafe auf einmal. [Den Rest der Szene erinnert Sabine nicht mehr, deshalb bezieht sich die Therapeutin auf die letzte Aussage der Patientin]
T: Du spürst ihn jetzt überall an deinem Körper?
P: Ja, seine Hand ist überall.

Phase 2

T: Können Sie sich jetzt vorstellen, dass Sie als *heutiges Ich*, in Ihrer aktuellen Gestalt, zusätzlich diese Szene betreten?
P: Nein, das schaffe ich nicht.
T: Sie haben Zeit, bleiben Sie ein bisschen dabei. Als *heutiges Ich*, so wie Sie jetzt vor mir sitzen in Ihrer aktuellen Gestalt, Sie betreten zusätzlich diese Szene. Lassen Sie sich Zeit, so ein Bild in Ihnen entstehen zu lassen.
P: [weint, schluchzt, atmet tief] Ja!
T: Was sehen Sie als *heutiges Ich* in dem Bild?
P: Da stehe ich daneben und schaue mir das an.
T: Was sehen Sie?
P: Einen Mann der übermächtig ist und zwei kleine Kinder.
T: Was sehen Sie als *heutiges Ich* noch in diesem Bild?
P: Ein unschuldiges Kind in dem Ehebett, in einem schneeweißen Nachthemd, ganz unschuldig … ein blonder Engel.
T: Einen kleinen blonden Engel?
P: [weint, schluchzt] Ja, ein Kind voller Angst.
T: Das Kind hat ganz viel Angst.
P: Und ich rieche diesen Mann, auch wenn ich daneben stehe.
T: Als *heutiges Ich* können Sie ihn sogar riechen.
P: [weint, schluchzt] Ich werde wütend!
T: Sie werden wütend, weil …?
P: Weil der nur egoistisch ist. Weil er … [weint, schluchzt] stöhnt so widerlich, ach … ich glaub, ich sehe ihn auch noch grinsen.
T: Er grinst, während er was tut?
P: Während er das Kind berührt.
T: Er berührt das Kind und grinst dabei. Was möchten Sie als *heutiges Ich* dem Mann jetzt sagen oder mit ihm machen?
P: Ich würde ihm das Kind aus den Armen reißen und weglaufen!
T: Ja, und bevor Sie das machen, was wollen Sie dem Mann sagen oder mit ihm machen?
P: Nur Platz schaffen zwischen diesem kleinen Kind und diesem ekligen Mann.
T: Können Sie sich jetzt vorstellen, das zu tun?
P: Nein, ich habe viel zu viel Angst vor ihm.
T: Nicht vergessen, es ist nur eine Vorstellung, und in dieser Vorstellung ist alles möglich.
P: [weint, schluchzt] Ich kann da nicht hingehen. In meinem Kopf ist der Gedanke, ich will es wegnehmen … aber ich schaffe das nicht.
T: Sie schaffen das nicht, weil …?
P: Ich weiß es nicht, ich bin so wütend.
T: Sie sind wütend? Können Sie das dem Mann sagen?
P: Ich würde ihn gerne anschreien. Ihn beim Kragen nehmen, ihn schütteln, ihn fragen, was er denkt, warum er das tut, ob er weiß, was er dem Mädchen, das da liegt, antut. Und ich habe auch Angst davor, dass er mir sagt: »Das ist

mir scheißegal, es ist mir einfach scheißegal, was ich da mache. Ich will das, ich will genau das machen!«
T: Sie wollen ihm gern sagen: »Weißt du überhaupt, was du da tust?«
P: Ja!
T: Können Sie ihm das jetzt direkt sagen?
P: [weint, schluchzt] Ich habe solche Angst vor ihm.
T: Vergessen Sie nicht, es ist nur eine Vorstellung. Es ist nicht der Mann, sondern ein Bild von dem Mann, das nur auf Ihrer *inneren Bühne* existiert, das sie verinnerlicht haben.
P: [atmet tief]
T: Wenn Sie die Kraft und den Mut hätten, wie würden Sie ihm das sagen wollen?
P: Ich würde ihn anschreien!
T: Ja, Sie würden ihn anschreien?
P: Ich würde ihn anschreien: »Dann geh' endlich weg du Schwein! Geh' weg von ihr! Hör' auf damit!«
T: »Geh' weg du Schwein, hör' auf damit!« Sie schreien ihn an?
P: Ja!
T: Und wie reagiert der Mann darauf?
P: Genau wie ich es erwartet habe. Er sagt: »Geh' weg, du wirst mich nicht davon abhalten, du nicht. Du nicht!«
T: Wie reagieren Sie darauf, als *heutiges Ich*?
P: »Doch ich mache das, ich krieg' dich da weg. Ich schwör es dir!«
T: Wie reagiert der Mann darauf?
P: Er hat keine Angst. Er lacht einfach nur. Er lacht mich aus.
T: Er lacht Sie aus?
P: Alle haben Schuld, nur er nicht. Er ist unschuldig.
T: Und wie wollen Sie darauf reagieren, dass er einfach lacht?
P: Ich glaube, ich würde zurücklachen und ihm sagen: »Warte nur ab, warte nur, wer zuletzt lacht, lacht am besten!«

Die Täterkonfrontation lief etwa 20 Minuten weiter, währenddessen die Patientin noch zwei Mal mit dem Kind weglaufen wollte, weil sie noch Angst vor dem Mann hatte. Die Therapeutin hielt sie im IRRT-Prozess und forderte sie heraus, sich weiter mit dem Täter auseinanderzusetzen bis es zu einer Entmachtung kam.

P: »Geh' vom Kind weg. Fass' sie nicht mehr an!«
T: »Geh' vom Kind weg und fass es nicht mehr an!« Und reagiert der Täter darauf?
P: Er gibt nicht auf.
T: Und wie wollen Sie als *heutiges Ich* darauf reagieren?
P: Ich würde versuchen, das Kind zu nehmen, und ich laufe einfach weg.

T: Bevor Sie das machen, nicht vergessen, es ist nur eine Vorstellung und in der Vorstellung ist alles möglich. Wenn Sie die Kraft und den Mut hätten, was würden Sie mit dem Mann machen wollen, am liebsten?
P: Oh (schluchzt), ich glaube, ich würde ihn umbringen. Wenn er mir zu nahe käme, ich wüsste nicht, was ich tun würde. Ich würde wahrscheinlich irgendwas greifen, ich würde mich wehren.
T: Sie würden sich wehren? Und wie wollen Sie das machen?
P: Ich würde irgendwas greifen, ich würde ihn mit einem Holz auf den Kopf schlagen und nur dafür sorgen, dass er endlich Ruhe gibt!
T: Das haben Sie jetzt in der Hand?
P: Ja, und das würde ich ihm solange auf den Kopf schlagen, dass er endlich Ruhe gibt.
T: Können Sie sich vorstellen, das jetzt zu tun?
P: Ja.
T: Wie genau machen Sie das?
P: Mit Wucht, das Ding mit Wucht einfach immer wieder auf seinen Körper schlagen, immer wieder.
T: Wie reagiert der Mann darauf?
P: Fassungslos.
T: Wenn Sie in sein Gesicht schauen, was sehen Sie in seinen Augen?
P: Angst! Ich sehe die pure Angst! Und denke bei mir: »Siehst du, was das für ein Gefühl ist?«
T: »Siehst du, was das für ein Gefühl ist.« Und Sie sehen die Angst in seinen Augen?
P: Ja, die pure Angst.
T: Wo befindet sich der Mann jetzt?
P: Vor mir auf den Knien. Ich gucke auf ihn runter, und er guckt hoch und sieht mich an und ist fassungslos und ängstlich.
T: Und er hat Angst, weil …?
P: Weil er genau weiß, was ich tue und ich schlage solange zu, bis er tot ist. Solange! Und er wird kein Ende sehen, er weiß, es ist vorbei.
T: Er weiß, es ist vorbei.
P: Ja.
T: Gibt es noch etwas, was Sie dem Mann sagen oder mit ihm machen wollen, bevor Sie sich dem Kind zuwenden?
P: Nein.

Beginn Phase 3

T: Hat die *Kleine* alles mitbekommen?
P: Ja!
T: Was möchten Sie als *heutiges Ich* der *Kleinen* jetzt gerne sagen oder mit ihr tun?

P: Sie einfach nur in den Arm nehmen.
T: Können Sie sich jetzt vorstellen, das zu tun?
P: Ja.
T: Und wie reagiert die *Kleine* darauf?
P: Das *Kind* ist erleichtert, aber auch traurig.

Im weiteren Verlauf kommt es zu einer emotionalen Annäherung zwischen dem *heutigen Ich* und dem *Kind*, das *Kind* bekommt Trost, Mitgefühl und liebevolle Unterstützung vom *heutigen Ich*, worauf hin das *Kind* sehr positiv reagiert. In der Abschlussszene am Ende der Phase 3 laufen *heutiges Ich* und *Kind* zusammen Hand in Hand über eine Wiese, das *Kind* hüpft und freut sich.

Nachbesprechung

Direkt nach der Arbeit auf der *inneren Bühne* erfolgt die Nachbesprechung zur ersten kognitiven Einordnung des Erlebten. Sabine ist fassungslos, welche Erinnerungen in ihr aufgetaucht sind und dass sie tatsächlich mehrmals als Kind von diesem Mann missbraucht wurde. Daran hat sie nun keinen Zweifel mehr. Sie nimmt eine Audioaufnahme der Sitzung mit nach Hause und hört sich diese noch vier weitere Male bis zur nächsten Sitzung an. Dann erfolgt ein gemeinsames Anhören zur weiteren Verarbeitung des Erlebten. In den folgenden Wochen geht die SUD beim Anhören der Aufnahme immer mehr zurück.

Weiterer Verlauf

Sabine macht im weiteren Verlauf einige erstaunliche Entwicklungsschritte bezüglich ihrer sozialen Kompetenz und Selbstsicherheit. Sie konfrontiert ihren Lebensgefährten und trifft autonome Entscheidungen mit einer inneren Sicherheit, die ihr bis dahin fremd war. In der gemeinsamen Reflexion kommt sie zu dem Schluss, dass die Konfrontation und Entmachtung des Täters auf der *inneren Bühne* ihr im Nachhinein so viel Selbstvertrauen gegeben hat, dass sie nun Zugriff auf eine innere Ressource an Kraft und Selbstunterstützung hat, die ihr einen neuen Umgang mit notwendigen Schritten auf der äußeren Bühne ermöglichen. Damit einher geht ebenfalls ein deutlicher Rückgang der depressiven Symptomatik, die schließlich vollständig remittiert. Sabine kann zudem ihre Schmerzmittel deutlich reduzieren, da sich auch ihre körperliche Schmerzsymptomatik verbesserte.

5.8 Begrenzungen, Einschluss- und Ausschlusskriterien

5.8.1 IRRT-Anwendungskriterien

Eine Voraussetzung für die Durchführung der IRRT ist das Vorhandensein: (1) von belastenden Erinnerungsbildern, die mit Ereignissen auf der *äußeren Bühne* verknüpft sind oder (2) von belastenden symbolischen Bildern, die inneren Konflikten entsprechen, welche dann auch lebhaft visualisiert zusammen mit dem assoziierten Affekt aktiviert werden können oder (3) von negativen Gefühlen, die durch eine Affektbrücke mit Bildern verknüpft werden können.

5.8.2 IRRT-Ausschlusskriterien bzw. Kontraindikationen

Wenn aktuell weiterhin signifikante Stressoren oder fortgesetzte traumatische Erfahrungen auf der *äußeren Bühne* stattfinden, sollte sich die Therapeutin überlegen, ob es sinnvoll ist, direkt eine IRRT-Behandlung durchzuführen. Alternativ könnten zuerst die Stressoren auf der *äußeren Bühne* thematisiert, reflektiert und wenn möglich durch geeignete Strategien vermindert werden.

Tatsächliche Ausschlusskriterien für eine *dreiphasige* IRRT Sitzung sind:

- Schizophrenie
- psychotische Störungen
- schwere dissoziative Störungen

Weitere mögliche Ausschlusskriterien können sein:

- Aktuelle Bedrohung von außen,
- fortgesetzte traumatische Erfahrungen durch aktuellen Täterkontakt (insbesondere, wenn eine missbräuchliche, bedrohliche Beziehung fortgesetzt wird),
- Selbstgefährdung durch Suizidalität, selbstverletzendes Verhalten, schädlichen Substanzgebrauch,
- signifikante Alltagsstressoren.

Letztlich muss die Therapeutin jedoch immer im Einzelfall entscheiden, ob der Gewinn der Patientin durch eine IRRT-Sitzung so groß sein könnte, dass sie diese trotz starker Belastung der Patientin durchführen könnte.

5.9 Varianten des IRRT-Phasenablaufs

Bei einer posttraumatischen Belastungsstörung wird in der Regel der hier vorgestellte klassische Phasenablauf (Phase 1, 2, 3) einer IRRT-Sitzung angewendet. Jedoch gibt es andere Varianten des IRRT-Phasenablaufes, je nachdem welche Problematik angegangen werden sollte und wie sich der Prozess beim individuellen Patienten entwickelt.

Die häufigste Variante in einer IRRT-Behandlung ist eine reine Phase 3-Sitzung, in der eine Interaktion zwischen *heutigem Ich* und *innerem Kind* ermöglicht wird. Sie dient zum einen einer diagnostischen Einschätzung der Beziehung zu sich selbst (Selbstwert, Selbstachtung oder auch Selbstvernachlässigung, Selbstablehnung, Selbsthass-Schema u. a.). Zum anderen wird die reine Phase 3 als therapeutische Intervention zur Bearbeitung einer Empathiestörung zwischen *heutigem Ich* und *innerem Kind* (bzw. metaphorischem Kind) verwendet.

Weitere Varianten (reine Phase 1, reine Phase 2, Phasenablauf 1, 2, Phasenablauf 1, 2, 3, 2, 3 und weitere) sind je nach Indikation angezeigt und beschrieben im Praxishandbuch IRRT (Schmucker & Köster, 2019a, S. 111–116).

5.10 Unterschiedliche Anwendungsmöglichkeiten der IRRT

Neben der klassischen Anwendung zur Behandlung von Traumafolgestörungen ist die Methode IRRT in vielfältigen klinischen Fallkonzeptionen unterschiedlicher Störungsbilder einsetzbar. Sie hat sich insbesondere im gesamten Spektrum von Depressionen und Angststörungen sowie komplizierten Trauerreaktionen als gewinnbringende und effektive Methode erwiesen (Schmucker & Köster, 2019a). Bei der IRRT handelt es sich nicht nur einfach um eine therapeutische Technik, sondern um eine Methode, mit der es gelingt, in kurzer Zeit und auf elegante Art zugrundliegende emotionale und kognitive Schemata zu erkennen, nachzuempfinden, zu verstehen und zu verändern. Therapeutinnen hilft diese Methode insbesondere dabei, die seelische Struktur und den Prozess bei ihren Patientinnen besser zu verstehen und dadurch gezielt spezifische Folgeinterventionen auswählen zu können, insbesondere weitere IRRT-Sitzungen unterschiedlicher Phasenabläufe und Interventionen der kognitiven Verhaltenstherapie zur kognitiven Nachbearbeitung.

Auch in psychodynamischen oder weiteren Ansätzen ist die IRRT leicht zu integrieren oder als eigenständige Methode anzuwenden. Die Erfahrung hat gezeigt, dass anknüpfend an das Geschehen auf der *inneren Bühne* ein vertieftes Erleben und dabei eine Problem- und Schemaaktivierung ermöglicht wird, intensive Schemaarbeit (Reflektion und Veränderung zugrundeliegender Schemata) und eine Veränderung dysfunktionaler Grundannahmen leichter, schneller und eleganter erreicht werden können. Patientinnen, welche diese Erfahrungen gemacht haben, sind durch ihre tiefen seelischen Erlebnisse viel eher bereit und in der Lage, ihre Dysfunktionalitäten zu erkennen und damit auch zu verändern. Letztlich kann die Methode der IRRT störungsunabhängig bei allen belastenden inneren Bildern und Erlebnissen angewendet werden.

In jüngster Zeit wurden besonders die Anwendungsbereiche *IRRT zur Behandlung anhaltender Trauer* (Köster & Schmucker, 2016) und *Innere Kind Arbeit in der IRRT* (Schmucker & Köster, 2019b) ausgearbeitet. Die Anwendung bei Suchtstörungen ist aktuell besonders in der Schweiz bei Rolf Köster zu finden.

5.11 Studien zur Wirksamkeit der IRRT

Seit der Entwicklung der IRRT als Traumabehandlung, haben sich Imagery Rescripting Anwendungen für posttraumatische sowie für andere Störungen international rasch verbreitet. In mehreren randomisierten, kontrollierten Studien wurde gezeigt, dass IRRT zur Behandlung von PTBS eine mindestens so gute Wirksamkeit wie Prolonged Exposure und EMDR aufweist. In einer randomisierten kontrollierten Pilotstudie mit zwölf erwachsenen traumatisierten Frauen mit PTBS wurde Imagery Rescripting (IR) mit Prolonged Exposure in Kombination mit Stress Inoculation Training (PE+SIT) verglichen. Bei der 6-Monats-Katamnese zeigte sich die Imagery Rescripting Gruppe deutlich überlegen bei der Verbesserung der durchschnittlichen Ausprägung der gesamthaften PTBS-Symptomatik, der Übererregbarkeit und der Symptome des Wiedererlebens (Flashbacks), wobei aufgrund der kleinen Fallzahl diese Ergebnisse nicht statistisch signifikant waren (Schmucker & Köster, 2019a).

In einer randomisierten Studie in Holland wurde die vergleichende Wirksamkeit von Exposition *in sensu* (ähnlich Prolonged Exposure) bei 67 Patienten mit chronischer PTBS untersucht. Es zeigte sich, dass Imagery Rescripting effektiver war als Exposition *in sensu* bei nicht angstbezogenen PTBS-Emotionen wie Wut, Schuld und Scham und gleich effektiv bei der Reduktion von angstbezogenen PTBS-Symptomen. Zudem war die Therapieabbruchrate in der Exposition-in-sensu-Gruppe statistisch signifikant höher als in der Imagery-Rescripting-Gruppe (Arntz, Tiesema, & Kindt, 2012).

In einer Untersuchung von 23 Industrieunfallopfern mit PTBS (Typ-I-Trauma), bei welchen Prolonged Exposure keine therapeutische Wirkung hatte, zeigten 18 Patienten (78 %) nach 1-3 IRRT-Sitzungen eine signifikante Verbesserung (d. h. PTBS-symptomfrei). In weiteren Untersuchungen mit Industrieunfallopfern zeigte sich immer wieder eine Überlegenheit der IRRT im Vergleich zu Prolonged Exposure in der Veränderung von PTBS-bezogenen Gefühlen wie Wut, Schuld, Scham und eine gleiche Effektivität bei der Reduktion von angstbezogenen PTBS-Symptomen (Grunert et al. 2007).

In einer RCT-Studie mit 40 kriegstraumatisierten Bundeswehrsoldaten in Afghanistan, berichten Alliger-Horn et. al. (2014), dass die vorliegenden Effektstärken »eine leichte, nicht signifikante Überlegenheit der IRRT-Methode« im Vergleich zu EMDR zeigte in der Veränderung der Trauma- und komorbiden Begleitsymptomatik. Die Schlussfolgerung der Autoren lautet: »Es könnte sein, dass gerade Elemente einzelner Methoden wie z. B. die Förderung von Selbstberuhigungs- und Selbstfürsorgestrategien im IRRT emotionales Coping bei diesem, besonderen Klientel effektiv unterstützen« (S. 212–213).

5.12 IRRT-Weiterbildungsmöglichkeiten

Aufgrund des wachsenden Interesses an der IRRT werden an mehreren Instituten und Kliniken in den deutschsprachigen Ländern IRRT-Curricula, Workshops und Supervision angeboten. Nach einem Einführungsworkshop (entspricht WE Basis-1), besteht die Möglichkeit, an einem weiteren Training zum zertifizierten IRRT-Therapeuten Level 1 und aufbauend Level 2 teilzunehmen. An den Wochenenden mit jeweils 20 Unterrichtseinheiten werden die theoretischen Grundsätze und praktische Anwendungsbeispiele (v. a. die grundlegenden Lehrvideos) der Methode vorgestellt. Als nächste Stufe besteht die Möglichkeit IRRT-Supervisor und IRRT-Trainer zu werden.

Ausführliche Informationen zum Aufbau der Weiterbildung sind nachzulesen im Praxishandbuch IRRT (Schmucker & Köster, 2019a, S. 136–139) oder auf den Webseiten www.irrt-deutschland.de bzw. www.irrt.ch.

Literatur

Alliger-Horn, C., Mitte, K., Zimmermann, P. (2015). Vergleichende Wirksamkeit vom IRRT und EMDR bei kriegstraumatisierten deutschen Soldaten. *Trauma und Gewalt; 9*(3): 204–215.

Arntz, A., Tiesema, M. Kindt, M. (2007). Treatment of PTSD: A comparison of imaginal exposure with and without imagery rescripting. *Journal of Behavioural Therapy & Experimental Psychiatry; 38*: 345–370.

Ehlers, A., Clark, D. (2000). *Posttraumatische Belastungsstörung*. Hogrefe: Göttingen.

Foa, E., Kozak, M. (1986). Emotional processing of fear: Exposure to corrective information. *Psychological Bulletin, 99*(1), 20–35.

Foa, E., Hembree, E., Rothbaum, B. (2007). *Prolonged exposure therapy for PTSD: Emotional processing of traumatic experiences*. New York: Oxford University Press.

Grunert, B., Weis, J., Schmucker, M., Christianson, H. (2007). Imagery rescripting and reprocessing therapy after failed prolonged imaginal exposure for posttraumatic stress disorder following industrial injury. *Journal of Behavioral and Experimental Psychiatry, 38*, 317–328.

Köster, R., Schmucker, M. (2016). *IRRT zur Behandlung anhaltender Trauer. Imagery Rescripting & Reprocessing Therapy in der Praxis*. Stuttgart: Klett-Cotta.

Pleger, W. (1998). *Sokrates: Der Beginn des philosophischen Dialogs*. Reinbek: Rowohlt.

Schmucker, M., Köster, R. (2014). Den Selbsthass überwinden; Versöhnung mit dem KIND-ICH. In: Dyer, A., Priebe, K. (Hrsg.). *Metaphern, Geschichten und Symbole in der Therapie Traumatisierter*. Göttingen: Hogrefe.

Schmucker, M., Köster, R. (2015a). Narratives Um-Schreiben – Imagery Rescripting & Reprocessing Therapy (IRRT). In: Linden, M., Hautzinger, M. (Hrsg.). *Verhaltenstherapiemanual*. 8. Aufl. Berlin: Springer.
Schmucker, M., Köster, R. (2015b). IRRT bei PTBS. In: Stavemann, H. (Hrsg.). *Therapie-Tools Integrative KVT.* Weinheim: Beltz.
Schmucker, M., Köster, R. (2016). IRRT (Imagery Rescripting & Reprocessing Therapy) – Bearbeitung belastender Bilder auf der INNEREN BÜHNE. In: Stavemann, H.H. (Hrsg.). *KVT-Update*. 2. Aufl. Weinheim: Beltz.
Schmucker, M., Köster, R. (2019a). *Praxishandbuch IRRT: Imagery Rescripting & Reprocessing Therapy bei Traumafolgestörungen, Angst, Depression und Trauer*. 4. Aufl. Stuttgart: Klett-Cotta.
Schmucker, M., Köster, R. (2019b). *»... und wie reagiert das Kind?« Diagnostik und Heilung durch Innere-Kind-Arbeit in der IRRT. Imagery Rescripting & Reprocessing Therapy*. Stuttgart: Klett-Cotta.
Staemmler, F. (1999). Verstehen und Verandern - Dialogisch-prozessuale Diagnostik. In: Fuhr, R., Sreckovic, M., Gremmler-Fuhr, M. (Hrsg.). *Handbuch der Gestalttherapie*. Göttingen: Hogrefe.

6 Strukturierte TraumaIntervention (STI)

Dorothea Weinberg

6.1 Beschreibung

Die Strukturierte TraumaIntervention (STI) ist ein »Comic-Verfahren« für Menschen ab ca. sieben Jahren, mittels dessen bewusste und quälendeTraumaerinnerungen integriert werden. Der Comic wird in einem vorbereitenden, stabilisierenden Null-Durchgang und darauf aufbauend in fünf konfrontativen Durchgängen erstellt. Die STI wird nach Angaben der Patientinnen von uns Therapeutinnen gezeichnet.

6.2 Entstehungsgeschichte

1993 erschien im GEO-Magazin ein Artikel über psychologische Behandlungen von kriegstraumatisierten Schulkindern in Kroatien. Ein Freund brachte mir diesen Artikel: »Lies das, und sag mir, ob wir uns da engagieren können!«

Dieser Artikel versetzte mich in einen Ausnahmezustand: Lehrerinnen arbeiteten nach einer Kurzausbildung und anhand eines Manuals mit seelisch kranken Schülern grauenhafte Gewalterlebnisse auf! Zum ersten Mal erfuhr ich von einer Möglichkeit, Schockerlebnisse mit Kindern explizit und methodisch aufzuarbeiten – und war sofort fasziniert. UNICEF hatte die weltweite Avantgarde der Traumapsychologie nach Zagreb einfliegen lassen. Dort hatten sie gemeinsam mit der kroatischen Psychologin Dr. Irena Besic ein Programm zur flächendeckenden Traumabearbeitung von Schulkindern entwickelt. Die Methode, die den Lehrkräften beigebracht worden war, war die Screentechnik in ihrer ursprünglichen Form.

Aus diesem Moment heraus ergaben sich zwei unterschiedliche Konsequenzen:

Zum einen gründeten wir eine Hilfsorganisation, suchten die Kollegin Bezic in Zagreb auf, ließen uns von ihr in unserer NGO-Arbeit anleiten. Infolge dessen gründeten wir nach vielen anderen Aktivitäten 1998 unser Kleinstkinderheim *Centar Duga* im Nordwesten Bosniens. Seitdem ist das der Ort, in dem ich Bindungs- und Traumatherapie für Klein(st)kinder entwickle.

Zum anderen war mir trotz aller Faszination für die Screenbehandlung von Anfang an klar, dass ich auf diese Weise unmöglich mit meinen eigenen Patienten in Nürnberg arbeiten konnte. Denn ich arbeitete in einem Kinderheim mit früh vernachlässigten und oftmals durch und in ihrer eigenen Familie gewalttraumatisierten Kindern. Also mit Menschen, die – in scheinbarem Gegensatz zu ihrer oft unberechenbaren Aggressivität und zuweilen Kaltherzigkeit – in ihrer Persönlichkeitsstruktur äußerst fragil und labil sind. In den sechs zurückliegenden Jahren hatte ich sehr oft erfahren, dass diese Kinder den freien Raum der Spieltherapie nicht als kreativen Möglichkeitsraum erleben, sondern als unsicheres Vakuum, das es durch Hyperaktivität und ständigem Zirkulieren in aggressiven Spielmotiven zu kontrollieren galt. Also hatte ich damals schon angefangen meine eigene Art von Spieltherapie zu entwickeln, deren jetzige Form aber erst durch die jahrelange Auseinandersetzung mit der Traumapsychologie heranreifte: Die *traumabezogene Spieltherapie*. Unendlich viele therapeutische Erfahrungen und fachliche Diskurse in den von mir gegebenen kindertraumatherapeutischen Seminaren führten schließlich 2010 zur Veröffentlichung dieses Konzeptes. Aber schon siebzehn Jahre zuvor war mir klar, dass ich meine Kinderheim-Patientinnen kaum mit den zu dieser Zeit vorhandenen therapeutischen Möglichkeiten sinnvoll behandeln konnte, geschweige denn, sie dem für sie unkontrollierbaren Stress der Screentechnik ausliefern durfte. Aus diesem Defizit heraus begann die Entwicklung der Strukturierten TraumaIntervention.

Meine Methode sollte beides integrieren:

- Ein Gefühl von Sicherheit, möglichst Geborgenheit und Kontrolle in der Therapiesituation und
- ein Hineinblicken in und Erarbeiten des unsäglichen Grauens bis man es durchgearbeitet hat.

Die Methode der Strukturierten TraumaIntervention wurde von mir ab 1997 im Kolleginnenkreis unterrichtet, im Jahr 2000 der Fachöffentlichkeit zum ersten Mal vorgestellt und 2003 abschließend manualisiert. Dieser Reifungsprozess führte schließlich zu meinem Buch »Traumtherapie mit Kindern« (2005), eines der allerersten Fachbücher zur Traumabehandlung bei Kindern (mittlerweile in der 7. Auflage).

Dadurch, dass meine Methoden auch in Österreich gelehrt wurden, wurde die STI dort in großem Umfang auch bei Erwachsenen angewendet, ohne dass ich zunächst hiervon erfuhr. Denn in Österreich gibt es die Trennung zwischen Kinder- und Jugendlichenpsychotherapeuten auf der einen Seite und Erwachsenenpsychotherapeuten auf der anderen Seite nicht. Erst allmählich wurde mir durch Supervisionstage in Österreich bewusst, wie erfolgreich und unkompliziert die Übertragung auf die Erwachsenenbehandlung dort erfolgt war. Hier in Deutschland hat sich in den letzten Jahren v. a. Helmut Rießbeck dafür eingesetzt, der STI in der Erwachsenentraumapsychotherapie einen Platz zu verschaffen. Am Ende meines Beitrages wird er sich zu den besonderen Chancen der STI mit Erwachsenen und den für diese Zielgruppe notwendigen Änderungen äußern.

6.3 Störungsbilder

- PTBS und Anpassungsstörungen, nach kurzer Stabilisierungsphase und Ressourcenaufbau;
- komplexe PTBS, nach längerer Stabilisierungsphase, gerade auch der therapeutischen Beziehung und Ressourcenaufbau – dabei sind jahrelange Traumaerfahrungen kein Hindernis;
- andere Traumafolgeerkrankungen oder stressorbasierte Störungsbilder, die im Gewand von Depressionen, Angststörungen, ADHS, Störungen des Sozialverhaltens etc. auftreten.

6.4 Anwendungsbreite

Für Menschen ab sieben Jahren – vorher ist keine genügende Arbeits- und Konzentrationsfähigkeit zu erwarten, so dass eine abgeschwächte Version oder ganz andere Methoden zum Einsatz kommen sollten, so wie die »Traumabezogene Spieltherapie« (Weinberg, 2017), »Wunscherfüllende Spiele« (Weinberg, 2017), EMDR für Kinder mit Narrativen nach Regina Hiller u. v. a.

6.5 Methode

6.5.1 Vorbereitung

Die STI ist ein ausgesprochenes Konfrontationsverfahren, für das dementsprechend die Leitlinie jeder modernen Traumabehandlung gilt: Objektive Sicherheit im Alltag, genaue Information über die Methode, absolute Freiwilligkeit der Zustimmung zur Anwendung, Überprüfung und evtl. Aufbau oder Verbesserung der seelischen Ressourcen, insbesondere für Stressverarbeitung, Eigenwahrnehmung und Affektregulation aber auch Befähigung zum selektiven Vertrauen. Je nachdem, wie diese Überprüfung ausfällt – in der Kinderpsychotherapie z. B. mittels der »Bau-dir!-Instruktion« nach Weinberg (2010) – und der möglicherweise notwendige Ressourcenaufbau voranschreitet, kann die STI schon in der dritten oder erst in der hundertsten Begegnung zum Einsatz kommen.

Die Methode der STI ist dem (kindlichen) Vergnügen an Comics entliehen. Schritt für Schritt entsteht auf einem großen Papierbogen die Geschichte eines schrecklichen Geschehens. Dabei sind wir Therapeutinnen nicht nur die Regisseurinnen, sondern auch die Zeichnerinnen. Unsere Patientinnen hingegen sind die Drehbuchautorinnen, die uns vorgeben, was wie in ihrer Geschichte passiert.

6.5.2 Die Prinzipien

Das erste Prinzip: Sicherheit und Geborgenheit spürbar machen

Die STI beginnt mit einer Stabilisierungsphase, dem sogenannten »*Null-Durchgang*«, in dem die beiden Fragen gestellt werden:

- »Wann war alles noch in Ordnung?« und
- »Wann hast du dich wieder sicher gefühlt?«

Wenn insbesondere die zweite Frage nicht beantwortet werden kann, müssen wir die STI an dieser Stelle abbrechen! Dies stellt keinerlei Problem dar, da wir uns im Null-Durchgang, also außerhalb der Traumakonfrontation, bewegen.

Des Weiteren vermitteln wir Sicherheit durch aktive Führung und durch unsere nonverbal beruhigende Kommunikation. Patientinnen erleben sich als »gehalten« und »geborgen« während der Arbeit.

Das zweite Prinzip: Bewusstes Arbeiten mit der unbewussten vegetativen Kommunikation zwischen Patientin und Therapeutin

Das zweite Prinzip bedeutet, dass wir unsere eigenen vegetativen Reaktionen auf die therapeutische Situation bewusst wahrnehmen und sie neben der visuellen, auditiven und olfaktorischen Wahrnehmung als zusätzlichen Hinweis auf die aktuelle Stressbelastung unserer Patientin auswerten. Dies macht natürlich nur Sinn, wenn diese Wahrnehmung geschult ist und wenn wir Therapeutinnen unsere eigenen vegetativen Traumafolgereaktionen in Selbsterfahrung oder Eigentherapie aufgearbeitet haben.

Für den Null-Durchgang heißt das konkret: Wenn wir bei diesen Bildern ein »mulmiges Gefühl« haben, müssen wir dem nachgehen. Meist liegt es daran, dass die Situation vielleicht objektiv sicher ist, aber keine Bindungssicherheit oder Geborgenheit spürbar ist. Dann muss man nach einem zusätzlichen Bild suchen – und sei es, dass z. B. ein Haustier o. ä. in einer konkreten Situation die Bindungssicherheit gibt.

Darüber hinaus stellt das gesamte Verhalten der Therapeutin eine Außenregulation der Patientin in Bezug auf ihren Stresszustand dar:

- Unser Ton ist ruhig und freundlich, aber auch sachlich.
- Unser Tempo ist zügig.
- Wir gehen nicht in vertiefenden Blickkontakt, der ein Kind oder eine Jugendliche wegen der sofort aufbrechenden Gefühle zum Ausbrechen nötigen würde.

Selbst wenn Gefühle in der Patientin auftauchen, verbalisieren wir sie nicht, sondern fragen freundlich-sachlich: »Und was ist dann passiert?« Erst im letzten Durchgang der Affekte und Kognitionen werden die Gefühle zusammengesammelt, benannt, in den entstandenen Comicstrip eingetragen – aber nicht im Hier und Jetzt geweckt.

Das dritte Prinzip: Die STI scheint eine ausgesprochene Hippocampus-Aktivierung zur Verfügung zu stellen

Indem wir permanent das Narrativ (»Und was ist dann passiert?«) in seiner Reihenfolge klären, aktivieren wir vermutlich vor allem den linken Hippocampus. Indem wir aber auch permanent die räumliche Orientierung klären (»Wo ist auf diesem Bild die Tür/der Baum/das Auto?« oder »Wie lag der Körper genau?«, »An welcher Stelle des Bettes setzte er sich?« etc.) und visuelle Wahrnehmung (»Wie sah das Gesicht/die Waffe/der Penis etc. genau aus?«) halten wir den rechten Hippocampus in der Arbeit. Dadurch unterstützen wir ununterbrochen die Stressregulation unserer Patientin, weil ein aktiv gehaltener Hippocampus immer die Erregung der Amygdala im zuträglichen Bereich hält (*Window of Tolerance*). Während die Amygdala in der Gefahr steht, durch die Beschäftigung mit den Traumaereignissen in eine starke Übererregung zu geraten und somit den Hippocampus zu blockieren, verhindert der aktivierte Hippocampus genau diese gefährliche Übererregung und ermöglicht dadurch die Verarbeitung und Integration des Erlebten.

Meiner Meinung nach, wäre es spannend, diese Amygdala-Hippocampus-Hypothese wissenschaftlich zu überprüfen – aber da dazu m. W. bisher keine Bestrebungen festzustellen sind, kann ich im Moment einfach nur meine Einschätzung festhalten: Mit diesem Denkmodell kann man sich in der STI-Durchführung orientieren und das kurze Aufflackern von Emotionen sowie deren schnelle Beruhigung gut erklären.

Das vierte Prinzip: Von der systematischen Desintegration zur strukturierenden Integration fragmentierter Wahrnehmungen in sechs Durchgängen

Die STI greift etwas auf, was das Gehirn im Moment der traumatischen Einwirkung von sich aus macht: Die integrativen Fähigkeiten der Wahrnehmungsverarbeitung brechen zusammen, so dass die Wahrnehmungen fragmentiert abgespeichert werden. Zusätzlich hat man aber auch den Eindruck, dass die Fragmentierung eine Schutzfunktion für das Individuum hat in Bezug auf gefährliche Reiz-, Stress- und Affektüberflutung. Die STI nutzt diese protektiven Eigenschaften der spontanen Fragmentierung und ersetzt sie durch eine systematische Desintegration der Wahrnehmungsebenen in fünf Durchgängen: Visuell in Schwarz und Weiß, visuell in Farben, auditiv, Körperwahrnehmungen und im fünften Durchgang Affekte und Kognitionen.

Wir dürfen nicht erwarten, dass sich unsere Patientinnen an diese Vorgaben von selbst halten. Im Gegenteil ist es unsere Aufgabe, sie stets freundlich aber konsequent dazu anzuleiten. Indem diese Wahrnehmungsebenen zunächst strikt voneinander getrennt werden, können die unerträglichen Erlebnisse im Zuge der STI-Behandlung komplett zusammengesetzt und integriert werden.

6.7 Das Ziel der STI

Das Ergebnis ist die Rekonstruktion und Integration des Erlebten. Unser Ziel ist nicht das Vergessen – obwohl sich das unsere Patientinnen oft genug am meisten wünschen –, sondern dass die Erinnerungen an die Erlebnisse ihr Bedrohungspotenzial und ihre Macht über Gegenwart und Zukunft verlieren, so dass sie sich in das Kontinuum eines vielfältigen Lebens einfügen, das tragische aber auch schöne Seiten hat. Das verstehen wir unter »Integration« und in vielen Fällen erleben wir in der Folge posttraumatisches Wachstum. Patientinnen äußern oft, dass sie spüren, etwas sei in ihnen »rund geworden«.

6.8 Übergeordnete Sichtweise

Der in letzter Zeit diskutierte Ansatz der »Stressorbasierten Psychotherapie« von Thomas Hensel (2017)[2] lenkt den psychotherapeutischen und -diagnostischen Blick konsequent auf die Belastungserlebnisse eines Lebens und hilft konkret bei der nachträglichen Verarbeitung derselben. Damit ist ausdrücklich auch der Entwicklungsbereich der Bindung bis hin zur Bindungsstörung gemeint. Alle meine Verfahren sind Beispiele für Stressorbasierte Psychotherapie. Dieser Blick ist erfreulich unideologisch und gibt darüber hinaus sämtlichen seriösen Psychotherapieschulen ihre Andockpunkte, so dass die dringend notwendigen schulenübergreifenden Diskurse möglich werden.

6.9 Fallbeispiel

Sabina (20 J.) ist eine hübsche intelligente junge Frau, die ihr Abitur bravourös gemeistert hat, aber nun mit ihrem Studium scheitert. Sie leidet seit fast einem Jahr unter schweren Panikzuständen, die sie außerhalb ihres Elternhauses überfallen. Ein

2 Auf Grundlage der aktuellen Forschung zur Rekonsolidierung von Gedächtnisinhalten weist Thomas Hensel über die unterschiedlichsten Traumabehandlungsmethoden, die in den letzten Jahren vorgestellt wurden, ein einheitliches Wirkprinzip nach: die Diskrepanzerfahrung im Zustand einer neuronalen Aktualisierung von belastenden Gedächtnisinhalten. Wenn diese Diskrepanzerfahrung von Sicherheit oder Bewältigung subjektiv glaubwürdig und emotional deutlich spürbar vermittelt wird, wird der vorübergehend veränderungsoffene Zustand des Gedächtnisses für eine entlastende Gedächtnisrekonsolidierung genutzt.

geplanter Auszug wurde deswegen abgesagt und insgesamt wird ihr Mut, hinaus zu gehen, immer schwächer.

Sie hat einen jungen Mann wegen Vergewaltigung auf einer privaten Abiturfeier angezeigt, allerdings erst Wochen später und sie tat sich mit der Aussage schwer. Wegen der Panikattacken wurde sie stationär in der Psychiatrie aufgenommen, wo sich allerdings ihr Befinden permanent weiter verschlechterte. Man meinte dort, sie von ihrer »vereinnahmenden« Familie trennen zu müssen, damit sie selbstständiger werde und sie verhaltenstherapeutisch mit dem Angstauslöser »Rausgehen« konfrontieren zu müssen (flooding). Sabina entließ sich aus Verzweiflung selbst und begab sich bald darauf extrem labil in meine Behandlung.

Aus der Anamnese ergab sich, dass sie gute Bindungsrepräsentationen von beiden Eltern hatte, aber immer schon ein eher schüchternes Mädchen gewesen war. Sie hatte stets gute Freundinnen gehabt. Die Pubertät hatte keine großen Verwerfungen und Krisen gezeitigt, wohl aber eine Verselbstständigung von den Eltern. Sie hatte auch erste altersgemäße Verliebtheiten und sexuelle Kontakte erlebt. Nach ihrer Aussage hatte sie sich nach dem »Vorfall« wochenlang wie betäubt und roboterhaft funktionierend erlebt. Die Panikattacken mit Todesangst hätten sich erst ein paar Wochen nach dem »Vorfall« eingestellt und schienen ihr völlig unerklärlich, d. h. ohne ersichtlichen Auslöser, »ein inneres Phänomen – grauenhaft« nannte sie es. Im Zusammenhang mit dem Psychiatrieaufenthalt war es zu einer Verschlimmerung ihrer Schlafstörungen gekommen, was Sabina nervlich zusätzlich belastete.

Die Therapie begann ich mit dem Aufbau von subjektivem und inneren Sicherheitserleben und ich stellte überrascht fest, dass Sabina trotz extremen Leidensdrucks und affektiver Labilität sehr schnell etwas anfangen konnte mit meiner Aufgabe: »Zeichnen Sie hier auf diesem Blatt eine Situation, in der Sie sich einmal ganz sicher und geborgen gefühlt haben!«. Beim Zeichnen konnte man regelrecht spüren, wie sie ruhiger und optimistischer wurde. Sie malte ein Weihnachtsfest mit ihrer Familie, dann einen Badeurlaub mit Freundinnen in der Nähe von Venedig. Die Anspannung, Übererregung und Erschöpfung schwanden für eine kurze Zeit, – eine Phase, die wir nutzen konnten, um die vegetativen Resonanzen auf diese Veränderung körperlich zugänglich und spürbar zu machen sowie körperlich zu verankern.

Der nächste Schritt war eine Fantasiereise zum »Sicheren Ort«, die ihr ebenfalls gut gelang. Sabinas sicherer Ort war ein magischer Ort: Ein Wasserschloss im Wald, das von einigen starken und mutigen Bären bewacht wurde, die sie selbst gezähmt hatte.

Dieser Ressourcenaufbau brachte deutliche erste Besserungen wie zeitweise Entspannung, geringere Schreckhaftigkeit, Aktivierung ihrer sozialen Kontakte und leichteres Einschlafen.

Da aber im Schlaf weiterhin Alpträume und im Alltag Panikattacken auftauchten, deren Auslöser unklar blieben, besprachen wir, nach Abschluss der Gerichtsgutachtertermine (zwei Monate später), die STI einzusetzen.

Auf den nächsten Seiten sehen Sie, wie Sabinas Informationen zu den einzelnen Durchgängen von mir zeichnerisch umgesetzt wurden und wie sich Schritt für Schritt ein schweres Schockerlebnis darstellt, bei dem es zu einer dissoziativen Stressverarbeitung gekommen war.

Null-Durchgang (A)

- »Wann war alles noch in Ordnung?«

Als gutes Anfangsbild erzählt Sabina von einem Besuch im Freibad mit vielen Freunden, der nach den letzten Abiturrüfungen stattgefunden hatte. Sie hatten alle total viel Spaß und Sabina war stolz, dass sie locker vom 7-Meter-Brett sprang.

- »Wann haben Sie sich danach wieder sicher fühlen können?«

Als sie mit ihren Eltern in den Alpen auf einer ihr vertrauten Gebirgswanderung unterwegs war (▸ Abb. 6.1).

Visueller Durchgang in Schwarz und Weiß (B)

In Bezug auf die Vergewaltigung kann sie sich nur an wenig erinnern: Den Ort, die Umstände, den jungen Mann »Jo«, in den sie etwas verliebt gewesen war, den harmlosen Anfang mit Flirten, Knutschen und Fummeln, sich von den übrigen Feiernden ins Haus wegschleichen und dass sie im Gästezimmer plötzlich gewaltsam dazu gezwungen wurde, vor ihm und seinem entblößten Geschlecht nieder zu knien. Dann ging er weg, sie versteckte sich zunächst auf der Toilette und alarmierte anschließend nach einiger Zeit ihre Mutter, um sich von ihr nach Hause fahren zu lassen. Sie stieg in das Auto und redete nichts – erst Wochen später löste sich die mentale Schockstarre so weit, dass sie mit der Mutter über den Vorfall sprechen konnte.

Die Gebirgswanderung mit ihren Eltern hatte erst wenige Wochen vor der STI-Behandlung stattgefunden.

In diesem ersten Erinnerungsdurchgang werden nicht selten zusätzlich zu den erfragten visuellen Erinnerungen weitere Erinnerungen assoziiert. Diese stoppen wir schnell, freundlich und bestimmt und verweisen sie auf einen späteren Durchgang: »Es ist gut, dass Sie sich daran erinnern – aber Farben bzw. was zu höre/spüren/fühlen war, kommt erst in einem späteren Durchgang. Jetzt schauen wir, was da noch zu sehen war!« und »Was ist dann passiert?«

Nach jedem Durchgang: Die bisherige (hier visuelle) Gesamtinformation wird von mir in den Worten der Patientin wiederholt.

Als sie am Ende zustimmt, frage ich sie, ob ihr bei den Bildern im dunklen Zimmer etwas auffällt. Dies ist nicht der Fall. Ich weise sie darauf hin, dass zwischen dem Bild als sie kniet und dem folgenden Bild, als der junge Mann aus der Tür geht, vielleicht etwas passiert sei. Sabina stimmt nachdenklich zu, kann sich aber an gar nichts erinnern. Da wir in einer solchen Situation die Möglichkeit eines dissoziativen Vergessens in Betracht ziehen müssen, haben wir die methodische Möglichkeit, für das fehlende Zwischenglied einen leeren Bilderrahmen einzufügen. Dadurch kann aber ein räumliches Problem entstehen, dass man aber wie hier gezeigt »handwerklich« (ausschneiden und neu aufkleben) leicht lösen kann (▸ Abb. 6.1).

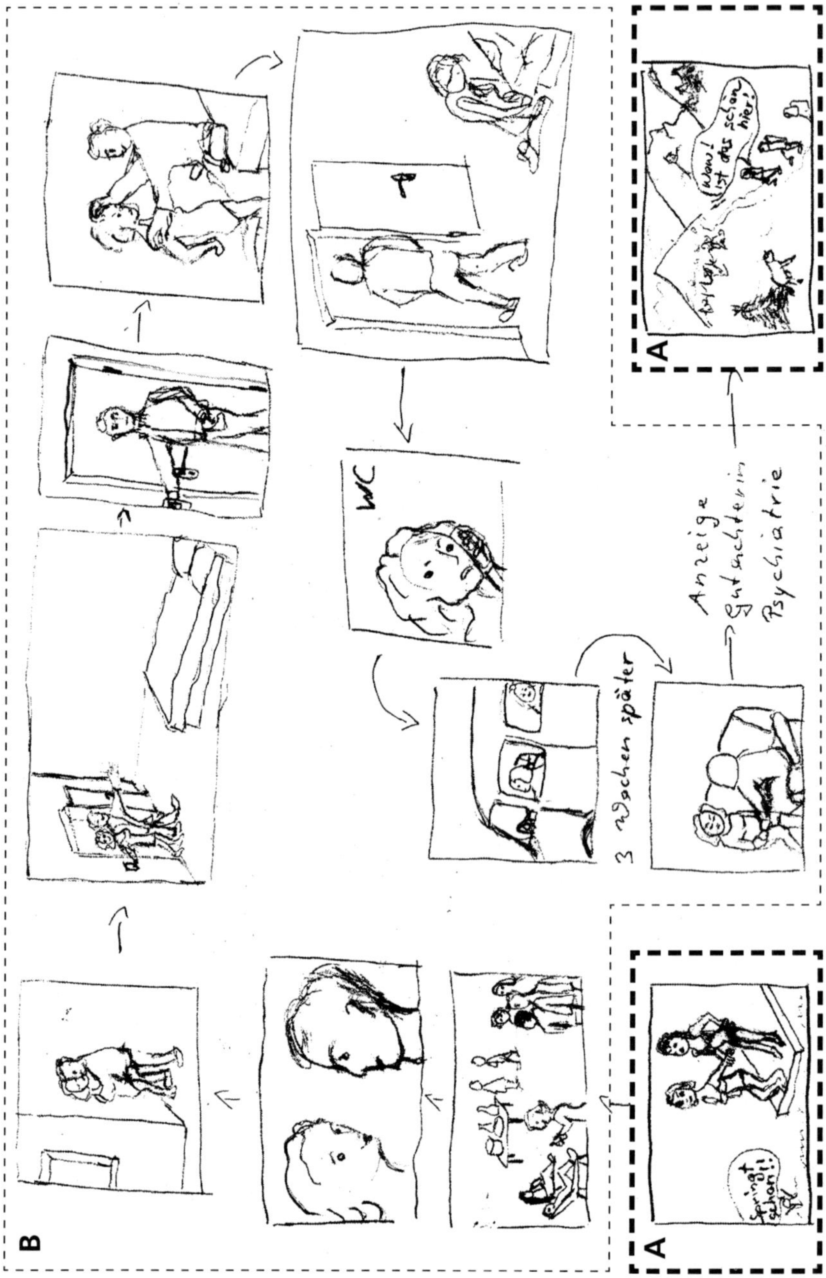

Abb. 6.1: STI bei Sabrina: Null-Durchgang (A) und Visueller Durchgang in Schwarz und Weiß (B).

Farbdurchgang (C)

[Dieser kann aus drucktechnischen Gründen leider nicht entsprechend dargestellt werden]. Aber: Als wir zum leeren Bilderrahmen kamen, frage ich erneut »Welche Farben sollten hier vielleicht hinein?« und Sabina äußert sofort: »Schwarz! Alles dunkel!«] (▸ Abb. 6.2)

Akustischer Durchgang (D)

Alle Informationen kommen mittels Sprechblasen (verbales) und Bildeinträge (Geräusche) in die Bilder hinein. Als wir zu dem leeren Rahmen kommen, assoziiert Sabina »Ächzen und Stöhnen« (▸ Abb. 6.2).

Körperwahrnehmungsdurchgang (E)

Bei den Bildern im Gästezimmer erinnert Sabina starke Schmerzen insbesondere an den Haarwurzeln und weil der junge Mann sie auf die Knie zwingt. Im ursprünglich leeren Rahmen erinnert sie die schmerzhaften Stöße seines erigierten Penis in ihren Mund und Schlund, dass sie nicht mehr atmen konnte und das Gefühl, das Bewusstsein zu verlieren und zu ersticken. Sie erinnert die zuckende Ejakulation im Mundraum und Rachen und Substanz und Geschmack des Spermas und dass er ruckartig von ihr abgelassen hatte und sie wortlos verließ: »Alles war wortlos.« Sie blieb erstarrt und benommen auf den Knien zurück (▸ Abb. 6.2).

Emotions- und Kognitionsdurchgang (F)

Der völlig unerwartete Gewaltausbruch löste bei ihr eine Schreckensstarre aus und dann sofortige extreme Panik, die jetzt erinnert werden kann (▸ Abb. 6.2).

Resümee

Die Integrationarbeit ermöglichte ein sofortiges Aufhören der Panikattacken und einen Wiederaufbau von Vertrauen in ihren Körper und in ihre Affektregulation.

Die Behandlung von Sabina konnte bald nach der letzten Konfrontationssitzung abgeschlossen werden.

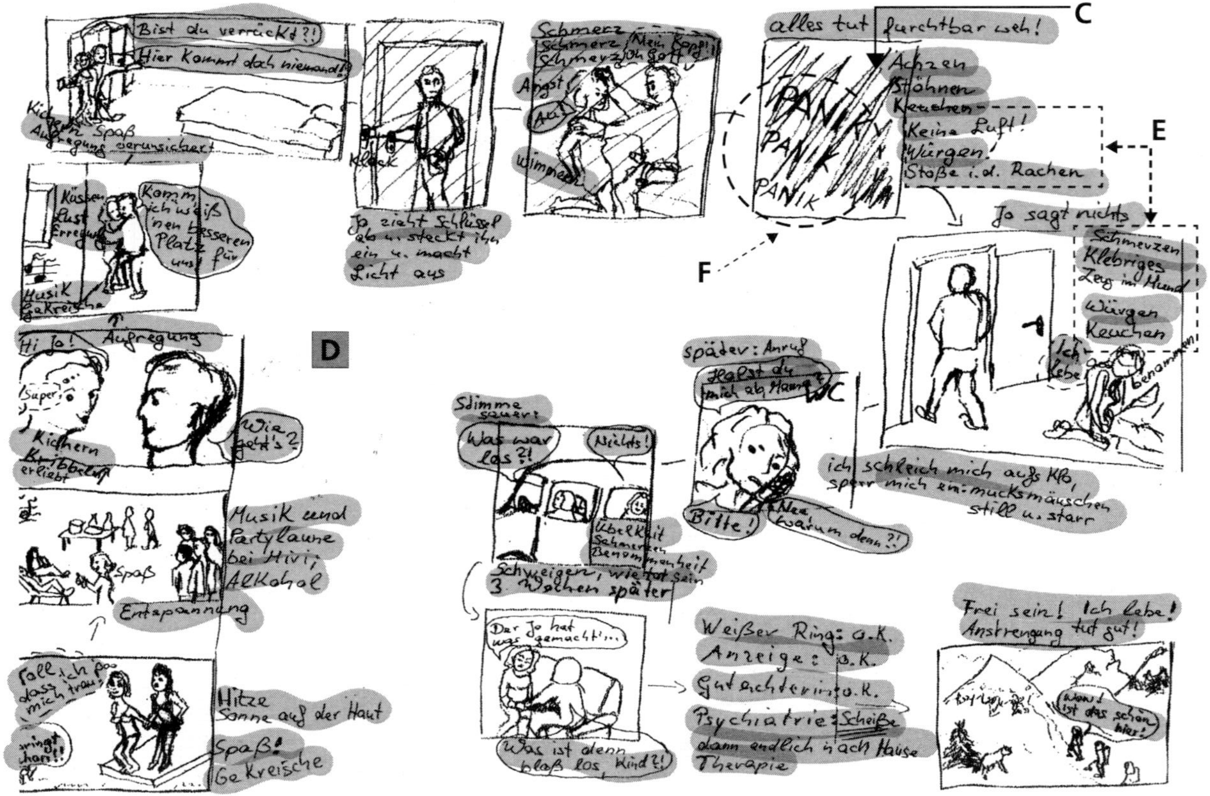

Abb. 6.2: STI bei Sabrina: Farbdurchgang (C), Akustischer Durchgang (D) (Sprechblasen und Bildeinträge werden ergänzt), Körperwahrnehmungsdurchgang (E), Emotions- und Kognitionsdurchgang (F).

6.10 Ausbildung

Die STI-Ausbildung führt in einem zweitägigen Seminar zur Anwendungsreife. Diese Seminare finden im Rahmen des Weinberg-Instituts für Trauma- und Bindungstherapie für Kinder und Jugendliche statt. Unsere Seminare bieten wir in Nürnberg und Dresden an.

Aber auch im Kindertraumainstitut Offenburg, im Zentrum Angewandter Psychotraumatologie Wien (ZAP), im Seminarzentrum »Jugendhof Vlotho« bei Bielefeld, und in der ProJuventute-Akademie Salzburg finden jährlich unsere Fortbildungen zur STI statt.

Darüber hinaus werden wir von vielen weiteren Veranstaltern eingeladen.

Alle Informationen über unsere Institutshomepage www.dorothea-weinberg.de

6.11 Modifikation der STI für Erwachsene

Helmut Rießbeck

Innerhalb von drei Jahren konnte eine Gruppe von fünf Erwachsenentherapeuten mit der STI von Frau Weinberg reichhaltig Erfahrungen sammeln. Dabei zeigte sich, dass einige kleinere Abwandlungen im Vorgehen zeitweise nützlich waren. Sie tragen dem anderen Kommunikationsstil in der Erwachsenenpsychotherapie Rechnung. Sie berücksichtigen das höhere Ausmaß an häufig schon zeitlich bedingter Chronifizierung. Allerdings ist es erstaunlich, wenngleich aus den Modellen der Traumaverarbeitung theoretisch gut verständlich, wie die Belastungsereignisse mit dieser Technik unmittelbar frisch und im Jetzt geschehend erlebt werden.

Im Einzelnen haben sich bei Erwachsenen die folgenden zusätzlichen Werkzeuge und Hilfsmittel bewährt:

- Nach dem »Nulldurchgang« wird für den erwarteten schlimmsten Moment ein SUD (»subjective units of discomfort«) auf einer Skala von 1–10 abgefragt. Bei Skalenwerten über 5 sind ankernde Hilfen, wie z. B. ein Stein in der Hand oder eben das, was mit der Patientin gemeinsam erprobt wurde, zu benutzen.
- Therapeutin und Patientin zeichnen vorzugsweise abwechselnd, je nach Fähigkeiten. So wird die Botschaft vermittelt – »wir beide schaffen das zusammen«. Selbstverständlich zeichnet die Therapeutin, wenn sich die Patientin ihrer handwerklichen Fähigkeiten zu sehr schämt. Dabei ist unerheblich, ob die Therapeutin ausdruckstark zeichnet. Hier geht es nicht um Ausgestaltung, sondern um »Verortung für alle Sinne«.
- Häufig ist es gerade bei Erwachsenen im Sinne der wirksamen Filterung nötig, die fünf Durchgänge für die Sinne klar zu trennen. Auch bei Erwachsenen ist das

Vorgehen hierbei sehr direktiv. Die Benennung der Affekte und Kognitionen können gut in getrennten Durchläufen untergebracht werden.

- Manchmal lasse ich Patientinnen wählen, welcher Sinnesbereich als Erster an der Reihe ist.
- Für die einzelnen Durchgänge kann gut mit Sprechblasen gearbeitet werden. Verschiedenfarbige Klebezettel können, die Belastungsmomente (»hot spots«) repräsentierend, an die jeweiligen Bilder angeklebt werden. Jeder Durchgang kann so durch eine Farbe gekennzeichnet werden.
- Der Papierbogen, bei mir in der Regel in der Größe von A2 bis A3, wird auf Wunsch der Patientin, die die Anordnung und Größe der Bilder bestimmt, in entsprechende Felder eingeteilt. Meist ergibt sich ein Uu-förmiger oder kreisförmiger Ablauf von 8 bis 12 Bildern.
- Wenn höhergradig dissoziative Reaktionen das Bild bestimmen, kann es sinnvoll sein, Belastungsbilder aus dem jeweiligen Zyklus zwischenzeitlich abzudecken, und sich so sicher nur mit einem Moment zu beschäftigen. Das Abdecken nimmt die Patientin vor. Dann ist es auch hilfreich die STI mit Dissoziationsstops, also reorientierenden Interventionen, die am besten vorher vereinbart wurden, zu durchsetzen.
- Nach meiner Erfahrung ist der Ablauf bei Erwachsenen insgesamt langsamer. Dies ist möglicherweise dem Umstand geschuldet, dass die Betroffenen das Belastungsereignis vielfach innerlich wiederholt und umgearbeitet haben.
- In den weiteren Schritten der Realisierung der traumatischen Erfahrung bis weit in die Abschlussphase der Therapie kann immer wieder auf die bildliche Darstellung zurückgegriffen werden. So ist das Ereignis einerseits Teil der inneren Wirklichkeit, andererseits doch »tote« nach außen gestellte Vergangenheit, die in der Praxis untergebracht wird, und in den meisten Fällen auch dort verbleibt.

Literatur

Hensel, T. (2017). *Stressorbasierte Psychotherapie*. Stuttgart: Kohlhammer

Weinberg, D. (2000). Psychotherapie mit traumatisierten Kindern. *Report Psychologie*, 7, S. 437–449.

Weinberg, D. (2016). *Traumatherapie mit Kindern.* (7. Aufl). Stuttgart: Klett-Cotta.

Weinberg, D. (2017). *Psychotherapie mit komplex traumatisierten Kindern*. (4. Aufl) Stuttgart: Klett Cotta.

Weinberg, D. (2018). *Elternratgeber »Verletzte Kinderseele«*. (4. Aufl.) Stuttgart: Klett-Cotta.

7 Die Beobachtertechnik zur Traumakonfrontation in der Psychodynamisch Imaginativen Traumatherapie PITT

Ulrike Reddemann und Isabelle Rentsch

7.1 Entstehungsgeschichte

Luise Reddemann entwickelte das Vorgehen der Psychodynamisch Imaginativen Traumatherapie (PITT) ab 1985 an der Psychosomatischen Klinik des Ev. Johanneskrankenhauses Bielefeld, um dem Behandlungsbedarf ihrer Patientinnen besser gerecht zu werden, die überwiegend traumainduzierte Folgestörungen aufwiesen. Sie holte sich ihr Wissen von erfahrenen Kolleginnen in den USA und den Niederlanden, wo es zu dieser Zeit bereits zahlreiche Erfahrungen gab, unterrichtet ihr Vorgehen seit 1996, zunächst gemeinsam mit Ulrich Sachsse, der sich an ihrem Ansatz sehr interessiert zeigte und schrieb 1996 und 1997 gemeinsam mit ihm (Reddemann & Sachsse, 1996, Reddemann & Sachsse 1997) und ab 2001 (Reddemann, 2001) zum ersten Mal ausführlich darüber. Damals waren traumamodifizierte Vorgehensweisen zur Behandlung von komplexen Traumafolgestörungen im deutschsprachigen Raum so gut wie nicht bekannt.

Entwickelt wurde das Vorgehen für die Behandlung von Patientinnen mit schweren komplexen posttraumatischen Störungsbildern, deren Erscheinungsbild von Traumafolgestörungen mangels Diagnose im ICD-10 (WHO/Dilling, Mombour & Schmidt, 2000) am ehesten mit DESNOS (Disorder of extreme Stress not otherwise specified), (Herman, 1992), Bindungs- und Entwicklungstrauma (van der Kolk, 2015) oder als Aneinanderreihung komorbider Störungen aus dem ICD-10 beschrieben werden kann. Selbst für das kommende ICD-11 ist dieses komplexe Störungsbild im Rahmen des Konzeptes komplexe posttraumatische Belastungsstörung (kPTBS) noch nicht hinsichtlich ihres Schweregrads spezifiziert. (Maerker, 2017). Darüber hinaus gibt es viele Traumafolgestörungen, die nicht durch eine Posttraumatische Belastungsstörung gekennzeichnet sind, so dass Luise Reddemanns Interesse besonders diesem Klientel gilt. Wir sprechen im Folgenden von komplexen Traumafolgestörungen.

Das Vorgehen nach PITT basiert auf einem psychodynamischen Verständnis, welches das Übertragungs- und Gegenübertragungsgeschehen sowie das Bindungs- und Beziehungsgeschehen als hoch relevant ansieht und einbezieht.

Die zunächst vorgeschlagene traumaadaptierte und traumamodifizierte Vorgehensweise (Reddemann & Sachsse, 1996; Reddemann & Sachsse, 1997) enthielt auch Elemente aus anderen Therapierichtungen.

Die Neuropsychotherapie (Grawe, 2004), Studien zur Resilienz (Werner & Smith, 2001) einige Konzepte von Viktor Frankl (Frankl, 2005), vor allem seine Berücksichtigung des Tröstens, und der Vorschlag des beidäugigen Sehens (Fürstenau, 2007) fanden in der Ressourcenorientierung des traumamodifizierten psychodynamischen

Vorgehens Berücksichtigung. Heute sind die neueren Forschungen zu psychischem Wohlbefinden und Resilienz (u. a. Boss, 2008), die Mitgefühlsforschung (Germer, Siegel & Fulton, 2009; Bolz & Singer, 2013) und die personzentrierte Psychotherapie (Rogers, 1951) relevant.

Vor allem die unspezifischen Therapievariablen (u. a. Freundlichkeit, Mitgefühl, Wärme) sind grundlegend. Sie verantworten in der Forschung häufig den höchsten therapeutischen Effekt (Wampold, 2010; Wampold, Imel & Flückiger, 2018). Therapeutinnen, die die PITT anwenden, brauchen eine achtsame Haltung, die Fähigkeit zu Mitgefühl und eigene Übung im Selbstmitgefühl (Reddemann, 2016; Grossmann & Reddemann, 2016). Die therapeutische Haltung ist des Weiteren durch Würdeorientierung (Reddemann, 2008/2015) gekennzeichnet und von den Ethikregeln des Weltärztebundes, Patientinnen niemals zu schaden, bestimmt. Eine tragfähige Beziehung zwischen Therapeutin und Patientin wird als unabdingbare Voraussetzung für eine Traumakonfrontation betrachtet.

Das Vorgehen in der PITT ist ausführlich beschrieben in den jeweils neuesten Ausgaben der Bücher und Skriptmaterialien (Reddemann, 2001; 2004; 2011; 2016; 2017a; 2017b und nicht öffentliche Skripte bis 2018).

In Einklang mit den Behandlungsrichtlinien der International Society of traumatic Stress (Cloître et al., 2012) wird bei der PITT in der Behandlung von komplex traumatisierten Patientinnen ein phasenorientiertes Vorgehen empfohlen: Die erste Phase gilt der *traumaspezifischen Stablisierung*, die zweite Phase der *Bearbeitung traumatischer Erinnerungen* und die dritte Phase dient der *Reintegration* und dem *Neubeginn* (Reddemann, Wöller, 2017, S. 25–26).

Zu den therapeutischen Grundhaltungen der prozessorientierten Behandlung in der PITT zählen zudem ein *informed consent* und *shared decision making* mit der Patientin in allen Behandlungsphasen. Das beinhaltet eine gemeinsame Entscheidungsfindung mit der Patientin zum geeigneten Zeitpunkt und Art der Anwendung der Traumakonfrontation. Transparenz und Aufklärung der Patientinnen wird inzwischen auch nach dem Patientenrechtegesetz (2013) verlangt. Es werden außerdem Risiken und Nebenwirkungen von PITT und anderen Verfahren vorgestellt und mit der Patientin gemeinsam die Entscheidung zum Vorgehen bei der Konfrontation und der Wahl des Konfrontationsverfahrens getroffen. Je nach Möglichkeiten der Therapeutinnen kommen diese in der Therapie zum Einsatz oder es muss weiterverwiesen werden.

Kontrolle und Entscheidung bleiben in jedem Fall bei der Patientin. Sie kann eine Traumakonfrontation auch ablehnen. Ist bei der PTBS eine Traumakonfrontation fast immer indiziert, hat die Studienlage bisher keine ausreichenden Nachweise erbracht, dass eine Traumakonfrontation bei schweren kPTBS bzw. bei schweren Traumafolgeerscheinung ohne Posttraumafolgen nach dem Modell der PTBS Vorteile hat (Courtois & Ford, 2012). Sie sollte daher in der Behandlung dieser Patientinnen nicht in jedem Fall stattfinden. Oberste Maxime in der PITT ist, nicht zu schaden.

Die Traumakonfrontation wird bei Bedarf eingesetzt, als Herzstück der PITT kann jedoch die Arbeit mit verletzten jüngeren Persönlichkeitsanteilen auf der »inneren Bühne« angesehen werden, da es sich hier um eine kausale und schonende Arbeit handelt. Für eine Entscheidung zur Traumakonfrontation spielen der mögliche Gewinn für die Patientin (weitere Entlastung, Verständnis für sich selbst in allen Facetten, tiefere Einsicht in die eigene hohe Resilienz) und das Abwägen von Risiken (mangelnde äußere Sicherheit, unzureichende Bewältigungsstrategien im Umgang mit Affekten und Körperempfindungen, fehlende Alternativen zu dissoziativen Bewältigungsstrategien in Belastungssituationen wie der Traumakonfrontation) eine Rolle, die mit der Patientin abgewogen werden.

Ziel der Traumabehandlung und auch der Traumakonfrontation ist ein besseres Wohlbefinden der Patientin und eine verbesserte Alltagsbewältigung. Manchmal ist eine Ermutigung der Patientin zu diesem Schritt hilfreich, ebenso jedoch Demut und Bescheidenheit von Seiten der Therapeutinnen, wenn eine Traumakonfrontation von den Patientinnen abgelehnt wird, da wir das Ausmaß ihrer Verletzungen ja nur erahnen können, weil wir nicht selbst gleichermaßen Betroffene sind (Reddemann, 2015).

7.2 Störungsmodell und Wirkungsweise in der PITT

Durch massive Traumaeinwirkung wird das Welt- und Selbstverständnis (Fischer & Riedesser, 2009) der Betroffenen nachhaltig erschüttert. Um die Verletzungen, mit massiven Gefühlen von Ohnmacht, Hilflosigkeit, Scham, Schmerz sowie weiteren unerträglichen Emotionen und Körperempfindungen in den traumatischen Gegebenheiten zu überleben, spalten sich diese bei anhaltender Traumaeinwirkung als überlebensnotwendige Schutzreaktion ab.

Luise Reddemann geht aufgrund der Forschungen zu den wirksamen unspezifischen Therapievariablen (Wampold, Imel & Flückiger, 2018), der Mitgefühlsforschung (u. a. Neff, 2012; Bolz & Singer, 2013) und der schon von Viktor Frankl vertretenen Notwendigkeit von Trost (Frankl, 2005) sowie ihrer jahrzehntelangen Meditationserfahrung davon aus, dass ein Begleiten der Patientinnen, welches von Mitgefühl und Trost durch die Therapeutin getragen ist und das erlebte Schwere anerkennt, am meisten hilfreich ist.

Mitgefühl und Trost sind m. W. bis heute in anderen traumatherapeutischen Vorgehensweisen so gut wie kein Thema. Deshalb werden die Patientinnen zu Handlungen von Trost und Mitgefühl sich selbst und ihren jüngeren verletzten Ich-Anteilen gegenüber im Hier und Jetzt angeregt. Letztere werden im Hier und Jetzt durch die Klientin selbst oder über von der Klientin imaginierte Helferinnen versorgt. Die jüngeren verletzten, traumatisierten Ich-Anteile erfahren zudem einen Bezug zu den aktuellen Gegebenheiten, den Stärken und Fähigkeiten der Patientin heute und bekommen damit einen aktuellen Zeitbezug. Diese Schritte des Trostes innerer verletzter Anteile und des Ankommens in der Gegenwart des erwachsenen Ich, also der Realisation (Janet, 1889; van der Hart, Njienhuis & Steele, 2008) ermöglichen die Auflösung traumabedingter Spaltungen. Die Arbeit mit den verletzten jüngeren Ich-Anteilen stellt bereits eine minimale Traumakonfrontation dar, führt zu deutlichen Entlastungen und wirkt kausal gegen Intrusionen (Reddemann, 2011). Sie ist ebenfalls wichtiger Teil der eigentlichen Traumakonfrontation in PITT, wie unten beschrieben.

In Anlehnung an das Ego-State-Konzept von Paul Federn (vgl. Watkins & Watkins, 2012) und das Konzept der strukturellen Dissoziation (van der Hart, Nijenhuis & Steele,

2008), gehen wir bei der PITT davon aus, dass die durch die Einwirkung von extremem traumatischem Stress entstandenen abgespaltenen Aspekte der Persönlichkeit wieder in Verbindung gebracht werden müssen, um nachhaltige Entlastung zu erfahren.

Die unter Traumaeinwirkung als Schutzreaktion des Organismus entstandenen überlebensnotwendigen Abspaltungen von Persönlichkeitsanteilen (mit Affekten, Kognitionen und Empfinden) sollen daher über die Arbeit mit den sog. verletzten inneren Anteilen und bei Bedarf durch nachfolgende Traumakonfrontation aufgehoben werden, um Integration zu ermöglichen.

Kernaussage

Unter Traumakonfrontation wird in der PITT im engeren Sinne eine detaillierte Auseinandersetzung mit einer traumatisierenden Erfahrung als eine wohldosierte Aktualisierung verstanden.

Grundlage der Traumakonfrontation mit Beobachtertechnik ist die Nutzung des »inneren Beobachters« und des BASK-Modells nach Bennett Braun (Braun, 1988).

Mit der Bewusstmachung des »inneren Beobachters« wird die Fähigkeit genutzt, eine beobachtende Haltung einzunehmen und damit die Distanz zu der traumatischen Erfahrung bewusst so zu dosieren, dass die Kontrolle erhalten bleibt, Angst und Schmerz angesichts der Traumaerinnerungen nicht übermächtig werden und damit durchgängig im »Window of Tolerance« gearbeitet werden kann. Um erneute übermäßige Belastungen und/oder Dissoziation zu verhindern, wird die Patientin eingeladen, aus einer Beobachterperspektive heraus mit dem BASK-Modell zu arbeiten, daher Beobachtertechnik. Da schwer komplex traumatisierte Menschen diese Distanzierungs- und Desidentifikationsfähigkeit oftmals nicht mehr spontan zur Verfügung haben, wird diese bereits in der Stabilisierungsphase geübt. (vgl. Reddemann, 2017, S. 69)

Das BASK Modell beschreibt die wichtigsten Dimensionen, die zu einem ganzheitlichen Sein gehören und in der Traumakonfrontation durch ein Zusammenfügen wieder zu einem vollständigen Narrativ führen.

Die zu bearbeitende traumatische Situation wird in einem klar strukturierten Setting aufgesucht, um maximalen Halt und Sicherheit für die Patientin zu gewährleisten. Nach jeder Konfrontation ist erneute Stabilisierung erforderlich.

7.3 Aufbau, Struktur und formaler Ablauf der Traumakonfrontation mittels Beobachtertechnik

Die Traumakonfrontation mit der Beobachtertechnik in der PITT findet in mehreren Schritten statt. Sie ist in »PITT – Das Manual« (Reddemann, 2011; Reddemann & Wöller, 2017) ausführlich beschrieben

7.3.1 Voraussetzungen für die Traumakonfrontation mittels innerem Beobachter:

Allgemeine Voraussetzungen

- Die Traumakonfrontation ist grundsätzlich eingebettet in einen Gesamtbehandlungsplan und steht nicht für sich allein.
- Die Patientin erlebt ausreichende Sicherheit in der therapeutischen Beziehung.
- Hinreichende Stabilität der Patientin sollte gewährleistet sein, d. h., die Patientin muss in der Lage sein, ihren Alltag zu bewältigen. Keine Konfrontation bei schweren äußeren Belastungen und Kontroversen.
- Es liegen keine akut behandlungsbedürftigen psychiatrischen Symptome vor.
- Es erfolgt eine umfassende Diagnostik bei dissoziativer Symptombelastung.
- Die Patientin befindet sich in einer Situation äußerer Sicherheit (kein Täterkontakt, keine finanziellen, existenziellen Probleme, keine laufenden Verfahren wie OEG (Opfer-Entschädigungsgesetz), EU (Erwerbsunfähigkeitsrente) und/oder andere Renten, körperliche Stabilität, keine aktuellen Lebens- und oder Partnerschaftsprobleme)
- Die Patientin verfügt über ausreichende innere Sicherheit (d. h. sie ist in der Lage mit dem durch die Konfrontation verursachten Stress umzugehen, besitzt ausreichend Fähigkeiten zur Affektregulation, Fähigkeiten zur Distanzierung von Erlebtem und verfügt über alternative Strategien zur Bewältigung von Dissoziation, Panik, Ohnmacht, Ausgeliefertsein, Todesangst sollte ohne Dissoziation wahrgenommen werden können). Patientinnen, die Dissoziation besonders häufig als Bewältigungsstrategie nutzen, sollten zunächst andere Formen der Stressbewältigung erlernen.
- Es besteht ein informed consent und shared decision making, d. h. die Patientin ist über das Vorgehen und Alternativen informiert und hat zugestimmt
- Die Patientin ist über Gewinn, Risiken und Nebenwirkungen aufgeklärt
- Die Patientin ist genau informiert über die einzelnen Schritte der Traumabearbeitung
- Die Patientin kann jederzeit stoppen, ohne sich rechtfertigen zu müssen. Dafür wird eine Geste vereinbart.
- Die Therapeutin beherrscht möglicherweise auftretende Komplikationen, ist in der Lage zur Krisenintervention, hat ausreichend Zeit eingeplant für die Konfrontationssitzung und für nachgehende Telefonate oder nötige Folgesitzungen.
- Die Therapeutinnen beherrschen aus Gründen eigener Selbstfürsorge ebenfalls Techniken der Distanzierung, sind fähig zur Präsenz und haben Eigenanteile, die durch die Konfrontation bei ihnen selbst getriggert werden könnten, gut versorgt.

PITT spezifische Voraussetzungen

- Es erfolgt eine Psychoedukation der Patientin zum Vorgehen in der Traumakonfrontation nach PITT.
- Die Patientin verfügt über ein relativ stabiles Ich im Hier und Jetzt.

- Die Patientin hat einen inneren Ort der Geborgenheit verfügbar, sowie innere hilfreiche Wesen[3]. (Reddemann, 2011; Reddemann & Wöller, 2017, S. 57–60).
- Die Patientin hat die Fähigkeit zur Distanzierung mittels innerem Beobachter und hat Erfahrung mit der Arbeit nach dem BASK-Modell. Die Beobachtertechnik sowie die Anwendung des BASK-Modells werden anhand positiver Lebensereignisse vorab geübt.
- Die Patientin hat Fähigkeiten zur Selbstberuhigung und innerem Trost (Reddemann & Wöller, 2017, S. 70).
- Es ist erforderlich, innere verletzte Anteile, die emotional oder atmosphärisch ähnliche Traumata erlebt haben, wie sie in der Traumakonfrontation bearbeitet werden, unter Zuhilfenahme innerer Helferwesen an einem inneren Ort der Geborgenheit zu versorgen. (Reddemann & Wöller, 2017 S. 90–102). Durch diese Vorbereitung sollen Affektbrücken während der Konfrontation und damit mögliche Überflutung mit weiteren traumatischen Erinnerungen verhindert werden.

7.3.2 Struktur und Ablauf der Beobachter-Technik der PITT

1. Vorbereitungsphase

- Alle oben genannten Themen (▶ Kap. 7.3.1) werden immer kurz berücksichtigt.
- Es ist ausreichend Zeit für die Konfrontationssitzung eingeplant (Doppelstunde).
- Ressourcen und konkrete Selbsttröstungsmaßnahmen werden nochmals benannt, die Art der Selbstberuhigung und Möglichkeit von Trost nach der Konfrontation werden abgeklärt.
- Der Ort der Geborgenheit mit Helferwesen wird nochmals benannt
- Das Trauma wird benannt, der Anfangs- und ein Endpunkt festgesetzt, wo die Konfrontationsarbeit beginnen und enden soll. Es empfiehlt sich, wenn möglich, einen Anfangspunkt vor der Traumaeinwirkung zu wählen, von dem die Patientin sagen kann, dass das Leben noch einigermaßen in Ordnung erschien und einen Endpunkt, an dem die traumatische Einwirkung weitgehend beendet ist und wieder einigermaßen Handlungsfähigkeit, Eingebundensein, etc. erlebt werden konnte. Diese Struktur schafft Sicherheit gegen das Chaos des Traumas.
- Der zunächst festgelegte Endpunkt kann sich während der Konfrontation aufgrund des Erlebens der Patientin noch verändern.
- Für den Folgetag wird ein Telefonat oder Kontakt eingeplant.

Optional:

- Die vom EMDR übernommenen Einschätzungen werden erklärt: Einschätzung des Belastungsgrads der traumatischen Situation SUD 1–10 (subjective units of

---

3 Innere imaginierte hilfreiche Wesen, wie vorgestellte ideale Personen, Fantasiewesen aus Märchen u. a., Tiere als imaginativer Akt der Selbstfürsorge und des Selbstmitgefühls; dient der sog. »imaginativen Nachbeelterung«. Auf diese Weise wird eine Abhängigkeit von der Therapeutin verhindert.

distress), der Bodycheck, das Erfassen der negativen Kognitionen bezogen auf das Trauma und gewünschter positiver Kognition, VoC 1–7 (validity of cognition).

- Der Belastungsgrad der traumatischen Situation wird eingeschätzt.
- Es findet ein Bodycheck statt: »Wo im Körper wird die Belastung wahrgenommen?«, »Wo im Körper merken Sie die Belastung, wenn Sie an das Ereignis denken?«
- Die negative Kognitionen bezogen auf das Trauma werden erfasst (nicht vertieft): »Wenn Sie jetzt an das Ereignis denken, welcher Satz fällt Ihnen dann ein, der mit Ich bin… beginnt?«
- Positive Kognitionen bezogen auf die traumatische Situation werden gesucht und deren momentanen Wahrheitsgehalt eingeschätzt:« Wie stimmig oder wie wahr fühlt sich diese Kognition momentan an?«, »Was würden Sie gerne über sich denken?« (»Es ist vorbei«, »Ich habe es überlebt«, »Ich habe getan was ich konnte«…).

2. Phase der Versorgung aller erlebenden Anteile

- Der verletzte Anteil, dessen Trauma bearbeitet wird, muss am Ort der Geborgenheit sein, evtl. kann er auch in großer Distanz von diesem Ort aus von weitem zuschauen.
- Alle Ich-Anteile (Ego-States), die durch diese Arbeit getriggert werden könnten, werden an einen imaginativen Ort der Geborgenheit gebracht. Zeigen sich noch unversorgte States, die emotional ähnliche Erfahrungen gemacht haben, findet die Versorgung *jetzt* statt.
- Es kann auch ein Vorgehen vorgeschlagen werden, bei dem alle Anteile, die jemals verletzt wurden, gleichzeitig in Sicherheit gebracht werden. Dazu wird die Patientin eingeladen, sich alle verletzten Anteile von der Ferne auf einem Lebenspanorama (von der Geburt bis Heute) vorzustellen und dann hilfreiche Wesen zu bitten, alle diese jüngeren Ich in ihre Obhut zu nehmen und an einen imaginativen Ort der Geborgenheit zu bringen. (Reddemann & Wöller, 2017, S. 127).
- Es ist sehr zu empfehlen, dass sich auch der erlebende Anteil des Ich von Heute an einen imaginativen Ort der Geborgenheit zurückzieht. Dieser Rückzug des erlebenden Anteils des erwachsenen Ich ermöglicht dem handelnden, reflektierenden und sprechenden Ich der Patientin in Kontakt mit dem Hier und Jetzt zu bleiben und verhindert Retraumatisierungen durch Affektüberflutungen. Das handelnde reflektierende Ich sowie der beobachtende Anteil sind für die Traumabearbeitung zuständig. (Erfahrungsgemäß ist dieser Part für Patientinnen meist leicht zu bewältigen, bedarf zum Verständnis der Therapeutinnen in den Fortbildungen jedoch praktischer Erfahrungen mit der Beobachtertechnik und/oder in der Arbeit mit Persönlichkeitsanteilen).

3. Phase des kleinschrittigen Prozessierens mit Beobachter und BASK

- Von dem zuvor festgelegten Anfangspunkt aus beschreibt das reflektierende Ich der Patientin aus der Perspektive des beobachtenden Anteils die traumatische Situation des jüngeren Ich (vorzugsweise werden hier neutrale Begriffe zur Beschreibung des traumatisierten Ichanteils genutzt, wie z. B. »das Kind«). Die Klientin ist dabei mit dem beobachtenden Teil in ihr im Austausch, der alle Information zur Verfügung stellt.

- Die Therapeutin achtet darauf, dass in der Beschreibung der Patientin alle Bereiche des seelischen Erlebens nach dem BASK-Modell (Verhalten, Denken, Gefühle und Körperempfindungen) möglichst vollständig benannt werden.
- Die Therapeutin unterstützt die Patientin darin, auf der Metaebene zu bleiben und aus der Beobachterperspektive den »alten Film« zu beschreiben. Reden in dritter Person über das jüngere Ich unterstützt die Desidentifikation.
- Weiterhin achtet die Therapeutin darauf, dass während des kleinschrittigen Prozessierens der traumatischen Situation nach BASK bis zum bisher geplanten Endpunkt, alle erlebenden Anteile der Patientin am guten Ort bleiben und ist bei Bedarf behilflich, diese wieder in Sicherheit zu bringen, insbesondere wenn die Patientin traumaassoziierte Gefühle (Verwirrung, Panik, Todesangst etc.) zeigt.
- Traumaverarbeitenden Gefühlen wie z. B. Trauer, Wut, Rache, Körperreaktionen wird Raum gegeben.
- Durch Nachfragen bei der Patientin wird gewährleistet, dass das Trauma vollständig durchgearbeitet wurde. Hier kann es evtl. erforderlich sein, den Endpunkt nochmals zu verändern und den Prozess bis zum neu festgesetzten Ende zu verlängern, bevor mit der Trostphase begonnen wird.

Der Beobachter wird auch bei Dissoziation genutzt. Es ist möglich, dass während des Prozessierens dissoziatives Erleben des verletzten Anteiles deutlich wird. In diesem Falle wird der innere beobachtende Anteil der Patientin gefragt, was er dazu weiß, d. h. ob er ein Wissen dazu hat, wie sich das jüngere Ich (das Kind) »hinter« der Dissoziation fühlt.

Wichtig

Die Therapeutin arbeitet in dieser Phase mit BASK und Beobachter, ohne Deutung, ohne Interpretationen oder empathische Kommentare, um eine Assoziation der Patientin mit erlebenden Anteilen zu vermeiden und die Distanzierung und Desindentifikation in dieser Phase zu unterstützen. Mitgefühl und Selbsteinbringung von Seiten der Therapeutin finden erst in der anschließenden Phase des Trostes statt.

4. Phase des Trostes nach Durcharbeiten der traumatischen Erfahrung

- Die Therapeutin bringt sich jetzt mitfühlend ein und äußert ggfs. auch Gefühle, die sie zuvor zurückgehalten hat, wenn sie davon ausgehen kann, dass dies hilfreich wäre. Sie fragt die Patientin, was aufgrund des vorangegangenen Prozesses neben der bereits stattgefunden Versorgung und dem neu dazugekommenen Wissen und Erleben, dem verletzten jüngeren Ich noch gut tun würde und vom wem dies gegeben werden kann (Ich von Heute, Helferinnen, ideale Eltern), d. h. was braucht das jüngere Ich, das es schon damals benötigt hätte.

- Durch den vorangegangenen Prozess sind bislang nicht erfüllte Bedürfnisse des verletzten inneren Ich noch deutlicher geworden, jedoch auch Überlebenskunst und Resilienz.
- Die Bedürfnisse des verletzten inneren Ich werden anerkannt und imaginativ befriedigt. Von Seiten der Therapeutin wird Mitgefühl praktiziert und Trost vermittelt und die Patientin eingeladen, sich selbst auch dem jüngeren Ich zuzuwenden und ihm Trost zu spenden. Patientinnen erkennen hier oft die ihnen eigene Resilienz, ihr Durchhaltevermögen und auch Dankbarkeit mag bewusst werden.
- Gegebenenfalls findet eine »kognitive Nachbeelterung« statt, d. h.es werden dem jüngeren Ich Erklärungen gegeben, die im günstigeren Fall von bezogenen Eltern altersgerecht vermittelt worden wären.

5. Abschlussphase

Optional lässt die Therapeutin nach der Konfrontation den Belastungsgrad (SUD 0–10) sowie die Stimmigkeit der positiven Kognition (VOC 1–7) erneut einschätzen und macht den Bodycheck.

6. Auswertungsphase

- Die Therapeutin kann sich im Anschluss an die Trostphase, mit dem, was sie berührt und beeindruckt hat und was ihr noch zusätzlich zu den Erkenntnissen der Klientin aufgefallen ist, einbringen (z. B. »Ich habe gefühlt …, können Sie damit etwas anfangen?«)
- Sie vergewissert sich, dass das Jüngere Ich gut versorgt ist.
- Sie bespricht, was die Patientin jetzt konkret im Anschluss an die Sitzung braucht, ebenso, dass sie im Anschluss weitere Belastungen vermeidet und wie ein Eingebundensein aussehen kann. (»Wie geht es Ihnen jetzt?«…)
- Es wird nochmals geprüft, was im Prozessieren evtl. nicht erfasst wurde und wo es noch weiteren Bedarf gäbe. (»Was wurde nicht erfasst? Gibt es noch etwas? …«)
- Der Kontakt oder das Telefonat am Folgetag werden nochmal in Erinnerung gerufen.
- Gewinn durch Traumakonfrontation bei ausreichender Stabilität: Durch Akzeptanz und Distanzierung wird die Integration der schlimmen Erfahrungen ermöglicht. (»Ja, so war es und es ist vorbei« …). Trauerarbeit kann beginnen.
- Durch die detaillierte Betrachtung kann Erfahrung von Resilienz während des Traumas bewusst werden. (»Ich habe getan, was ich konnte«). Auch das erhöht möglicherweise die Akzeptanz des Schrecklichen.

Wie viel jemand profitiert, lässt sich nicht grundsätzlich im Vorhinein einschätzen. Akzeptanz und Distanz werden so gut wie immer erhöht.

7.4 Klinisches Beispiel mit kurzem Transkript[4]

Nach 30 Sitzungen stabilisierender Psychotherapie, in denen es vor allem um die Wahrnehmung von Emotionen und Affekten und deren Regulation, um das Verständnis und die Versorgung verletzter Anteile – denn die Patientin hatte durch den Vater jahrelang sexualisierte Gewalt erlebt – sowie um die Erarbeitung vieler Ressourcen ging, äußerte die Patientin den Wunsch, eine Erfahrung detailgenau zu erarbeiten. Die Therapeutin hatte den Eindruck ausreichender Stabilität der Patientin und stimmte zu. Zur Vorbereitung vergewisserte sich die Patientin, dass alle verletzten jüngeren Ichs gut versorgt und in Sicherheit waren. Mit ihrem inneren Beobachter hatte sie bereits häufiger gearbeitet, ihn auch im Alltag genutzt, um sich in für sie schwierigen Situationen zu distanzieren. Sie umschrieb die Szene grob und schätzte die Belastung der Erfahrung auf einer Skala von 0-10 (0= überhaupt nicht belastend, 10= extrem belastend) bei 10 ein. Wenn sie daran denke, habe sie starke Schmerzen im Unterleib, aber auch in der Herzgegend. Sie würde gerne über sich denken, dass sie es überlebt habe, aber wenn sie sich auf die Erinnerung einlasse, sei es, als wäre sie wieder mittendrin.

Aus der Beobachterperspektive und mit Orientierung am BASK-Modell (Braun, 1988), also genauer Beachtung der Affekte, des Körpererlebens, der Kognitionen und der Handlungen von Moment zu Moment der damaligen Erfahrung konnte das traumatische Erleben detailliert durchgearbeitet werden.

Die Patientin erlebte vor allem ihre Gefühle teilweise intensiv, teilweise distanziert und nutzte aufgrund ihrer bisherigen Erfahrungen die Distanzierungsmöglichkeiten mithilfe des Beobachters geschickt. Am Ende des Durcharbeitens hatte sie eine ganze Reihe von Erkenntnissen, die ihr zuvor nicht zur Verfügung gestanden hatten. So wurde ihr auch klar, dass sie sich mit allen Kräften einer Fünfjährigen gewehrt hatte, der Vater sich darüber aber brutal hinweggesetzt hatte. Nach der Durcharbeitung dieser Szene spürte sie das Bedürfnis, genauer nach der Mutter zu schauen, und erkannte, dass diese zwar in der Situation nicht anwesend gewesen war, aber danach in das Kinderzimmer gekommen war und sich verhalten hatte »als sei nichts geschehen«. Das verstörte Kind hatte sie nicht zur Kenntnis genommen.

Die Therapeutin begleitete diesen Prozess des Durcharbeitens dadurch, dass sie achtsam dabei war, aber ohne einzugreifen oder zu kommentieren, um die Patientin nicht aus der von ihr gewählten Distanz herauszuholen. Schließlich erreichte die Patientin den von ihr zu Beginn der Arbeit festgelegten Moment des Aufhörens, hielt diesen auf Nachfrage der Therapeutin immer noch für richtig, sodass die Therapeutin sich jetzt einen Kommentar erlaubte: »Das war entsetzlich! Was braucht ihr kleines Mädchen, was es schon immer gebraucht hätte?«

Erst jetzt, nach Aufhebung der distanzierten Betrachtung des Geschehens begann die Patientin zu weinen. »Ja, das war entsetzlich. Es war ja alles noch viel schlimmer, als ich es bisher wusste. Gut, dass die Kleine ganz erstarrt ist, das hat ihr geholfen, das

4 Aus: Reddemann & Wöller, 2017, S. 70–73 (Das Beispiel wurde uns, mit freundlicher Genehmigung des Hogrefe Verlags, von Frau Luise Reddemann zur Verfügung gestellt).

konnte ich sehen. Ich möchte sie in den Arm nehmen.« »Vielleicht fragen Sie sie, ob ihr das Recht ist?« »Ja, sie möchte das.«

Längere Zeit ist die Patientin ganz bei ihrem kleinen Mädchen, erzählt, dass sie sie hält, dass es jetzt vorbei ist. Sie sagt ihr auch, dass es gut war, ganz zu erstarren und dass der Vater das, was er da getan hat, nicht hätte tun dürfen. Sie berichtet, dass das Kind ihr aufmerksam zuhöre, immer wieder weine. Aber als sie gesagt habe, dass der Vater das nicht hätte tun dürfen, habe sie sie erstaunt angeschaut und dann ein bisschen gelächelt.

Die Therapeutin fragt mehrfach, was die Kleine noch braucht, und die Patientin beschäftigt sich intensiv damit, wie sie sie beruhigen kann. Schließlich sagt sie, die Kleine sei jetzt zufrieden und wolle spielen. Es ist der Patientin anzumerken, dass sie sich nach und nach entspannen kann.

Abschließend fragt die Therapeutin die Erwachsene, was sie brauche. Die Patientin entscheidet sich, sich selbst für eine Weile in der Vorstellung am sicheren Ort aufzuhalten und mittels ihrer Helferwesen Kraft und Ruhe zu tanken. Danach erklärt sie, die Belastung, wenn sie an das Ereignis denke, sei bei »1« und sie nehme an, dass sie auf »0« absinken könne, wenn sie sich weiter vergewissere, dass es der Kleinen jetzt gut gehe.

Nach knapp 100 Minuten kann die Sitzung beendet und ein Telefontermin für den kommenden Tag verabredet werden.

Die Behandlung beinhaltete noch weitere traumakonfrontierende Sitzungen mit anschließender Restabilisierung [...]

Nach jeder traumakonfrontierenden Sitzung wurde darauf geachtet, dass die Patientin wieder vollständig im Hier und Jetzt verankert war und sich um ihre Alltagsaufgaben gut kümmern konnte. Schon aus diesem Grund halten wir es für geboten, genügend Zeit zwischen einzelnen traumabearbeitenden Sitzungen zu lassen. Werden diese zu rasch hintereinander durchgeführt, besteht das Risiko, dass die Patientinnen ganz in ihrer schmerzhaften Vergangenheit versinken.

7.5 Begrenzungen, Einschluss und Ausschlusskriterien

Die Traumakonfrontation mit der Beobachtertechnik PITT ist grundsätzlich für alle Traumafolgestörungen geeignet, wenngleich sie vorrangig für die Behandlung schwerer und zeitlich früher Traumata entwickelte wurde (s. o.).

Wir sehen eine klare Begrenzung für eine Traumakonfrontation (wo sie der Patientin mehr schaden würde, als zu nutzen), wenn die äußere Sicherheit und/oder die physische und psychische Stabilität der Patientin nicht ausreichend gewährleistet sind und die Alltagsbewältigung erheblich eingeschränkt ist.

Weitere Begrenzungen für eine Traumakonfrontation liegen in oben beschriebenen, nicht erfüllten Voraussetzungen (▶ Kap. 7.3.1).

Ressourcen der Selbstberuhigung, Möglichkeit der Affektregulation, Fähigkeit sich von schwierigen Emotionen, Körperempfindungen und Gedanken distanzieren zu können sowie keine dissoziativen oder schädigenden Formen der Stressbewältigung sind ebenso unabdingbar.

Bei mangelnden Bewältigungsstrategien im Umgang mit zu erwartendem, ausgelöstem Stress sind Stressregulationsmöglichkeiten zuvor zu erarbeiten, ebenso alternative Bewältigungsmöglichkeiten zur Dissoziation.

Die Therapeutin trifft eine verantwortliche Entscheidung und setzt behutsam und erklärend mit ihrer Fachexpertise Grenzen. Sie zeigt auf, wo die innere Stabilität der Patientin noch weiterentwickelt werden muss. Sie hilft der Patientin, die eigenen Grenzen wahrzunehmen.

Es kann jedoch auch sein, dass die Patientin alle Voraussetzungen für eine Traumakonfrontation mitbringt, sich diese jedoch noch nicht zutraut. Dies könnte als ein Vermeidungsverhalten der Patientin in Bezug auf eine Konfrontation und als mögliche Bewältigungsstrategie gegen Angst verstanden werden und macht deutlich, dass noch weitere Arbeit am Vertrauen in die therapeutische Beziehung und an den eigenen Ressourcen im Vordergrund stehen könnten. Es kann jedoch auch sein, dass eine Patientin die Entscheidung trifft, sich einer Traumakonfrontation nicht aussetzen zu wollen, was auf jeden Fall zu akzeptieren ist (vgl. dazu Patientenrecht).

Eine weitere Grenze der Traumakonfrontation ist gegeben, wenn die Patientin keinen Zugang zu einem einigermaßen stabilen Alltags-Ich findet und sie assoziiert ist mit traumatisierten verletzten Anteilen sowie noch wenig Fähigkeiten zur Desidentifikation entwickelt hat. In diesem Fall ist es nicht möglich, dass zwei Erwachsene (das erwachsene, stabile Ich der Therapeutin mit dem ressourcenstarken, stabilen Ich der Patientin im Hier und Jetzt) an den traumatischen Themen eines jüngeren Ich der Patientin arbeiten.

Auch die Therapeutin sollte sich in einem stabilen Zustand in Präsenz befinden und über ausreichend Stressbewältigungsfähigkeiten im Umgang mit auftauchenden Themen verfügen. Sie hat möglicherweise eigene innere Anteile, die getriggert werden könnten, im Vorfeld an einem geborgenen Ort gut versorgt, sodass sie der Sitzung nicht beiwohnen.

Vor Anwendung der Beobachtertechnik PITT müssen die Patientinnen Distanzierungsmöglichkeiten beherrschen und in der Lage sein die Position des inneren Beobachters zu nutzen, da die Konfrontation ja mit innerem Beobachter stattfindet. Ist der Patientin diese Metaebene nicht möglich, kann nicht mit der Beobachtertechnik konfrontiert werden.

Verfügt die Patientin nicht über diese Metaebene und damit ausreichende Distanz, würde sie das frühere traumatische Ereignis ein zweites Mal assoziiert erleben und bei emotionaler Überflutung sinnvollerweise erneut Dissoziation als Bewältigungsstrategie nutzen müssen. Statt Integration findet Retraumatisierung statt.

Die Beobachtertechnik ist durch das Nutzen des inneren Beobachters und der damit möglichen Distanzierung statt Assoziation mit dem Erlebten und Erzählten, ein relativ behutsames und schonendes Verfahren. Mögliche Affektbrücken werden nach Möglichkeit vorab erkannt und die entsprechenden Anteile versorgt. Dies geschieht im Allgemeinen im Verlauf der Behandlung und nochmals vor der Konfrontationssitzung durch die vorangegangene Versorgung aller jüngerer Ich-Anteile, die atmosphärisch ähnliche Themen hatten.

Aufgrund des kleinschrittigen und behutsamen Vorgehens kann die Konfrontation jederzeit gestoppt und/oder das erwachsene, ressourcenstarke Ich der Patientin wieder aktiviert herangeholt werden. Damit wird es möglich, dass die Patientin in guter Präsenz statt Dissoziation bleibt. Bei Bedarf können jederzeit weitere stabilisierende Maßnahmen eingesetzt werden, um drohende Überflutung mit Traumamaterial zu verhindern.

7.6 Hinweise zur praktischen Anwendung

Es ist unerlässlich, die Patientinnen vor der Konfrontation auf die beobachtende Haltung als Möglichkeit zur Distanzierung und zur fürsorglichen Selbstzuwendung gut vorzubereiten. Das gibt ihnen die Sicherheit, dass sie über ausreichend Handwerkszeug verfügen, im Prozess selbst zu bestimmen, wie weit sie das Wiedererleben herankommen lassen können und macht ihre Handlungsfähigkeit erfahrbar.

Durch das Durcharbeiten der traumatischen Situation auf eher distanzierte Weise kann die Traumakonfrontation schonend im »Window of Tolerance« stattfinden. Diese distanzierte Form wird auch kritisch gesehen, manche meinen, eine Integration könne so nicht stattfinden. Wir halten dieses schonende Vorgehen aufgrund klinischer Erfahrung für hilfreich und nachhaltig.

Aufgrund einer vorliegenden, weiterhin laufenden Studie (Abilgaard, Gärtner & Schifferdecker, 2015) und unserer klinischen Erfahrung, wird auch der abschließenden Phase des Tröstens und »Imaginativen Nachbeelterns« auf der inneren Bühne besonders viel Zeit eingeräumt.

Erfahrungsgemäß benötigen Patientinnen je nach äußeren Lebensumständen, vorhandenen Ressourcen, Eingebundensein und Schwere der komplexen Traumafolgestörungen sehr unterschiedlich lange Zeit, um die oben genannten Voraussetzungen für die Konfrontation mit der Beobachtertechnik zu entwickeln.

Auf Seiten der Therapeutinnen bedarf es mindestens der PITT Basisweiterbildung mit vertiefter Übung und wenn möglich auch Selbsterfahrung, um einzelne Schritte nachvollziehen zu können (Trennung des erlebenden Selbst vom reflektierenden Selbst).

Insbesondere die Arbeit mit den verletzten Anteilen, dem inneren Beobachter (Reddemann, 2011; Reddemann & Wöller, 2017) und der Traumakonfrontation, mit einer Haltung von Mitgefühl, braucht vertiefte Erfahrung, um die Beobachtertechnik anwenden zu können.

7.7 Varianten der Methodik, Verwandtschaften und Brücken zu anderen Methoden

Varianten der Beobachtertechnik gibt es in Hinblick auf den inneren Beobachter. So sind einige Patientinnen selbst in einer beobachtenden Position und nehmen sich von weitem wahr, oder sie verfremden die Wahrnehmung des Geschehens in einer anderen Weise der Distanzierung (Reddemann & Wöller, 2017). Sie können sich z. B. die Perspektive einer imaginierten Person vorstellen, die berichtet, was sie wahrnimmt.

Aus dem EMDR wurden die inzwischen optionalen Elemente der Vorbereitung der Konfrontation übernommen (▸ Kap. 7.3.2). Ursprünglich in den Anfängen der Traumatherapie in Deutschland gedacht um ein einheitlicheres Prozedere bei Konfrontationsverfahren zu haben, hat sich diese Überlegung zeitlich überholt.

Das Ego-State Modell nach Federn (Watkins & Watkins, 2012) ist eine wichtige Grundlage des Vorgehens in der PITT. Mit hypnotherapeutischen Techniken der Tranceinduktion wird in der PITT jedoch anders als bei Watkins und Watkins, selten gearbeitet.

Wir legen in der Arbeit sehr großen Wert darauf, ein stabiles Erwachsenen-Ich der Patientin zu fördern und ihr zu ermöglichen, dass sie die Kontrolle behält, insbesondere während der Konfrontation. In der imaginativen Versorgungsarbeit verletzter Anteile finden sich Ähnlichkeiten zu anderen Modellen der Teilearbeit (Schwartz, 2011). Kennzeichnend für das Vorgehen in der PITT ist die ausgeprägte Phase des Trostes und dass darauf geachtet wird, dass jüngere Ich-Anteile einen Bezug in die Gegenwart erhalten.

Die Kombination der Beobachtertechnik mit der Screentechnik (▸ Kap. 2, ▸ Kap. 7) ist möglich. Diese Kombination unterstützt die Desidentifikation der Klientin mit ihrem jüngeren verletzten Ich. Affektregulation ist für die Patientin bei der Bildschirmtechnik schwieriger, weil das erwachsene Ich sich mit dem Ich auf dem Bildschirm immer wieder identifizieren muss, um dessen Gefühle beschreiben zu können. Die Vorbereitungsphase, die Phase 2 der Versorgung aller erlebenden Anteile, die Phase 4 des Trosts und die Abschluss- und Auswertungsphase (▸ Kap. 7.3.2) finden dann wie bei der Beobachtertechnik statt. In Phase 3 des kleinschrittigen Prozessierens nach BASK wird der innere Beobachter dazu genommen. Damit ist es möglich, zusätzlich zur Beschreibung der Patientin, was sie auf dem Bildschirm sieht, den Beobachter zu fragen, was dieser beschreibt, was die Frau auf dem Bildschirm sieht.

7.8 Problematische Aspekte und Risiken

Allgemeine Risiken von Traumakonfrontation sind auch bei der Beobachtertechnik gegeben, sollen jedoch durch das schonende Vorgehen minimiert werden.

Konfrontation destabilisiert durch die ihr immanente Konfrontation mit Schmerz, Ohnmacht und Hilflosigkeit, sowie möglicherweise weiter aufgelöster Dissoziation frühen traumatischen Erlebens.

Sie kann starke Trauer und Schmerz über nicht Gelebtes, Abschiedliches bewusst machen (keine Kinder mehr bekommen können, über viele Jahre oder Jahrzehnte keine guten Beziehungserfahrungen, das Ausmaß an Gewalt realisieren ...). Weitere Erinnerungen an traumatische Erfahrungen können als Folge aktiviert werden.

Traumakonfrontation erfordert im Anschluss das Pendeln in Stabilisierung, um eine möglichst gute Alltagsstabilität der Patientin, angesichts der jetzt zu verarbeitenden Emotionen und Körperempfindungen, zu gewährleisten. Trauma konfrontierende Sitzungen in hoher Frequenz, ohne intermittierende Sitzungen zur Stabilisierung sind riskant. Sie können Patientinnen in den Strudel ihrer schmerzhaften Vergangenheit ziehen (Reddemann & Wöller, 2017).

Sekundärtraumatisierungen sind ein Berufsrisiko (Stamm, 2002), insbesondere dann, wenn Therapeutinnen ihre eigenen Traumatisierungen nicht verarbeitet haben. So kann das Trauma im Raum stehen, und damit die Gefahr der Assoziation statt einer Desidentifikation mit dem traumatisierten Jüngeren Ich.

Die Beobachtertechnik bietet mit ihrem Vorgehen, wie die PITT insgesamt, Therapeutinnen einen guten Schutz und macht das Schwere aus der klinischen Erfahrung heraus leichter.

Das Risiko kann durch Erlernen von Distanzierungsmöglichkeiten, Pflege eines stabilen Therapeuten-Ich, gute Selbstfürsorge und nach Bedarf fortlaufende gute Versorgung eigener verletzter Anteile minimiert werden. Therapeutinnen sollten über Möglichkeiten verfügen, während der Arbeit an Belastendem in ihrer eigenen Präsenz zu sein, mit Fähigkeit zum Doppelfokussieren (Rothschild, 2006). Achtsamkeitspraxis und eigene Traumabearbeitung für Therapeuten ist zu empfehlen (Siegel, 2012).

7.9 Studien und weiterführende Ausbildungsmöglichkeiten

Ergebnisse verschiedener Studien belegen die Effektivität der Psychodynamisch-imaginativen Traumatherapie, insbesondere bei Patientinnen mit schwerer Traumatisierung im Kindesalter.

Die Wirkung kann vor allem in Hinblick auf eine erhöhte Fähigkeit zur Affektregulation und Selbstberuhigung der Patientinnen auf Grundlage einer tragfähigen therapeutischen Beziehung gesehen werden.

In einer Studie von Lampe et. al., 2008 an der Universitätsklinik Innsbruck wurden 84 Patientinnen, die in der Psychosomatischen Klinik des Ev. Johanneskrankenhauses Bielefeld sechs Wochen stationär mit der PITT behandelt worden waren, mit einer Kontrollgruppe von 43 Patientinnen verglichen, die sich in ambulanten psychiatrischen und/oder psychotherapeutischen Behandlung befanden. Dabei wurde die Schwere der PTBS mitberücksichtigt und in beiden Gruppen mehrere Parameter zum Zeitpunkt der Aufnahme, nach sechs Wochen (zum Zeitpunkt der Entlassung aus der Klinik) und sechs Monate nach Therapieende, erfasst. Es zeigten sich nach der Entlassung und sechs Monate nach Therapieende im Vergleich signifikante Verbesserungen in der Behandlungsgruppe, bezogen auf Depression, Ängstlichkeit, Somatisierung und Selbstberuhigung.

Weitere Ergebnisse (Lampe et.al., 2014) liegen aus einer Nachbefragung über Telefoninterviews, mit 48 Frauen vor, die in ihrer Kindheit schwere, sexualisierte Gewalt erlebt hatten. Diese fand zwei Jahre nach Beendigung der Therapie statt und konnte zeigen, dass stationäre Behandlung bei Frauen mit Erfahrungen schwerer sexualisierter Gewalt zu signifikanten Symptomverbesserungen führt, die mit weiterer ambulanter Therapie aufrechterhalten werden kann.

Für den Follow-up Zeitraum der Nachbefragung wurden zusätzlich belastende Lebensereignisse erfasst und ob weitere ambulante Therapie in Anspruch genommen wurde. Bei den Patientinnen fand sich eine signifikant verbesserte PTBS-Symptomatik, verbesserte Depressionswerte und eine signifikant veränderte Fähigkeit zur Selbstberuhigung. Dissoziationswerte waren nicht verändert.

Bei 40 % der Patientinnen aus dieser Stichprobe mit stationärer Behandlung fand sich ein sehr guter Verlauf, mit signifikanten Veränderungen hinsichtlich dissoziativer und depressiver Symptomatik, in der Tendenz auch der PTBS-Symptomatik. Besonders deutlich waren diese bei den Patientinnen, die mehrfach stationär in der Bielefelder Klinik aufgenommen waren. In Bezug auf Art und Schwere belastender Lebensereignisse wurde kein Unterschied zur anderen Gruppe gefunden.

Wie eine weitere Auswertung (Schöckel et.al.,2015) von Selbstbeurteilungsdaten von 66 stationär mit PITT behandelten Patientinnen der beiden o. g. Studien zeigen konnte, ist es im Rahmen einer stationären zeitlich begrenzten Behandlung, mit einer speziell auf komplexe Traumatisierung ausgerichteten Therapie, möglich, eine stabile tragfähige therapeutische Beziehung aufzubauen. Über diese kann ein gutes Behandlungsergebnis vorhergesagt werden, mit Reduktion traumaspezifischer Symptomatik. Die therapeutische Wirkung der PITT scheint vor allem auf die Fähigkeit zur Selbstberuhigung auf Basis einer tragfähigen therapeutischen Beziehung zu beruhen (Reddemann & Wöller, 2017).

Es liegen Ergebnisse einer qualitativen Studie »KoKo – Konfrontation bei Komplextraumatisierung« (Gärtner, Abilgaard & Reddemann, 2015) zur subjektiven Wahrnehmung konfrontativer Erfahrungen bei komplextraumatisierten Patientinnen vor, die mit einer Stichprobe n = 9 (7 weiblich, 2 männlich) bei einem Vortrag auf der 17. Jahrestagung der Deutschsprachigen Gesellschaft für Psychotraumatologie (DeGPT) in Innsbruck im Februar 2015 erstmals vorgestellt wurden. Die Patienten befanden sich in ambulanter PITT-Therapie (streng nach Manual) und wurden durchschnittlich 60 Minuten interviewt. Alle verfügten über eine ausreichende Stabilität, hatten eine komplexe Traumafolgestörung und Konfrontationserfahrung in einer vorangegangenen Therapie.

Alle befragten Patienten und Patientinnen berichteten eine gesteigerte Lebensqualität im Vergleich zum Beginn der Psychodynamische-imaginativen Traumatherapie.

Fasst man die Aussagen der Patientinnen und Patienten zum Erleben der Konfrontation zusammen, so ist eine sanfte und schonende Traumakonfrontation und Aufarbeitung mittels PITT durch folgende Merkmale gekennzeichnet:

- Vorausgehende Versorgung verletzter Anteile,
- Abklärung äußerer und innerer Sicherheit,
- Erarbeiten von Distanzierungsmöglichkeiten,
- Erfahrung von Selbstwirksamkeit und Kontrolle,
- unterstützende Ressourcenorientierung,
- Würdigung des Leids in verschiedenen Lebensphasen,
- Mitgefühl und Trost,
- sich mit der Behandlerin sicher und gut begleitet zu fühlen.

Eine erste inhaltsanalytische Auswertung mit festgelegten Hauptkategorien konnte zeigen, dass die Arbeit mit den verletzten jüngeren Anteilen maßgeblich zur Verbesserung der Lebensqualität beiträgt, sodass eine Konfrontation im Sinne einer detaillierten Auseinandersetzung mit der traumatischen Erfahrung nicht immer zwingend notwendig ist. Manchen Patienten und Patientinnen genügte die Erfahrung von Selbstwirksamkeit und Kontrolle.

Sind die Begegnungen mit den verletzten jüngeren Anteilen anfangs für die Patientinnen und Patienten noch belastend, was sich unter anderem in körperlichen Abreaktionen zeigt, so nimmt im Laufe der Therapie die Belastung durch das Erlernen von Distanzierungstechniken ab und die Erfahrung von Selbstwirksamkeit zu. Die Selbstwirksamkeit, aber auch Selbstmitgefühl, das die Patientinnen und Patienten in der Arbeit mit PITT über eine schonende und mitfühlende Versorgung innerer jüngerer Ich-Anteile erfahren, führt letztendlich dazu, die Zunahme der Fähigkeit eigener Kontrolle und Steuerung zu bemerken und unterbricht damit das alte Muster eines Gefühls der Mangelhaftigkeit, Hilflosigkeit und Abhängigkeit.

Insbesondere die Arbeit mit den jüngeren verletzten Anteilen und ihre Versorgung führten zu der Erfahrung, den Prozess steuern zu können und damit zu einem Gefühl der Selbstwirksamkeit und einer Steigerung des Selbstmitgefühls.

Besonders betont wurde von den Patientinnen vor allem die therapeutische Haltung aus Würdeorientierung und Wertschätzung, die einen wesentlichen positiven Effekt auf das Befinden der Patientin hatte und eine positive therapeutische Beziehung unterstützt.

Es wird deutlich, dass die im Rahmen der Stabilisierungsphase gemachten Erfahrungen von Kontrolle und Selbstwirksamkeit, sowie die Möglichkeit sich durch aktive Distanzierung selbst regulieren zu können, den Patientinnen und Patienten eine stabile Orientierung im Hier und Jetzt erlauben, und somit eine Affektüberflutung und ein erneutes Gefühl des Ausgeliefertseins verhindern.

Das Material der inzwischen größeren Stichprobe $n = 21$ unterstützt diese Aussagen (Gärtner et.al., 2015, noch unveröffentlicht).

Weitere Studien sind an den Universitäten Freiburg und Graz geplant.

Möglichkeiten der Weiterbildung in PITT durch Luise Reddemann und von ihr autorisierten KollegInnen finden sich auf ihrer Homepage www.luise-reddemann.de und auf der Homepage www.fachkonferenz-pitt.com

Literatur

Abilgaard, P., Gärtner, C. & Schifferdecker, L. (2015, Februar) *Traumatisierte Patientin und Patientinnen in stationären und tagesklinischen psychiatrischen Einrichtungen. Prävalenzen und Einfluß auf die Belastungssymptomatik.* Vortrag gehalten auf der 17.Jahrestagung der Deutschsprachigen Gesellschaft für Psychotraumatologie (DeGPT), Innsbruck.

Bolz, M. & Singer,T. (2013). *Mitgefühl. In Alltag und Forschung.* München: Max-Planck-Gesellschaft.

Boss, P. (2008). *Verlust, Trauma und Resilienz.* Stuttgart: Klett-Cotta.

Braun, B.G. (1988). *The BASK model of dissociation. Part I.* Dissociation, I(I), 4–23.

Cloître, M., Courtois, C.A., Ford, J.D., Green, B.L., Alexander, P., Briere, J et.al. (2012) *The ISTSS expert consensus treatment guidelines for complex PTSD in adults.* Zugriff am 06.04.2018 unter http://www.istss.org/

Courtois, C. A. & Ford, J. D. (Hrsg.) (2011). Komplexe posttraumatischen Belastungsstörungen und ihre Behandlung. Paderborn: Junfermann.

Fischer, G. & Riedesser, P. (2009). Lehrbuch der Psychotraumatologie (4. Auflage). München: Reinhardt.

Frankl, V. E., (2005). *…trotzdem Ja zum Leben sagen. Ein Psychologe erlebt das Konzentrationslager* (25.Auflage), Deutscher Taschenbuch Verlag

Fürstenau, P. (2007). *Psychoanalytisch verstehen – Systemisch denken – Suggestiv intervenieren* (3. Auflage). Stuttgart: Klett-Cotta.

Germer, C. Siegel, R. & Fulton, P. (2009). *Achtsamkeit in der Psychotherapie.* Freiburg: Arbor.

Grawe, K. (2004). *Neuropsychotherapie.* Göttingen: Hogrefe.

Großmann, P. & Reddemann, L. (2016). Achtsamkeit. Wahrnehmen ohne Urteilen – oder ein Weg, Ethik in der Psychotherapie zu verkörpern? *Psychotherapeut,* Zugriff am 06.04.18 unter www.mbsr-freiburg.de

Herman, J. L. (1992). Complex PTSD: A symptom in survivors of prolonged and repeated trauma. *Journal of Traumatic Stress, 5,* 377-391. Zugriff am 06.04.2018 unter http://doi.org/10.1002/jts.2490050305

Janet, P (1889). *L'automatisme psychologique.* Paris: Ballèrie.

Lampe, A., Hofmann, P., Gast, U., Reddemann, L. & Schüßler, G. (2014). Long-term course in female survivors of childhood abuse after psychodynamically oriented, trauma-specific inpatient treatment: a naturalistic two-year follow-up. *Zeitschrift für Psychosomatische Medizin und Psychotherapie, 60,* (3), 267–282.

Lampe, A., Mittmannsgruber, H., Gast, U., Schüßler, G. & Reddemann, L. (2008). *Therapieevaluation der Psychodynamisch Imaginativen Traumatherapie im stationären Setting. Neuropsychiatrie, 3* (8), 189–198. Zugriff am 06.04.2018 unter http://doi.org/10.5414/NEPBand22189

Maerker, A. (2017). *Trauma und Traumafolgestörungen.* München: C. H.Beck.

Neff, K. (2012). *Selbstmitgefühl. Wie wir uns mit Schwächen versöhnen und uns selbst der beste Freund werden können.* Mönchengladbach: Kailash.

Patientenrechtegesetz. (2013). Verfügbar am 04.06.2018 unter www.patienten-rechte-gesetz.de

Reddemann, L. (2001). *Imagination als heilsame Kraft. Zur Behandlung von Traumafolgen mit ressourcenorientierten Verfahren.* Stuttgart: Klett-Cotta.

Reddemann, L. (2004). *Psychodynamisch Imaginative Traumatherapie. PITT – Das Manual.* Stuttgart: Klett-Cotta.

Reddemann, L. (2008). *Würde – Annäherung an einen vergessenen Wert in der Psychotherapie.* Stuttgart: Klett-Cotta.

Reddemann, L. (2011). *Psychodynamisch Imaginative Traumatherapie. PITT – Das Manual* (vollständig überarbeitete Auflage). Stuttgart: Klett-Cotta.

Reddemann, L. (2015). *Kriegskinder und Kriegsenkel in der Psychotherapie: Folgen der NS-Zeit und des Zweiten Weltkriegs erkennen und bearbeiten – Eine Annäherung*. Stuttgart: Klett-Cotta.

Reddemann, L. (2016). *Imagination als heilsame Kraft. Ressourcen und Mitgefühl in der Behandlung von Traumafolgen*. (19., vollständig überarbeitete Auflage). Stuttgart: Klett-Cotta.

Reddemann, L. (2016). *Mitgefühl, Trauma und Achtsamkeit in psychodynamischen Therapien*. Göttingen: Vandenhoek und Ruprecht.

Reddemann, L. (2017a). Kontexte von Achtsamkeit in der Psychotherapie. In: L. Reddemann (Hrsg.), *Kontexte von Achtsamkeit in der Psychotherapie* (S. 19–41), (2., überarbeitete Auflage). Stuttgart: Kohlhammer.

Reddemann, L. (2017b) Achtsamkeit in der Behandlung von persönlichkeitsgestörten und traumatisierten Patienten. In: L. Reddemann (Hrsg.), *Kontexte von Achtsamkeit in der Psychotherapie* (S. 108–126) (2., überarbeitete Auflage). Stuttgart: Kohlhammer.

Reddemann, L. & Sachsse, U. (1996). Imaginative Therapieverfahren zur Behandlung in der Kindheit traumatisierter Patientinnen und Patienten. *Psychotherapeut, 41*, 169–174.

Reddemann, L. & Sachsse,U. (1997). Traumazentrierte Psychotherapie I. *Persönlichkeitsstörungen 3*, 113–147.

Reddemann, L. & Wöller, W. (2017). *Komplexe Posttraumatische Belastungsstörung*. Göttingen: Hogrefe.

Rogers, C. R. (1951). *Client-centered Therapie.* Boston: Houghton Mills.

Rothchild, B. (2006). *Help for the Helper*. New York: Norton.

Schöckel, A., Lampe, A., Reddemann, L. & Gast, U. (2015, Februar). *Die Wirksamkeit der Therapeutischen Beziehung in der stationären Psychodynamisch Imaginativen Traumatherapie*. Vortrag auf der 17.Jahrestagung der Deutschsprachigen Gesellschaft für Psychotraumatologie (DeGPT), Trauma-Körper-Psyche, Innsbruck.

Schwartz, R. C. (2011). *Systemische Therapie mit der inneren Familie*. (6. Auflage) Stuttgart: Klett-Cotta.

Siegel, D. J. (2012). *Der achtsame Therapeut*. München: Kösel.

van der Hart, O., Nijenhuis, E.R.S. & Steele, K. (2008). *Das verfolgte Selbst. Trauma und Dissoziation. Strukturelle Dissoziation und die Behandlung chronischer Traumatisierung*. Paserborn: Junfermann.

Van der Kolk, B. A. (2015). *Verkörperter Schrecken*. Lichtenau/Westfalen: Probst.

Wampold, B. E. (2010). *The Great Psychotherapy Debate*. London: Taylor & Friends.

Wampold, B. E., Imel, & Flückiger (2018). *Die Psychotherapie-Debatte*. Bern: Hogrefe.

Watkins, J. & Watkins, H. H. (2012). *Ego-States – Theorie und Therapie. Ein Handbuch* (3. Auflage). Heidelberg: Carl-Auer Systeme.

Werner, E. E., & Smith, R. S. (2001): *Journeys from childhood to midlife: Risk, resilience, and recovery*. Ithaca, NY: Cornell University Press.

World Health Organization/Dilling, H., Mombour, W. & Schmidt, M.H. (2000). *Internationale Klassifikation psychischer Störungen. ICD-10 Kapitel V (F) Klinisch-diagnostische Leitlinien* (4. korrigierte und ergänzte Auflage). Bern: Huber.

8 Traumakonfrontation in der Katathym Imaginativen Psychotraumatherapie (KIPT)

Beate Steiner

8.1 Einleitung

Die Katathym Imaginative Psychotraumatherapie (KIPT) stellt eine traumaspezifische Spezialisierung und Modifizierung der Methode der Katathym Imaginativen Psychotherapie (KIP) dar – vormals Katathymes Bilderleben/KB genannt (vgl. Leuner, 1985). Als traditionsreichste Methode der tiefenpsychologisch fundierten Psychotherapie mit Imaginationen ist sie seit langem Bestandteil der Richtlinien-Psychotherapie in der kassenärztlichen Versorgung Deutschlands (vgl. Rust & Steiner, 2013). Sich einerseits auf dem Boden der klassischen KIP bewegend, mit ihren stabilisierenden supportiven, sowie konfliktbearbeitenden und strukturfördernden Interventionen und dazu geeigneter Motive, zusammenfassend in systematisch klassifizierender Weise von Barke und Nohr (2016) aufgezeigt, arbeitet die KIPT andererseits spezifisch traumatherapeutisch unter Berücksichtigung der allgemeinen Regeln der Psychotraumatologie (vgl. Fischer & Riedesser, 1999) und dem Einbeziehen von Elemente anderer Psychotraumatherapien, wie z. B. der PITT (Reddemann, 2004; ▸ Kap. 7). Bei der Planung des Behandlungsprozesses folgen wir dem Phasenmodell Janets (1889) von Stabilisierung, Traumabearbeitung und Integration des Traumas und bleiben dabei stets ressourcenorientiert und so schonend wie nur möglich. Theoretisch sind für uns die Erkenntnisse und Konzepte der Psychoanalyse, der Säuglings-, Bindungs- und Psychotraumatologie, der Selbstpsychologie und der sozialen Neurobiologie prägend.

2006 wurde die KIPT von uns (Steiner & Krippner) als psychodynamische, auf Imaginationen beruhende Methode der Traumabehandlung erstmals in einem Lehrbuch beschrieben und fortlaufend dazu veröffentlicht (u. a. Steiner, 2008; 2013; 2016).

Kernaussage

KIPT stellt eine traumaspezifische Spezialisierung und Modifizierung der Methode der Katathym Imaginativen Psychotherapie (KIP) dar, geprägt von den Erkenntnissen und Konzepten der Psychoanalyse, der Säuglings- und Bindungsforschung, der Psychotraumatologie, der Selbstpsychologie und der sozialen Neurobiologie.

8.2 Fokus Beziehungstraumatisierung

Seit 2002 wird die KIPT vor allem zur Behandlung chronischer und komplexer Traumatisierung unter besonderer Berücksichtigung von Beziehungstraumatisierung in der Kindheit curricular gelehrt. Damit rückt die Beziehungsstörung der Patientin zu sich selbst und zu anderen Menschen, ausgelöst durch traumatisierende zwischenmenschliche Erfahrungen ins Zentrum der Behandlung. Wir stehen damit – um hier auch einige der Väter der Psychotraumatherapie zu nennen – in der Tradition des frühen Freud und seines Verständnisses der Traumagenese der Neurosen (Freud, 1896), Janets Ausführungen u. a. zu dissoziativen Phänomen (Janet, 1889) Ferenczis Definition des traumatischen Introjekts und Bedeutung der Wendung der Aggression gegen das Selbst (Ferenczi, 1939), Balints Ausführungen zur Grundstörung und primären Liebe (Balint, 1973) und Winnicotts Darstellung über die Bedeutung der »good enough mother« (Winnicott, *1974*).

8.2.1 Seelenblindheit und Seelenmord

Wir haben es uns zur Aufgabe gemacht, neben den Beziehungstraumata, verursacht durch körperliche Gewalt in der Kindheit, wie z. B. Vernachlässigung, körperliche Züchtigungen, Eingesperrtwerden und sexueller Missbrauch, die immer auch emotionale Traumatisierung bedeuten, zusätzlich die rein emotionalen Beziehungstraumata mit in den Fokus zu nehmen, auch wenn letztere kaum in den gängigen diagnostischen Klassifikationssystemen erscheinen. Häufig sind körperliche und rein emotionale Traumatisierung, wie emotionale Misshandlung, seelische Grausamkeit, Double Bind und emotionaler Missbrauch gemischt. Beziehungstraumatisierung ist, um mit Wurmser zu sprechen, das Erleben anhaltender Seelenblindheit und bedeutet, ein Kind wird in seinem gesamten Selbstausdruck immer wieder nicht gesehen und auch nicht angemessen beruhigt und gehalten (Wurmser,1999). Auch wird es in seiner Selbst- und Weltwahrnehmung nicht angemessen gespiegelt, nicht angenommen, oft auch übergangen. Geschieht dies absichtsvoll und zielt darauf das Selbst des Kindes mutwillig zu zerstören, spricht Wurmser in Anlehnung an Shengold von Seelenmord (Shengold, 1995; Wurmser, 1987, 1990, 1999). Dabei wird das Kind oft zur Projektionsfläche für alles eigene Unakzeptierte und Abgelehnte und muss bekämpft, entwertet und brutal niedergemacht werden, Beschimpfungen, Kälte, Ignorieren oder offene Bevorzugung eines Geschwisters ertragen (vgl. Hübner, 2014).

Kernaussage

Im Zentrum der Behandlung stehen körperliche und rein emotionale Beziehungstraumata in der Kindheit, verursacht durch Seelenblindheit und Seelenmord.

8.2.2 Beziehungstraumatisierung und Konflikt

Indem wir den Fokus vor allem auf Beziehungstraumatisierung legen, ergibt sich für die KIPT als psychodynamisch-psychotraumatischer Behandlungsansatz zwingend auch das Verschränktsein von Beziehungstraumatisierung und Konflikt in den Blick zu nehmen. Der Konzeptualisierung Wurmsers folgend, begreifen wir dieses Verschränktsein in seiner Genese wie folgt: Ein Beziehungstrauma entsteht durch einen »nicht bewältigbare[n] äußeren Konflikt zwischen Selbst und Umwelt«, der sich »zu einem [...] unlösbaren inneren Konflikt wandelt« (Wurmser, 1999, S. 71 f.). Somit gelangen die äußeren traumatisch wirkenden Beziehungskonflikte zwischen dem Kind und der Beziehungsperson durch Internalisierungsprozesse in den psychischen Raum des Kindes, sich dort als archaisch destruktive Über-Ich-Introjekte festsetzend.

Dieses Über-Ich ist aus Sicht der interaktionellen Neurobiologie »auf einer tieferen emotionale Ebene« [–] »unsere frühere implizite Erinnerung an die Art, wie unsere Eltern uns erlebt haben« (Cozolino, 2007, S. 167).

In der Folge dominieren und modulieren die archaisch destruktiven Über-Ich-Introjekte, als traumabedingte Herrschaftsinstrumente Scham- und Schuldgefühle erzeugend, alle Konflikte, die mit den typischen Entwicklungskrisen der Kindheit verbunden sind. Ausbalancierende, gar progressive Konfliktlösungen werden dann auf jeder Stufe durch vorrangegangene Traumatisierung, wenn sich diese wiederholt, erschwert oder gar verunmöglicht. Sie fixieren sich sodann zu zeitlich überdauernden Nähe-Distanz-Konflikten, Selbstwert- und Autonomiekonflikten, Kontroll- und Unterwerfungskonflikten sowie ödipalen, aggressiven oder Identitätskonflikten (vgl. Wurmser, 1987; Herman 1989).

Beziehungstraumatisierung manifestiert sich stets in einer Reihe äußerer und innerer Konflikte, wie z. B.:

- Vermeiden ersehnter Nähe aus der Erfahrung heraus, dass vom nahen anderen Schädigung droht.
- Der eigenen Wahrnehmung nicht trauen, weil sie einem verdreht wurde.
- Unterdrückung von Selbstbehauptung, da grundsätzlich dem eigenen Selbst jegliche Schuld angelastet wird.
- Zurückstellen von Autonomieschritten aus übergroßen Verlustängsten.
- Einerseits über das Trauma sprechen und es andererseits gleichzeitig verleugnen wollen (vgl. Herman 1998).
- Anklammerung an häufig unpassende Partner als Versuch eigene Affekte zu regulieren.

Die malignen Lösungen ermöglichen es dem Opfer, an der seelisch notwendigen Illusion festzuhalten, man hätte die schlimme Situation wenden können, wäre man noch selbstverleugnender. Damit ist aber bereits der nächste Konflikt der Abhängigkeitsscham gebahnt (vgl. Wurmser 1987).

Kernaussage

Traumatische Beziehungserfahrungen vor allem in früher Kindheit setzen sich als archaisch destruktive Über-Ich-Introjekte im psychischen Innenraum fest, massive Scham- und Schuldgefühle erzeugend. Sie dominieren und modulieren alle Konflikte, die mit den typischen Entwicklungskrisen der Kindheit einhergehen.

8.2.3 Beziehungstraumatisierung und ihre Folgen

Das Erleben von leid- und qualvoller Beziehungstraumatisierung überschreitet immer die Möglichkeiten des Kindes mit diesen Erfahrungen fertig zu werden und somit seine Affekte angemessen zu regulieren, weil der andere, auf den das Kind überlebensnotwendig angewiesen ist, dafür nicht zur Verfügung steht.

Ob es sich nun um körperliche und/oder die rein emotionale Beziehungstraumatisierungen handelt – die Folgen für die Selbst- und Identitätsentwicklung des Kindes, wenn kein ausgleichender Anderer zur Verfügung steht, sind stets gravierend und die gewichtigste Ursache für psychopathologische und psychosomatische Entwicklungen (vgl. Bauer, 2002).

Eine Vielzahl verschiedener Forschungsergebnisse machen, wie Bauer, Schore und Cozolino ausführen, deutlich, dass wiederkehrende nicht bewältigbare, unerträgliche Erfahrungen in früher Kindheit – als implizite psychosoziale Erinnerungen in tieferen Schichten des Gehirns und des Körpergedächtnisses aufgehoben – das Nervensystem tiefgreifend verändern. Das traumatische Erleben prägt Struktur und Funktionieren des Gehirns in einer Weise, »die alle Phasen der sozialen, psychischen und intellektuellen Entwicklung negativ beeinflusst« (Cozolino 2007, S. 287). Außerdem verhindern sie den Aufbau der Resilienz, d. h. »der Widerstandsfähigkeit, die uns im späteren Leben davor bewahrt, unter potentiell traumatischen Stressoren zusammenzubrechen« (Allen et.al. 2004, S. 277). All diese Negativfaktoren geben die Richtung vor, die die Entwicklungskonflikte der Kindheit nehmen und beeinträchtigen deren Lösung.

Kernaussage

Körperliche und/oder rein emotionale Beziehungstraumatisierungen sind die gewichtigste Ursache für psychopathologische und psychosomatische Entwicklungen.

8.3 Stabilisierung als Voraussetzung der Traumakonfrontation

Dieses Forschungswissen und die zentralen Grundannahmen über das Verschränktsein von Beziehungstraumatisierung und massiven Konflikten prägen unser gesamtes behandlungspraktisches psychotraumatisches Vorgehen und damit auch die Wahl unserer imaginativen Anregungsmotive und entsprechender Interventionsstrategien, gerade auch in der Phase der Traumakonfrontation und -integration.

8.3.1 Das gestufte Basismotiv

In der KIPT haben wir ein spezifisches Vorgehen entwickelt, das der Patientin dazu verhelfen kann, Angst und Erregung fortlaufend zu regulieren und sich immer wieder narzisstisch zu restituieren, so dass sie sich schließlich ohne Angst vor Retraumatisierung auf den Prozess der Traumabearbeitung einlassen kann.

Denn wir gehen bei der Anregung zur imaginativen Traumakonfrontation stets von dem zuvor in der Stabilisierungsphase in drei Stufen erarbeiteten Basismotiv aus, begleitet von spezifischen supportiven und aktivierenden Interventionen:

1. Stufe

Hier lautet die Instruktion »*Stellen Sie sich eine Landschaft vor, die Ihnen gefällt und in dieser Landschaft Ihren sicheren und geschützten Ort, an dem Sie als Erwachsene von heute gegenwärtig sind, und wo Sie sich ganz wohl und ganz geborgen, ganz sicher und geschützt erleben und spüren Sie es*«.

Das Motiv des »Sicheren Orts«, heute Standard in vielen Traumatherapien und von Reddemann und Sachsse (1997) erstmals bekanntgemacht, geht auf die KIP-Kollegen Jollet, Krägeloh & Krippner zurück und deren Gedanken über die Behandlung von Borderline-Patienten (vgl. Jollet, Krägeloh & Krippner, 1997).

2. Stufe

Kann die Patientin »ihre« Basislandschaft imaginativ generieren, regen wir sie an, sich in diesem Basisszenario *»hilfreiche Begleiter« vorzustellen, die die Patientin so begleiten, wie sie das jetzt braucht und ihr all ihre Möglichkeiten und Fähigkeiten zur Verfügung stellen.* Die Imaginationsanregung sich »hilfreiche Begleiter« vorzustellen, greift die Gedanken Leuners (Gründer der klassischen KIP) zum gezielten Einsatz vertrauenerweckender, hilfreicher Symbolgestalten auf, dort, »wo aus vitaler Bedrängnis schnell und besonders intensiv wirkende zielorientierte therapeutische Interventionen erforderlich sind«. (Leuner, 1985, S. 204).

Falls nicht spontan von der Patientin imaginiert, geben wir ihr vor, sich auch eine »wehrhafte Gestalt« vorzustellen, damit die regelhaft abgewehrte Aggression einen Ausdruck bekommen kann, was gerade im Traumakontext besonders bedeutsam ist.

Diese Gestalt wird bei der späteren Traumakonfrontation eine zentrale Funktion übernehmen. Zusätzlich wird die Imagination einer »weisen, gütigen Gestalt« als Repräsentanz eines benignen Über-Ich gefördert, als ein Gegengewicht zu selbstdestruktiven Tendenzen, die sie binden und ihnen vorbeugen helfen soll.

Wählt die Patientin als einen »hilfreichen Begleiter« neben Tieren, Fabelwesen oder Märchengestalten, die Repräsentanz einer ihr bedeutsamen lebenden oder verstorbenen nahen Bezugsperson, lassen wir diese in der Imagination wirksam werden, wenn sie als gutes »inneres Objekt« innerpsychisch fungiert. Sollte es sich um eine täterassoziierte Repräsentanz handeln, würden wir anregen, sie als nicht hilfreich zurückzuweisen.

3. Stufe

In einem dritten Schritt leiten wir die Patientin an, sich in ihrer Basislandschaft auch noch ein »unverletztes Kind« oder »Wunschkind« (Steiner, 2008) vorzustellen. Als Rückgriff oder Entwurf einer »idealen« Selbstrepräsentanz ermöglicht sie ein Erleben von Vollständigkeit, Ganzheit und Lebendigkeit und regt weitere positive Wachstumsimpulse an.

Bei Traumatisierungen im Erwachsenenalter entfällt das Arbeiten mit der Repräsentanz eines »unverletzten Kindes«, setzt sich das Basismotiv dann nur aus den Motiven der Stufe eins und zwei zusammen.

Der gesamte Behandlungsprozess der KIPT ist getragen von einem spezifischen haltgebenden Rahmen, geprägt durch:

- Eine psychotherapeutische Haltung von Holding-, Containing- und Spiegelungsfunktion gegenüber der Patientin und von Gleichrangigkeit, Gleichmächtigkeit und einfühlsamer Kooperation (Fischer & Riedesser, 1999).
- Ein stetes Bemühen nicht in machtorientierte oder missbrauchende Rollenmuster abzugleiten, als unbedingte Voraussetzung für die Patientin sich mit ihren traumatischen Erfahrungen konfrontieren und offenbaren zu können (ebenda, S. 187).
- Maßnahmen zum Dissoziationsstopp (vgl. Fischer & Riedesser, 1999) und Arbeit mit dem Tresormotiv (Reddemann & Sachsse, 1997) bei Intrusion und Dissoziation.
- Sachliche Information über die psychische Bedeutung von Traumatisierung, von Basissymptomen und damit z. B. über Intrusion und Dissoziation, dem Verlauf psychischer Traumatisierung (vgl. Fischer & Riedesser,1999).
- Anbieten einer Entspannung vor jeder Imagination, die Halt und Sicherheit betont, sowie das Spüren von Anlehnung des Körpers und Erdung der Füße, mit dem Hinweis, dass die Augen geschlossen oder offengehalten werden können, Imagination aber auch ohne Entspannung möglich ist.
- Information der Patientin über den geplanten Ablauf der jeweiligen Imagination. Einholung ihrer expliziten Zustimmung (Voraussetzung jeder Imagination) u. a. zur Förderung von Gleichmächtigkeit und Selbstbestimmung.
- Imaginative Begleitung des gesamten Behandlungsprozesses und stetes Hineinleiten in die Traumakonfrontation vermittels des gestuften Basismotivs.

- Imaginatives Anregen aller zusätzlich angebotenen Ressourcenmotive (z. B. Heilquelle, Tempel der Stille, Schutzmantel) in der Basislandschaft.
- Aufforderung der Patientin nach jeder Traumakonfrontation wieder in ihre Basislandschaft zurückkehren.
- Vermitteln, die Patientin möge am Ende einer jeden Imagination positiv Erlebtes jeder Zeit in ihrer Vorstellung wieder aufsuchen und Erklären der Bedeutung neuronaler Verankerung.

Über das gesamte Prozessgeschehen sind unsere therapeutische Haltung und Aussagen, Entspannungs- und Imaginationsinstruktionen darauf gerichtet, der Patientin ein Gefühl von Sicherheit, Schutz, sich Wohlfühlen und Geborgenheit (siehe Basismotiv) zu vermitteln und sie anzuleiten, diese Gefühle deutlich wahrzunehmen und sich ausbreiten zu lassen. (vgl. Steiner & Krippner, 2016).

Die KIPT spezifische Interventionsbegleitung, die mit Beginn der Stabilisierung letztlich auf Veränderung und Umgestaltung der Traumaszenen im Als-Ob der Fantasie aktiv hinwirkt und diese vorbereitet, finden sich viele Interventionen der klassischen KIP: vor allem Resonanz geben, Affekte und Sinneswahrnehmung anreichern, Berührungs-, Impuls- und Ermutigungsinterventionen. (vgl. Leuner, 1985; Bahrke & Nohr, 2016). Sie werden von uns verstärkt und teils modifiziert mit dem Ziel der Selbst- und Affektregulierung, der Selbstberuhigung, Selbstvergewisserung und Selbstfindung der Patientin eingesetzt.

Auch nutzen wir immer wieder den Konjunktiv, da er besonders geeignet ist, die Patientin in den Fantasiemodus hinein zu geleiten. Gerade wenn Patientinnen Schwierigkeiten haben, sich z. B. eine wehrhafte Gestalt vorzustellen, sagen wir: »*Wie wäre es, wenn Sie einen wehrhaften Begleiter an Ihrer Seite hätten, der Ihnen all seine Wehrhaftigkeit zur Verfügung stellen, sie aber niemals gegen Sie wenden würde?*«

Ein permanentes Fördern der Anwesenheit der Erwachsenenrepräsentanz in der Imagination zur Verhinderung von maligner Regression, das »Dranbleiben« und »Bestehen« auf Hilfen zeichnet unser Interventionsverhalten aus und strukturiert den Imaginationsraum. Es vermittelt der Patientin über das gesamte Prozessgeschehen hinweg eigene Kontrolle, Wirkmächtigkeit, Selbststeuerung und -bestimmung. Die gesamte Rahmengestaltung trägt wesentlich dazu bei, die negative Spirale flashbackartiger Affektregression und -überflutung nicht aufkommen zu lassen oder zumindest zu reduzieren.

Der konstante Einsatz des gestuften Basismotivs, einschließlich aller supportiver Interventionsstrategien verfolgt neben der allgemeinen Stabilisierung und narzisstischen Restitution das Ziel, der Patientin ein Gegengewicht zu traumatischen Beziehungserfahrungen durch das Generieren neuer positiver Subjekt-Objekt-Interaktionen und damit korrigierende emotionale Erfahrungen zu ermöglichen. Beides entsteht im imaginativen Raum zwischen der Erwachsenenrepräsentanz, den »hilfreichen Begleitern« und der Repräsentanz des »unverletzten Kindes«, sowie in der dialogischen Begegnung zwischen Patientin und Psychotherapeutin und ihrer Imaginationsbegleitung. Diese neuen Erfahrungen, die sich intrapsychisch dauerhaft repräsentieren, bilden sodann ein Reservoir an neuen Subjekt-Objekt-Interaktionen (vgl. Stern, 1992) auf das die Patientin in der Folge in realen Beziehungen zurückgreifen und angstfreier agieren, sich besser abgrenzen, selbstbewusster und erwachsener auftreten kann.

Kernaussage

Das in der Stabilisierungsphase in Stufen aufgebaute Basismotiv als ein zentraler Bestandteil des Rahmens, neben der therapeutischen Haltung und dem Gesamt an Interventionsstrategien, begleitet den gesamten Behandlungsprozess einschließlich der Phase der Traumakonfrontation und -integration. Dabei ist ein wichtiges Ziel der KIPT: Der Patientin ein Gegengewicht zu traumatischen Beziehungserfahrungen durch das Generieren neuer positiver Subjekt-Objekt-Interaktionen zu ermöglichen.

8.4 Traumakonfrontation und -bearbeitung

Wenn das gestufte Basismotiv intrapsychisch stabil verankert ist und die Patientin ihr Einverständnis zu einer Auseinandersetzung mit traumatischen Erfahrungen gegeben hat, beginnen wir mit der sog. Traumakonfrontation und können uns gleichzeitig auf die ihr inhärente Konfliktbearbeitung konzentrieren. Dazu nutzen wir folgende Techniken:

- Bergen des verletzten Kindes aus der Traumaszene.
- Unschädlichmachen des Täters, bzw. seiner schädigenden Anteile, das Unschädlichmachen von Über-Ich-Introjekten.
- Imaginatives Konfrontieren mit traumatogenen Affekten und ihrer Abreaktion.

Diese KIPT spezifischen Techniken unterstützen die Patientin darin, die Realität der traumatischen Erfahrung in einem »Als-Ob-Modus« der Fantasie zu erleben. Diesem Vorgang sprechen Fonagy, Gergely & Target (2004) die entscheidende Rolle bei der Traumabearbeitung zu und zwar aus folgenden Gründen:

- Im Fantasiemodus kann die Patientin die imaginierte Szene heute als Erwachsene aktiv kontrollieren, gestalten und nach Belieben modifizieren.
- Sie kann sich so in der imaginativen Reinszenierung als aktiv Handelnde erleben, die den Verlauf der Als-ob-Episode kontrolliert.
- Die qualitativ transformierten Reinszenierungen im sicheren Als-Ob-Modus einer fiktiven repräsentationalen Welt, also der neuronal erhaltenen Informationen, die das Gehirn in spezifischen Aktivitätsmustern darstellt und speichert, ermöglichen der Patientin emotional korrigierende Erfahrungen, da sie positive Affekte der Urheberschaft erzeugen.
- Diese positiven Affekte und Vorstellungen wirken der negativen Erinnerung entgegen, der traumatischen Erfahrung hilflos-passiv ausgeliefert zu sein und sich weiterhin als hilfloses Subjekt zu fühlen (vgl. Fonagy et al. 2004).

Kernaussage

KIPT ermöglicht Patientinnen – auf der Basis einer haltgebenden therapeutischen Beziehung – bei der imaginativen Traumabearbeitung, in Form einer qualitativ transformierten Reinszenierungen im sicheren »Als-Ob-Modus« einer fiktiven repräsentationalen Welt, emotional korrigierende Erfahrungen zu machen, die positive Affekte der Urheberschaft erzeugen.

8.4.1 Bergen des verletzten Kindes

Als Übergang zur direkt-konfrontativen Traumaarbeit wählen wir das Motiv »Ein Kind, das Sie einmal waren«, das imaginativ ebenfalls aus der Basislandschaft heraus angeregt wird. Unabhängig davon, welche Kindrepräsentanz von der Patientin imaginiert wird – es kann auch eine traumatisierte sein – geht es darum, der »Erwachsen von heute« und ihrem »inneren Kind« Aufgehobensein, Geborgenheit, Trost, liebevolle Bezogenheit, Versorgt- und Genährtwerden und Feinfühligkeit erfahrbar zu machen, und sie so zu ermutigen, sich auf die weitere Auseinandersetzung mit traumatischen Erfahrungen einzulassen.

Mit dem Anregungsmotiv »verletztes inneres Kind« beginnt dann die gezielte imaginative Auseinandersetzung mit traumatischen Erfahrungen, und kann sich die traumatisierte Selbstrepräsentanz mit ihren historischen Beziehungen und Fantasien darstellen. Das »Bergen« arbeitet mit einer explizit traumainduzierenden Altersregression, fußend auf der Vorgabe der klassischen KIP (vgl. Leuner, 1985, 150 ff.) Dabei ist das Vorgehen so aufgebaut, dass ein spontanes Hineingleiten in traumatische Szenen mit der Gefahr der Retraumatisierung verhindert wird. Dazu klären wir zunächst im Gespräch, welches Kind geborgen werden soll: z. B. das geschlagene oder missbrauchte Kind; das Kind, dem die Wahrnehmung verdreht wurde; das zu tiefst gedemütigte Kind, das Kind, das mit ansehen musste, wie die Mutter oder ein Geschwister misshandelt wurde, und vieles mehr.

Nach der üblichen Information der Patientin über jeden Schritt des imaginativen Vorgehens und Erfragen ihre Einwilligung, beginnen wir – nach gewünschter Entspannung – mit der Imagination »Bergen eines verletzten Kindes«.

Aus dem weiter oben beschriebenen Basismotiv heraus weisen wir die Patientin an, sich neben dem *unverletzten Kind, auch das Kind, das die Patientin einmal war, mit am sicheren, geschützten Ort vorzustellen, die beide dort alles haben, was sie brauchen und ihnen jetzt guttut*. Nach erneutem Generieren dieser Vorstellungsszene sagen wir der Patientin: *»Und nun teilen Sie mir kurz mit, was Sie sich vorstellen, damit ich sie begleiten kann.«* Danach fragen wir, welche der »hilfreichen Begleiter« die Patientin als »Erwachsene von heute« für eine Begegnung und ein Bergen des »verletzten Kindes« mitnehmen möchte, und ob sie dazu auch die Kinder (»unverletztes« und »Kind, das sie einmal war«) mitnehmen möchte? Entscheidet sie sich für deren Zurückbleiben, wird eine ausreichende Versorgung durch eine hilfreiche Gestalt sichergestellt.

Danach leiten wir die Patientin an, sich vorzustellen, wie sie als »Erwachsene von heute«, mit ausgewählten »hilfreichen Begleitern«, dorthin gehen wird, wo sie ihr »verletztes Kind« finden wird. Bei dem imaginären Wechsel in die Traumasituation unterstützen wir die Patientin bei einer angemessenen Distanzregulation und einem ihr passenden Tempo der Annäherung, entsprechend ihres Angstniveaus. Wir ermutigen sie den gesamten Ablauf imaginativ so zu gestalten, wie sie das braucht. Wir sagen der Patientin auch: *»Sie können als »Erwachsene von heute« die Szene jeder Zeit stoppen, so wie man einen Film anhalten kann. Denken Sie auch daran, dass es hier und heute um eine Umgestaltung einer Szene von damals in der Vorstellung geht, die Sie jetzt nach ihren Wünschen und ihrem Belieben verändern können«.*

In der klinischen Praxis haben sich drei Imaginationsvarianten des »verletzten Kindes« herauskristallisiert:

- Ein verletztes Kind, meist irgendwo in einem Wald oder einem Keller, oft in einem Verlies, Schädiger sind keine anwesend.
- Das verletzte Kind zusammen mit dem Schädiger in der Traumaszene, das geborgen wird. Die Schädiger bleiben am Tatort zurück.
- Der Schädiger wird, nachdem das verletzte Kind geborgen wurde, spontan von der Patientin unschädlich gemacht.

Bei der zweiten Variante zielen die Instruktionen darauf, dass die »hilfreichen Begleiter«, und wenn möglich auch die »Erwachsene von heute« das »verletzte Kind« vom Schädiger abschirmen, eine deutliche Grenze aufbauen und danach schauen, wie der Zustand des Kindes ist, was es jetzt dringend braucht, ob evtl. sogar eine Notfallversorgung erforderlich ist. Danach regen wir das Verlassen der Traumaszene an und fordern die »Erwachsene von heute«, mit den »hilfreichen Begleitern« auf, das »verletzte Kind« an den sicheren, geschützten Ort zu bringen. Ist dies geschehen, zielen die Interventionen auf eine optimale körperliche und seelische Versorgung des »verletzten Kindes«, je nach seiner Bedürfnislage. Meist übernehmen die »hilfreichen Begleiter« und das »unverletzte innere Kind« spontan diese Aufgabe. Oft braucht es Zeit bis die »Erwachsene von heute« sich mit dem Kind anfreunden kann, vor allem, wenn sie noch zu sehr Täter identifiziert ist. Auf jeden Fall achten wir in der Imagination darauf und intervenieren entsprechend, dass der »Erwachsenen von heute« ebenfalls Zuwendung und gute Versorgung zu Teil werden. So können Neidgefühle und Ablehnung gegenüber dem jetzt gut versorgten Kind gemildert werden.

Immer fördern und unterstützen wir in der Imagination eine aktive individuelle Problemlösung. Das schließt ein, eine ehemals unterbrochene Handlung nun im Als-Ob der Fantasie wunschgemäß zu Ende zu führen, ein Vorgang, dem Fischer und Riedesser (1999) große Bedeutung für die Traumaintegration beimessen.

Nach einer ausgedehnten Phase erneuter Stabilisierung im Rahmen der Basislandschaft und falls nötig der weiteren Anleitung zur Annahme und Aufnahme des »verletzten Kindes«, erfolgt i. d. R. ein Unschädlichmachen von Schädigern. Letzteres kann sich im Weiteren mit einem erneuten Stabilisieren und dann dem neuerlichen Bergen traumatisierter Kinder, abwechseln.

Kernaussage

Aus der Basislandschaft heraus, findet ein Wechsel der »Erwachsenen von heute«, zusammen mit »hilfreichen Begleitern« in die Traumaszene statt, aus der das »verletzte Kind« von damals schließlich geborgen wird.

8.4.2 Unschädlichmachen einer schädigenden Repräsentanz

Die Technik des Unschädlichmachens als zentraler Bearbeitungsfokus der KIPT zielt auf die Bearbeitung der weitreichenden traumabedingten Aggressionskonflikte, die i. d. R. mit einer ausgeprägten Tendenz zur Selbstschädigung einhergehen, da die reaktive Wut gegen die eigene Person gewendet werden muss und die unbewusste Identifizierung mit dem Aggressor, dies fordert. Auch kann mit Hilfe des »Unschädlichmachens« der inneren Amalgamierung von Selbst und Täter entgegengewirkt werden.

Bevor ich die Technik des Unschädlichmachens darstelle, definiere ich, was wir unter Täterrepräsentanz verstehen, und wie wir sie konzeptuell von der Symbolisierung eines Über-Ich-Introjekts abgrenzen:

- Täterrepräsentanz stellt eine imaginierte, bewusst erinnerbare schädigende Person aus einer erlebten Traumaszene dar.
- Ein archaisches Über-Ich-Introjekt, aufgehoben im impliziten Gedächtnis (vgl. Cozolino, 2006), wird gebildet aus einem Konglomerat unbewusster, vielfach geschichteter, introjizierter Täteranteile, einschließlich der gegen sie gerichteten eigenen Aggressionen, die zur intrapsychischen Struktur geworden sind. Sie müssen in einem zeitintensiven Prozess bewusst und ich-dyston gemacht werden.

Behandlungspraktisch setzt das imaginative Unschädlichmachen von Täterrepräsentanzen i. d. R. Folgendes voraus:

- Die Patientin kann der Therapeutin klar schildern, welcher traumatischen Szene sie mit welchem Schädiger ausgesetzt war.
- Oder bei der Besprechung von Nachfolgekonflikten im Leben der Patientin erschließen sich traumatogene Szenen, die, einschließlich der Schädiger im Gespräch klar ermittelt werden können.

Eine eindeutige Klärung, um welchen Schädiger oder welche schädigenden Anteile es sich handelt, ist unabdingbar. Unterbleibt sie, kann das zu einem verhängnisvollen Geschehen (psychotherapeutischer Kunstfehler) führen: dann würde die Täter identifizierte Patientin einen bedeutsamen, aber abgelehnten Teil ihres Selbst in der Imagination unschädlich machen.

- Bei nahen Beziehungspersonen fokussieren wir auf deren schädigende Anteile. Wir betonen, dass die liebevollen, zugewandten Anteile innerseelisch in ihrer unterstützenden Bedeutung erhalten bleiben.

- Wir heben hervor, dass es hier und heute darum geht, sich von etwas zu trennen, das bis dato innerlich eine schädigende Wirkung entfaltet und es hilfreich ist, sich in der Imagination davon zu befreien, es für sich unschädlich zu machen.
- Wir ergänzen, falls nötig, dass die heute bestehende Beziehung, z. B. zur Mutter, nicht gestört oder zerstört wird, sich u. U. sogar verbessern kann.
- Je nach Ausmaß der Traumatisierung kann, bei explizitem Wunsch der Patientin, evtl. ein Prozess des Verzeihens und der Versöhnung in Gang kommen, wozu die betreffenden Personen grundsätzlich ihren Beitrag zu leisten haben.

Beim Wechsel in die imaginative Konfrontation mit dem Schädiger oder schädigenden Anteilen gehen wir folgendermaßen vor:

- Anregung sich von dem stabilisierenden Basisszenario als »Erwachsene von heute«, nach Vergewissern des guten Kontakts und des Spürens der Bezogenheit zu den »hilfreichen Begleitern«, ihren Fähigkeiten und Möglichkeiten, zusammen mit ausgewählten »hilfreichen Begleitern« in die Traumaszene zu begeben, um dort den Schädiger unschädlich zu machen.
- Falls zusätzliche Begleiter benötigt werden, Anleitung sie zu generieren.
- Genauso, wie beim Annähern an die Traumaszene im Rahmen des Bergens des »verletzten Kindes«, werden wieder alle Schritte der Tempo- und Distanzregulierung beachtet.
- Es wird in der Traumaszene (Kind ist ja bereits geborgen) jetzt der Schädiger unverzüglich unschädlich gemacht. Dabei hat die Psychotherapeutin die Aufgabe, den andrängenden Impulsen mit sie verstärkenden Interventionen, sowie Resonanz- und Ermutigungsinterventionen zur Abreaktion zu verhelfen: »Ja, tun Sie das!« oder »Ja, machen Sie den Schädiger unschädlich!« oder »In der Fantasie ist alles erlaubt.«
- Nach erfolgtem Unschädlichmachen kehren alle Protagonisten zurück in die Basislandschaft und wir intervenieren dann so, dass dort alle das bekommen, was sie in diesem Augenblick brauchen.

Kernaussage

Nach einer eindeutigen Klärung, um welchen Schädiger oder schädigenden Anteile es sich handelt, und wie ein Unschädlichmachen imaginativ angeregt wird, beginnt die Imagination in der Basislandschaft und leitet in die Traumaszene hinein, wo die Repräsentanz des Schädigers unschädlich gemacht wird.

Fallvignette zum Unschädlichmachen eines Schädigers

In der Behandlung der Patientin Ina nimmt das Unschädlichmachen von schädigenden Anteilen besonders ihres Stiefvaters, aber auch ihrer Mutter einen breiten Raum in der Behandlung ein. Ina war emotional und körperlich traumatisiert: Im Alter von vier Jahren entführte ihre deutsche Mutter (Dolmetscherin) sie von ihrem spanischen Vater (Pilot) nach Deutschland und ließ sie für ein

Jahr bei den ihr zunächst fremden Großeltern (mütterlicherseits) zurück. Vom Großvater wurde sie öfter in den dunklen Keller gesperrt, von der Großmutter liebevoll umsorgt. Nach einem Jahr wurde Ina von der Mutter in eine fremde Stadt geholt, wo sie vormittags im Kindergarten und nachmittags bis 17 Uhr im Hort verblieb. Die Patientin wurde als Kind vielfach gedemütigt, bloßgestellt, für »blöd« erklärt und verantwortlich gemacht für das Unglück der Mutter, die ihr auch die eigene Existenz zum Vorwurf machte. Sie war wiederholt Wahrnehmungsverdrehungen der Mutter ausgesetzt. Ab dem 9. Lebensjahr war Ina jede Nacht dem sexuellen Missbrauch durch den Stiefvater ausgeliefert und wurde von der Mutter wiederkehrend geschlagen, manches Mal mit einem Kochlöffel. Nach ihrem Umzug in eine eigne Wohnung terrorisierte ihr Stiefvater sie immer wieder mit Telefonstöhnanrufen. Die Patientin erlitt nach schweren Demütigungen der Mutter zu einem späteren Zeitpunkt eine Fehlgeburt und musste die Krebserkrankung sowie den Tod des Partners miterleben, der zudem spielsüchtig gewesen war.

Ina war bei Behandlungsbeginn hoch dissoziativ. Während sie redete, zitterten ihre Beine und Hände massiv, ihre Augäpfel glitten zur Seite und sie reagierte erschrocken auf jedes Geräusch. Sie sprach über anhaltend starke körperliche Schmerzen, mit dem Gefühl, als wäre ihr ganzer Körper – inklusive Augen, Ohren und Kopf –voller Ameisen. Wenn die Schmerzen stärker wurden, sei es so, als würde ihr jemand in den Körper stechen, in der Folge tue jede Bewegung weh. Ständig werde sie von Bildern des nachts in ihr Zimmer eindringenden Stiefvaters verfolgt. Sie fühle sich niedergeschlagen, nehme nicht mehr am sozialen Leben teil, habe ständig Angst und traue sich oft nicht aus dem Haus. Ganz schlimm werde es, wenn jemand hinter ihr gehe, dann beginne sie zu zittern, ihr Herz rase wie wild, sie fange an zu schwitzen.

Nachdem ich Ina das erste Mal, nach Etablierung des gestuften Basismotivs, Tresorarbeit und Dissoziationsunterbrechung das Unschädlichmachen des schädigenden Stiefvaters angeboten hatte, wurde dieses– später vor allem auf Wunsch Inas – wiederkehrend imaginiert.

Der Stiefvater, ein Bäcker, hatte sie jeden Morgen bevor er zur Arbeit ging sexuell missbraucht, während die Mutter in einem vom Ehemann getrennten Zimmer schlief und selbst die knarrenden Dielen der Altbauwohnung ignorierte.

Nach Besprechung des Imaginationsvorhabens und des Ziels der Imagination, heute etwas unschädlich zu machen, was in ihr immer noch seine schädigende Wirkung entfalte, der Einwilligung Inas und einer Entspannung stellt sie sich vor, sie sei wieder in ihrem hohen Turm in einer sanft hügeligen Weinberglandschaft. Mit ihr seien ihre drei Hunde, der Drache und die bezaubernde Fee Gini:

P: »Wir schauen auf weite Felder. Dort sind Rehe und Hasen hüpfen herum. Alles ist ganz friedlich«.

T: »Ja, nehme Sie diese friedliche Atmosphäre ganz in sich auf«.

[Etwas Zeit vergeht]

T: »Für die gestellte Aufgabe, welche Ihrer hilfreichen Begleiter möchten Sie jetzt mitnehmen?«

P: »Den Drachen! Und im Burggraben sind Krokodile, da nehme ich auch eines mit.«

T: »Gut, dann stellen Sie sich jetzt vor, wie Sie, die Erwachsene von heute, der Drache und das Krokodil zu dem Haus hin gehen, in dem Sie den Schädiger von damals finden werden.«

Ina beginnt zu zittern und zu weinen, ihre Beine zittern besonders stark.

T: »Stellen Sie sich vor, wie die hilfreichen Gestalten vorangehen, Ihnen kann nichts geschehen.«

P: »Ich bleibe unten stehen und sie gehen hoch in den dritten Stock und ich bin immer eine Treppe hinter Ihnen.«

T: »Das ist sehr gut.«

P: »Ja.«

T: »Stellen Sie sich dann vor, dass jetzt der Drache und das Krokodil die Tür zur Wohnung aufmachen und hin zu dem Schädiger gehen und ihn unschädlich machen.«

Ina weint.

T: »Versuchen Sie es sich vorzustellen.«

P: »Es fällt mir ein bisschen schwer.«

T: »Stellen Sie sich vor, dass Sie, die Erwachsene von heute, immer im Hintergrund ist – Drache und Krokodil machen ihn unschädlich, Sie müssen gar nichts tun«.

[Etwas Zeit vergeht]

T: «Geht das?«

P: »Nicht so richtig. Ich sehe die Wohnung ganz deutlich vor mir und meine Mutter schläft und ich höre ihn zu mir ins Zimmer komme.«

T: »Das Kind von damals ist dort nicht mehr. Es ist längst am sicheren, geschützten Ort.«

Die Patientin beruhigt sich langsam. Das hilflose Schluchzen hört auf.

T: »Was können der Drache und das Krokodil jetzt tun?«

P: »Der Drache speit schon die ganze Zeit Feuer. Er [der Stiefvater] will immer noch rüber in das Zimmer gehen, aber der Drache speit Feuer und er fängt schon Feuer und der Drache haut ihm rechts und links eine runter und das Krokodil beißt ihm was ab.«

T: »Ja, machen Sie ihn ganz unschädlich in sich«

[Etwas Zeit vergeht]

T: »Und, wie ist es jetzt, was ist mit dem Stiefvater?«

P: »Der liegt verkohlt auf dem Boden.«

T: »Was möchten Sie jetzt noch tun?«

P: »Zur Sicherheit dieses Teil noch zersägen.«

T: »Ja, tun Sie das, bis Sie den Eindruck haben, jetzt ist er unschädlich gemacht.«

P: »Ich werfe die einzelnen Teile noch in die Toilette.«

T: »Ja, machen Sie das.«

P: »Ja, jetzt ist es durch.«

T: »Ist alles entsorgt«?

P: »Ja.«

T: »Geschafft! Und wie geht es jetzt«?

P: »Sehr erschöpft, aber zufrieden.«

P: »Stellen Sie sich jetzt bitte vor, wie Sie, die erwachsene Frau von heute, zusammen mit Drache und Krokodil wieder zurück an Ihren sicheren, geschützten Ort gehen, wo das unverletzte und verletzte Kind sind und die anderen hilfreichen Begleiter.«

P: »Die wunderbare Gini klatscht Beifall und es ist jetzt ganz entspannend.«

T: »Tun Sie jetzt einfach das, was Sie noch gerne tun möchten an Ihrem sicheren, geschützten Ort und schauen Sie, was die Erwachsene von heute jetzt braucht, was ihr guttut.«

P: »Sie weint und dann kommt die wunderbare Gini und nimmt sie in den Arm und streichelt ihr über den Kopf«.

T: »Spüren Sie das intensiv, wie sie Sie im Arm hält, Ihnen über den Kopf streichelt und Sie beruhigt und bestätigt in dem, was Sie vollbracht haben und der Spuk jetzt ein Ende hat.«

Ich lasse ihr noch einen Moment Zeit und leite sie dann an, mit ihrer Aufmerksamkeit langsam und allmählich wieder ganz zurückzukehren in den Therapieraum, wissend aber, dass sie jeder Zeit, wenn sie das möchte, in ihrer Vorstellung zurückkehren kann, in die Landschaft, die ihr gefällt mit ihrem sicheren, geschützten Ort, allen hilfreichen Begleitern und gut versorgten Kindern bei der Erwachsenen von heute.

Wieder mit ihrer Aufmerksamkeit in den Therapieraum zurückgekehrt, meint sie: »Ich bin fix und fertig«. »Ja, es war auch schwere Arbeit, die Sie geleistet haben.«

Übrigens berichten Patientinnen immer wieder nach dieser anstrengenden Arbeit der Traumakonfrontation, wie viel Kraft es sie koste.

In der Folge wurde auf expliziten Wunsch der Patientin das Prozedere des Unschädlichmachens des Missbrauchers wiederholt, wobei das Schlagen der Täterrepräsentanz durch den Drachen, das Abbeißen seines Geschlechtsteils, ein es in Stücke reißen, das Verbrennen zu Kohle, das Entsorgen durch die Toilette und später das Verbrennen zu Asche, auf der sie in Gedanken mit den Füßen herum treten konnte, erneut imagniniert wurde. Zitterte sie dabei am ganzen Leib und konnte sie ihre Beine kaum beherrschen, trat – nachdem von der Täterrerpräsentanz nichts übriggeblieben war – jedes Mal eine deutliche Beruhigung ein. Danach konnte sie sich in der Imagination, zurückgekehrt in ihre Basislandschaft, entspannt erleben und zufrieden die Zuwendung ihrer »hilfreichen Gefährten« (einem kleinen Hund, zweier großer, der wunderbaren Gini und später einer liebevollen Großmutter) und ihren Drachen – irgendwann war das Krokodil überflüssig geworden – belohnen.

In dieser Fallvignette wird meines Erachtens nachvollziehbar, wie es der Patientin im Als-Ob der Fantasie gelingt, ihre angestaute Wut, die in ihre Beine konvertiert ist, in Form stechender Schmerzen, »wie Pfeilspitzen, die sich ins Fleisch bohren« in der Figur des Drachens und des Krokodils und ihrer Aktionen zu symbolisieren und auch abzureagieren. Mit dieser Unterstützung gelingt es ihr, in der Imagination die Wendung der Aggression gegen die eigene Person aufzuheben und damit die Position der hilflos Ohnmächtigen zu verlassen und in die einer aktiv Handelnden zu gelangen. Auf diese Weise kann sie die Szene nach ihren Vorstellungen kontrollieren und umgestalten. Das manifestiert sich nach einiger Zeit u. a. in einem Nachlassen der Symptomatik, in der wachsenden Fähigkeit ihre bisherigen, von masochistischer Unterwerfung gekennzeichneten Männerbeziehungen zu reflektieren und ihren Nähe-Distanz-Konflikt klar zu benennen mit der Angst, wieder in missbräuchlichen Beziehungen zu landen bei gleichzeitiger Sehnsucht nach einer liebevoll bezogenen Beziehung.

Auf der Übertragungsebene gelingt es ihr, sich mit ihren heftigen aggressiven Impulsen, trotz verbalisierter Scham- und auch Schuldgefühlen zu zeigen.

Fast ein Jahr nach dieser ersten Imagination des Unschädlichmachens erfuhr ich von der Patientin, dass sie sich bis zum Ausbruch der Schmerzsymptomatik über Jahre hinweg beim Joggen das Gesicht des Stiefvaters sowie dieses während dem Laufen fortlaufend zu treten, vorgestellt hatte.

8.4.3 Unschädlichmachen destruktiver Über-Ich-Introjekte

Insbesondere bei Beziehungstraumatisierten spielen Über-Ich-Konflikte, angeheizt durch die traumatogenen Introjekte eine große Rolle vor allem in Form massiver Scham- und Schuldkonflikte (vgl. Wurmser 1987; 1990; 1999). Verbote, z. B. über erlittene Qual zu sprechen, ebenso wie sich selbst immer wieder schuldig zu sprechen und als schlecht und hassens- statt liebenswert zu erleben, sind dabei zentral und gehen auf das Konto eines »inneren erbarmungslosen Richters«. Meist klagt er die Patientin massiv an, die primären Bezugspersonen zu verraten, sich damit schuldig zu machen und bestraft werden zu müssen, was dann meist verschiedenste Arten der Selbstschädigung hervorruft.

Täterrepräsentanz und Über-Ich-Introjekte können in der Patientin verschmelzen. Der innere »erbarmungslose Demütiger«/»Kritiker«/»gnadenlose Richter« ist geradezu oft ein Wiedergänger des Schädigers. Daher ist es eine weitere zentrale konfrontative KIPT-Technik, den »inneren Richter« oder »Demütiger« zu imaginieren und ebenfalls unschädlich zu machen. Das Unschädlichmachen von Über-Ich-Introjekten setzt voraus:

- Während des gesamten Therapieprozesses hat eine Sensibilisierung der Patientin für die Wahrnehmung ihres »inneren Demütigers«/»Kritikers«/»gnadenlose Richters« stattgefunden.
- Die Patientin kann zunehmend mehr erkennen, in welchen Zusammenhängen er sich bemerkbar macht, mit welcher inneren Stimme er spricht, welches Bild sie z. B. von ihrem »gnadenlosen inneren Richter« hat.
- Die Patientin wird angeregt, einen Namen für das traumatogene Über-Ich-Introjekt zu finden, der auch in der Instruktion dezidiert von der Therapeutin verwendet wird (vgl. Patientin Ina , die für ihren Peiniger von innen spontan das Wort »Seelentöter« kreierte und in einer Imagination dazu eine schreckliche, böse, sie vernichten wollende Hexe vom Feuer speienden Drachen letztlich in Asche auflöste und anschließend vergrub).

Nach der Sensibilisierungsarbeit können wir mit der sog. Symbolkonfrontation beginnen. Eine von Leuner (1985) dargestellte Technik, die wir in traumaspezifischer

Modifikation anwenden. Ziel ist, den »inneren Verachter« in der Imagination zu schwächen, langsam einen zeitintensiven Prozess der Desidentifikation in Gang zu setzen und ihn somit ich-dyston zu machen.

Dabei gehen wir folgendermaßen vor:

- Aus der Basislandschaft beginnend (siehe oben), regen wir die Patientin an, sie möge sich in ihrer Vorstellung in die Nähe eines Waldrandes begeben, an dem sich die »Erwachsene von heute«, gut abgegrenzt von diesem, zusammen mit ihren »hilfreichen Begleitern« und ihrer »weisen, gütigen und milden Gestalt« erneut einen geschützten Platz einrichtet.
- Wir weisen darauf hin: Die Patientin bestimmt, wieviel Zeit sie sich nehmen und wie sie die Distanz reguliere will, sie kann jederzeit wieder ein Stück zurücktreten oder einfach an ihren geschützten Ort gehen. Sie entscheidet, was für sie gut ist, und wie sie alles gestalten will. Hat sich die Patientin einen geschützten Platz in ihrer Vorstellung in der Nähe eines Waldrandes, mit deutlicher Abgrenzung, eingerichtet, fordern wir sie auf, sie möge sich vorstellen, wie nun aus dem inneren des Waldes der »innere Verachter« (»vernichtende Hasser«, »gnadenlose Richter« etc.) auftauche.
- Ist er aufgetaucht, wenden wir die Technik der »Augenprobe« an (Leuner, 1985, S. 249 ff), lassen sein Aussehen beschreiben und fordern dann die Patientin auf, die »Erwachsene von heute« möge ihn eindringlich mit ihren Augen fixieren und ihm darüber ihre heutige Wirkmächtigkeit und Stärke als »Erwachsene« demonstrieren. Tut sich die Patientin damit schwer, sagen wir, das könnten auch die »hilfreichen Begleiter« übernehmen. Auf jeden Fall gehe es darum, eine Lösung zu finden, die ein Unschädlichmachen des »inneren Verachters« ermögliche.

Therapeutisch unterstützen wir auch diesen Prozess höchst aktiv und unterstützend.

Das Unschädlichmachen gelingt in der Regel gut, wenn die Therapeutin die Patientin darin unterstützt, den drängenden Impulsen und Affekten im Fantasiemodus freien Lauf zu lassen.

Das Unschädlichmachen von Täterrepräsentanzen und Über-Ich-Introjekten muss kontinuierlich fortgesetzt werden, bis die Patientin in sich ein Gefühl nachhaltiger Befreiung von diesen Quälgeistern erlebt. Ziel ist, die zur Struktur geronnenen intrapsychischen Selbstbestrafungs- und Erniedrigungsmechanismen mit Hilfe der imaginativen Bearbeitung zu verändern und auch das traumatogene Introjekt, so wie vorher Täterrepräsentanzen aus dem psychischen Organismus »auszuscheiden«. Somit hat die Patientin die Möglichkeit, angestaute, i. d. R. gegen die eigene Person gerichtete, oft mörderische Aggressionen hier und heute zielgerichtet zu kanalisieren und abzureagieren, was die Regulation von Aggressionskonflikten vereinfacht und auszubalancieren hilft.

Das imaginative Unschädlichmachen und damit das Ausleben von Wut geht meist – neben Scham – mit starken Schuldgefühlen einher. Daher muss die Patientin auf den Kreislauf von Aggression und der Gefahr der Wendung gegen die eigene Person im Gespräch aufmerksam gemacht und mögliche symptomatische Reaktionen als Selbstbestrafungsreaktionen enttarnt werden. Dies und die bisher wenig erwähnte Übertragungsarbeit helfen bei den hierzu nötigen Mentalisierungsschritten (Fonagy et al., 2004) sowie dem weiteren Entgegenwirken gegen die Amalgamierung von Selbst, Schädiger und Introjekt.

Letztlich ist es diese Amalgamierung, die aus Gründen der Externalisierung/Projektion und der projektiven Identifikation, heftige traumatische Übertragungs- und Gegenübertragungsgefühle auslöst (vgl. Holderegger, 1993). Beispielsweise wenn die Therapeutin von der Patientin als Täterin erlebt wird, im Extrem als eine, die sie vernichten will, oder in der Rollenumkehr die Patientin unbewusst zur Täterin an der Therapeutin wird. Die hiermit verbundenen Affektüberflutung und Abwehrkämpfe gehen oft mit starken emotionalen Reaktionen auf beiden Seiten einher. Bei der traumatischen Über-Ich-Übertragung (vgl. Wurmser, 1987; 1990) wird die Therapeutin als strenge Richterin und Verurteilerin erlebt, oder die Patientin wird zum »gnadenlosen Kritiker und Richter« an der Therapeutin, um sie spüren zu lassen, was sie selbst als Kind gefühlt hat. In Form des Konjunktivs bringen wir der Patientin dann das Verstehen dieser Dynamik nahe: »Könnte es sein, dass Sie mich jetzt so erleben, wie so oft Ihren niedermachenden Vater?« oder »Könnte es sein, dass jetzt ihr ,innerer Verachter′ spricht und Sie mich so behandeln, wie Sie sich selbst immer wieder verachten müssen und als Kind verachtet wurden?«

Wenn solche Übertragungsprozesse ablaufen, bedeutet dies, die Patientin befindet sich in der Regression und erlebt sich als hilfloses Kind von damals oder versucht diese Position durch Rollentausch abzuwehren. Hier fragen wir z. B.: »Könnte (Konjunktiv) es sein, dass sie sich jetzt wieder so erleben, als ob sie noch ein Kind wären und sich genauso ohnmächtig und hilflos, wie Sie sich damals in der Situation XY erlebten?« Wenn die Patientin dem zustimmen kann, erwidern wir: »Wie könnte die Frau von heute mit der heutigen Situation umgehen, wissend, sie ist kein Kind mehr, sondern kann sich wehren?« Die Reflektion solcher Dynamiken hilft der Patientin i. d. R. aus der Regression heraus, genauso wie die Differenzierung, dass das erlebte Vergangene nicht Gegenwart ist.

Konfrontative Imagination, die grenzüberschreitende Beziehungsszenen und damit einhergehende -konflikte zum Inhalt haben, tragen wesentlich zu einem Verarbeitungs- und Einsichtsprozess bei, der es der Patientin ermöglicht, Reinszenierungen in aktuellen Beziehungen schneller zu erkennen und Vorstellungen zu entwickeln, wie Grenzen zu wahren sind und wie sie heute aktiv verändernd auf Beziehungen einwirken kann.

Kernaussage

Beim Unschädlichmachen destruktiver Über-Ich-Introjekte mittels Sensibilisierung für ihre Manifestation und mit Hilfe der Metapher des »inneren Richters« oder »Demütigers« etc. wird in der Imagination durch Symbolkonfrontation versucht, sie unschädlich zu machen, sie aus dem seelischen Raum »auszuscheiden« und der Amalgamierung von Selbst und Täter entgegen zu wirken. Dabei zielt die Bearbeitung der traumatischen Übertragung auf eine Differenzierung zwischen Selbst, Täter und Über-Ich-Introjekt.

8.4.4 Affektkonfrontation und ihrer Abreaktion

Die Abreaktion traumatogener Affekte und ihre kathartische Wirkung, die bereits mit der Technik des Unschädlichmachens verfolgt wird, vertiefen wir mit dem Motiv »Haus der Gefühle« (Reddemann, 2004) oder »Einem (vorher benannten) Gefühl eine Gestalt geben«. Gleichzeitig intervenieren wir jetzt so, dass nach erfolgter Abreaktion traumatogener Affekte, ihre Wandlung hin zu einer angemesseneren Affektregulation erfolgen kann.

Später in der Phase des Durcharbeitens und der weiteren Traumaintegration leiten wir die Patientin zusätzlich an, im »Haus der Gefühle« auch Zimmer mit angenehmen Gefühlen, wie Freude, Zuversicht, Liebe etc. aufzusuchen.

Das »Haus der Gefühle« befindet sich in unserer Instruktion, wie alle traumakonfrontierenden Anregungsmotive außerhalb der Basislandschaft und wird von dort aus aufgesucht. Hat die »Erwachsene von heute« zusammen mit ihren »hilfreichen Begleitern« ein zuvor besprochenes Gefühl, in dem dazugehörigen Zimmer aufgesucht, wird es genau beschrieben und die Patientin angeregt, es hier und heute so zu verändern, wie sie es gerne möchte. Auch danach wird sie angeleitet wieder zurück in ihre Basislandschaft zu gehen. Klinisch kann beobachtet werden, dass daraufhin Patientinnen immer wieder mit Veränderungen im Äußeren - inneren Prozessen entsprechend – beginnen.

Fallbeispiel

Ina beginnt die Stunde damit, sie sei, obwohl es ihr viel besser gehe, in Intervallen immer wieder so schwermütig und wolle dann gar nicht mehr leben. Doch könne ich gewiss sein, sie werde sich nichts antun. Das tue sie schon wegen ihrem kleinen Hündchen nicht. Ich schlage ihr vor, ausgehend von dem Basisszenario, einmal das »Haus der Gefühle aufzusuchen« und darin das Zimmer der Schwermut. Dort angekommen, solle sie es sich genau anschauen und versuchen in ihrer Vorstellung es so zu verändern, wie sie das möchte. Nach dem sie dem zugestimmt, sich entspannt und sich dafür entschieden hat, ihre Kinder in ihrem Turm zu lassen, geht sie mit ihren drei Hunden, der Fee Gini und dem Drachen hin zum »Haus der Gefühle«. Nach der Aufforderung, es einmal von außen zu beschreiben, spricht sie von einer alten, dunklen Villa, mit Türmen und Erkern, umgeben von einem großen, eingezäunten Garten. Sie sucht dann auf meine Anleitung hin, darin das Zimmer der Schwermut auf. Als sie es betritt, beschreibt sie ein sehr dunkles Zimmer mit vielen dunklen Teppichen und Kriegsbildern an der Wand, mit vielen Verwundeten, auch Frauen und weinenden Kindern. Alles sei ganz verstaubt, die Vorhänge zerrissen, im Kamin sei dunkle Asche, es rieche muffig und alt. Ich frage, wo sich die »Erwachsene von heute« befindet und die hilfreichen Begleiter. Sie antwortet, sie befinde sich in der Mitte des Raumes umgeben und geschützt von ihren Begleitern. Ihre positiven Affekte verstärkend sage ich: »Spüren Sie, wie die »hilfreichen Begleiter« Sie beschützen«. Dann frage ich, was sie gerne in diesem Zimmer verändern möchte? »Ich würde die Bilder gegen schöne Blumenbilder austauschen«. Daraufhin verstärke ich diesen Impuls: »Ja, tun Sie das.«

P: »Ich würde die Fenster aufmachen und die Sonne reinlassen, die dunklen Gardinen würden durch gelbe, sonnendurchflutete Vorhänge ersetzt, auch die Tapeten in so einer schönen goldgelben Farbe, der dunkle Teppich wäre hell, und überall stünden Vasen mit wunderschönen Blumen und nette Menschen kämen auch dazu.«

T: »Ja, nette Menschen.«

[Patientin beginnt zu weinen.]

T: »Sie weinen, wie geht es Ihnen da jetzt?«

P: »Ich bin traurig und froh zugleich.«

T: [In Tonfall, der die Gleichzeitigkeit solcher Gefühle zum Ausdruck bringt] »Ja, traurig und froh zugleich«

[Etwas Zeit vergeht]

T: »Was würde Ihnen jetzt noch guttun?«

P »Dass wir uns alle an den Händen halten, uns lieb haben, ganz liebevoll sind«

T: »Stellen Sie es sich vor und spüren Sie die Nähe, das Liebevolle«.

Ina weint wieder. Ich rege an, sich diesen neugeschaffenen Raum noch einmal vorzustellen und zähle alle Veränderungen, einschließlich der ins Zimmer scheinenden Sonne auf.

P: »Es ist so schön.«

Nach einer Weile fordere ich sie auf, sie möge, wenn sie dazu bereit sei, als »Erwachsene von heute« mit ihren »hilfreichen Begleitern« wieder zurück an ihren sicheren geschützten Ort hin zu den Kindern gehen.

Später, nachdem sie mit ihrer Aufmerksamkeit wieder zurück im Therapieraum ist, meint sie, es sei eine schöne Vorstellung gewesen. Ich frage sie dann, was ich nur in der Phase der Auseinandersetzung mit traumatisch Erlebten tue, was sie denke, wieso diese Kriegsbilder aufgetaucht seien. Sie überlegt einen Moment und sagt dann: »Weil sie viel Gewalt und Brutalität ausdrücken.« Es sei so eine Vision gewesen, sie wisse gar nicht, wo das herkomme. Gaudí habe auch solche Bilder gemalt. Ich sage: »Wissen, Sie was mir in den Sinn kommt? Ihre spanische Familie hat den Franquismus und die Kriege erlebt, ihre deutsche den Nationalsozialismus (ihr Großvater war bei der SS) und die Kriege.« »Es war auch, als hätte jemand in den Räumen gewütet. Es waren da noch zerbrochene Vasen, aus den Rahmen gebrochene Bilder. Es war wie verwüstet. Spanien kam mir auch in den Sinn«, sagt Ina. Ich spreche noch kurz die Bedeutung transgenerationaler Traumatisierung an. In der nächsten Stunde berichtet Ina, sie habe sich nach unserer Sitzung Blumen gekauft und überall in ihrer Wohnung aufgestellt und sei auf den Dachboden gegangen, um Sachen anzuschauen, die sie sich lange nicht mehr angesehen habe und habe auch Einiges entsorgt, von dem sie sich endlich habe trennen können. Sie habe auch das Holzkistchen mitgebracht, das ein Fremdarbeiter aus Polen, damals in Norwegen für ihren Opa geschnitzt habe. Außerdem habe sie in einem »guten Moment« ihre Mutter nach der Rolle ihres Großvaters im zweiten Weltkrieg befragt und sie habe sogar etwas dazu gesagt.

Diese Fallvignette kann demonstrieren, wie der Prozess der Traumabearbeitung immer weiter fortschreitet und wir dabei im Verlauf der Behandlung u. U. auf neue Formen der Traumatisierung stoßen, wie hier bei Ina. Es wird m. E. deutlich, wie Trauer den Behandlungsprozess begleitet. Darüber zu trauern, was geschehen ist und wie das Geschehene das Gewordensein und das eigene Leben bestimmt hat und noch bestimmt, ist ein wesentlicher Bestandteil der Traumaintegration.

Kernaussage

Zur neuerlichen Affektkonfrontation und Abreaktion und letztlich ihrer Wandlung nutzen wir die Anregungsmotive das »Haus der Gefühle« oder »einem (vorher benannten) Gefühl eine Gestalt geben«.

8.5 Traumaintegration und Durcharbeiten

Alle stabilisierenden und traumakonfrontativen Motive und Interventionsstrategien dienen der Integration erlittener Traumata. Dabei ist uns wichtig, zusammen mit der Patientin dysfunktionale, übertragungsverzerrte Affekte, Denk- und Verhaltensmuster zu erkennen, zu verdeutlichen und so Veränderung möglich zu machen. Im Rahmen des Durcharbeitens der Traumata und der an sie gebundenen Konflikte spielt die kontinuierliche Fortsetzung der Arbeit mit dem »inneren Kind«, die Täterkonfrontation, Introjektarbeit und Arbeit an traumatogenen Affekten eine zentrale Rolle, begleitet von nachhaltiger Stabilisierungsarbeit.

In der Phase der durcharbeitenden Traumaintegration bieten wir zusätzliche Anregungsmotive an, beispielsweise den Eltern, die nicht gut genug waren, oder anderen bedeutsamen Menschen all das zu sagen, was man ihnen schon immer sagen wollte und diese hören nur zu. I. d. R. findet auch dabei eine wichtige kathartische Abreaktion unterdrückter Affekte statt.

Da bei Traumatisierten häufiger stark beängstigende, traumatische Nachtträume vorkommen, beziehen wir auch diese in den therapeutischen Prozess mit ein. Auch setzen wir die Technik der Wandlung verstärkt ein. Denn wir bieten der Patientin – ausgehend von der Basislandschaft – an, den Nachttraum nach ihren Bedürfnissen und Wünschen umzugestalten und so zu Ende zu träumen, wie sie das möchte. Ist das geschehen, kehrt die Patientin auch hier wieder zurück in ihre Basislandschaft.

Die zeitintensive Behandlung kindheitstraumatisierter Patientinnen bedarf des vertieften Durcharbeitens damit eine Traumaintegration wirksam werden kann. Doch muss aufklärend vermittelt werden, dass Traumatransformation ein lebenslanger Prozess ist und schwerwiegende Lebensereignisse zu erneuter Beunruhigung, gar Symptomatik führen können. Zur Rückgewinnung innerer Sicherheit bieten wir an:

- Verstärkt Schutz, Beruhigung und Unterstützung bei den »hilfreichen Gestalten« zu suchen und in der Vorstellung in die Basislandschaft zurückzukehren, mit allem, was dazu gehört.
- Verbindungslinien zwischen aktueller Erlebnissituation und vergangenen Traumata, so wie in der Psychotherapie erfahren, zu suchen, um die gegenwärtige Situation zu relativieren und das psychische Gleichgewicht wiederzufinden.
- Evtl. therapeutische Unterstützung, auch für wenige Sitzungen, aufsuchen.

8.6 Problematische Aspekte/Risiken

Eine erfolgreiche Anwendung der Methode der KIPT setzt voraus, dass sich Patientinnen überhaupt auf das Imaginieren einlassen möchten und können. Hier haben wir gute Erfahrungen mit dem Konjunktiv gemacht, indem wir beispielsweise so beginnen: »Wenn Sie sich eine Landschaft, die Ihnen gefallen würde, vorstellen könnten, wie sähe die dann aus?«, »Sie sind völlig frei, sich alles ganz genau so vorzustellen, wie Sie das möchten«.

Patientinnen mit massiv negativer Übertragung und einem extremen Autonomie-Abhängigkeitskonflikt können die notwendigen steuernden Interventionen als manipulativ erleben und geneigt sein, trotz des Versuchs der Bearbeitung der negativen Übertragung und des Konflikts, die Behandlung abzubrechen.

Die Gefahr der Retraumatisierung der Patientinnen während der Traumakonfrontation reduziert sich durch die stabilisierende Vorbereitung (Basismotiv, Erklärung des Ablaufs vor Beginn der Imagination, ständige Präsenz der Erwachsenenrepräsentanz und der hilfreichen Begleiter während der Imagination und steuernde Interventionen der Psychotherapeutin während der Traumakonfrontation) in der klinischen Praxis auf ein Minimum, kann aber nie ausgeschlossen werden.

Risikofaktoren auf Seiten der Psychotherapeutin sind: Mangelnde Erfahrung, eigene unbearbeitete Traumata, Nichtbeachtung von Übertragung und Gegenübertragung, Empathieverweigerung, Mangel an Flexibilität im Umgang mit der Patientin.

8.7 Wirksamkeitsstudien

Für die KIP, auf der die KIPT basiert, liegen verschiedene evidenzbasierte naturalistische Studien vor. U. a. eine naturalistische Studie zur Anwendung der Katathym Imaginativen Psychotherapie KIP in der ambulanten Psychotherapie als besondere Methode der tiefenpsychologisch fundierten Psychotherapie von Sachsse, Imruck & Bahrke (2016). Sie belegt die Wirksamkeit wie in einer Vorgängerstudie mit hohen

Effektstärken, sowohl bei der generellen psychischen Belastung, der Reduzierung von Problemen der Patientinnen im Umgang mit anderen Menschen, als auch bei den zentralen Symptomen Depression, Angst und Somatisierungsstörung.

> »Die Effektstärken aller Besserungen in dieser Studie sind hoch und liegen im oberen Drittel dessen, was aktuell für Psychotherapie generell und für tiefenpsychologisch fundierte Psychotherapie im Besonderen gefunden wird. Die Ergebnisse bleiben nach Therapieende stabil« (Sachsse, Imruck & Bahrke, 2016, S. 87).

Für die KIPT liegt eine naturalistische schwedische Studie an sexuell und physisch traumatisierten Adoleszenten (Nilsson & Wadsby 2010) vor. Die Studie ergab, dass sich nach der Behandlung die Symptomatik – hoher Level an dissoziativen Symptomen, Angst, Depression, Wut, posttraumatischer Stress – statistisch signifikant reduzierte.

8.8 Ausbildungsmöglichkeiten

Jährlich beginnt im September das Ausbildungscurriculum für KIPT in Darmstadt an unserem Institut »Arbeitskreis für Psychotraumatologie und Katathym Imaginative Psychotraumatherapie« (www.kipt.eu). Es umfasst sechs Module mit insgesamt 100 Unterrichtseinheiten. Diese sind so aufgebaut, dass sie viele der geforderten Kriterien der Deutschen Gesellschaft für Psychotraumatologie (DeGPT) für den Abschluss »Spezielle Psychotraumatologie« enthalten, die in weiteren Fortsetzungsseminaren erfüllt werden. Dadurch ist es möglich, an unserem Institut das Zertifikat »Spezielle Psychotraumatologie« (DeGPT zu erwerben.

Literatur

Balint, M. (1973). *Therapeutische Aspekte der Regression*. Reinbek bei Hamburg: Rowohlt.

Bahrke, U. & Nohr, K. (2016). *Katathym Imaginative Psychotherapie. Lehrbuch der Arbeit mit Imaginationen in psychodynamischen Psychotherapien.* Berlin: Springer.

Bauer, J. (2002). *Das Gedächtnis des Körpers. Wie Beziehungen und Lebensstile unsere Gene steuern. Frankfurt am Main: Eichborn.*

Cozolino, L (2006). Die Neurobiologie menschlicher Beziehungen. Kirchzarten bei Freiburg: VAK Verlag. (Dt. 2007).

Fischer, G. & Riedesser, P. (1999). *Lehrbuch der Psychotraumatologie*. (2., überarbeitete Auflage). Basel: Ernst Reinhardt.

Ferenczi, S. (1939). Sprachverwirrung zwischen den Erwachsenen und dem Kinde. *Bausteine zur Psychoanalyse*. (S. 511–525). Bern: Huber.

Fonagy P., Gergely G., Jurist, E. L. & Target, M. (2004). *Affektregulierung, Mentalisierung und die Entwicklung des Selbst.* Stuttgart: Klett-Cotta.

Freud, S. (1896). Zur Ätiologie der Hysterie. In Mitscherlich, A., Richards, A., & Strachey, J (1989): *»Sigmund Freud: Hysterie und Angst«*. Studienausgabe Band VI. Frankfurt am Main: S. Fischer.

Holderegger, H. (1993). *Der Umgang mit dem Trauma.* Stuttgart: Klett-Cotta.

Herman, J. L. (1998). *Die Narben der Gewalt –traumatische Erfahrungen verstehen und überwinden.* München: Kindler.

Hübner, W. (2014). Die realen Anderen. Wenn Eltern nicht »gut genug« sind. Eine metapsychologische Skizze von Bekanntem. *Psyche – Z Psychoa*,.12, 1224–1248.

Jollet. H., Krippner, K., & Krägeloh, Ch. (1997). *Der schutzgebende Raum in seiner Bedeutung für Patienten mit Objektbeziehungsstörungen in der Katathym-imaginativen Psychotherapie – ein praxisorientierter Beitrag.* In Kottje-Birnbacher, L., Sachsse, U. & Wilke, E. (Hrsg.) *Imagination in der Psychotherapie.* (S. 216-21). Bern u. a.: Huber.

Leuner, H. (1985). *Lehrbuch des Katathymen Bilderlebens – Grundstufe, Mittelstufe, Oberstufe.* Bern u. a.: Huber.

Nilsson, D. & Wadsby, M. (2010). Symboldrama, a psychotherapeutic method for adolescents with dissociative and PTSD symptoms: a pilot study. *J Trauma Dissociation, 11*, 308–21.

Reddemann, L. & Sachsse, U. (1997). *Katathym Imaginative Psychotherapie in der Behandlung traumatisierter Patientinnen.* In Kottje-Birnbacher, L. Sachsse, U., & Wilke, E. (Hrsg.) *Imagination in der Psychotherapie.* Bern u. a.: Huber.

Reddemann L. (2004). *Psychodynamisch Imaginative Traumatherapie PITT - Das Manual.* Stuttgart: Pfeiffer bei Klett Cotta.

Rust, M. & Steiner, B. (2013). Katathym Imaginative Psychotherapie. In Senf, W., Broda, M. & Wilms, B. (Hrsg.). *Techniken der Psychotherapie* (S. 186–189) Stuttgart u. a.: Thieme.

Sachsse, U. Imruck, B.H.& Bahrke U. (2016). Evaluation ambulanter Behandlungen mit Katathym Imaginativer Psychotherapie KIP. Eine naturalistische Studie. *Ärztliche Psychotherapie*, 11, 87–92.

Schore, A. N. (2009). Affektregulation und die Reorganisation des Selbst. Stuttgart: Klett-Cotta.

Shengold, L (1995). Soul murder. Seelenmord - die Auswirkungen von Missbrauch und Vernachlässigung in der Kindheit. Frankfurt am Main: Brandes & Apsel.

Steiner, B. & Krippner, K. (2006). *Psychotraumatherapie. Tiefenpsychologisch-imaginative Behandlung traumatisierter Patienten.* Stuttgart u. a.: Schattauer.

Steiner, B. (2008). Zum Umgang mit feindseligen Symbolgestalten. Österreichische Gesellschaft für angewandte Tiefenpsychologie und allgemeine Psychotherapie (Hrsg.): *Imagination 30*, 54–73.

Steiner, B. (2008). Das »innere Kind« in der Psychotraumatherapie. In: Bürgi-Kraus, M., Kottje-Birnbacher, L., Reichmann, I. & Wilke, E. (Hrsg.): *Entwicklung in der Imagination - Imaginative Entwicklung.* (S: 260–266) Dustri: Pabst Science Publishers.

Steiner B. (2013). Symbolisierung des »inneren Richters« in der therapeutischen Imagination. In Steiner, B. & Bahrke, U. (Hrsg.). *Der »innere Richter« im Einzelnen und in der Kultur.* (S. 161–193) Gießen: Psychosozial.

Steiner, B. (2016). *Was geschieht, wenn Eltern nicht »gut genug« sind?* Österreichische Gesellschaft für angewandte Tiefenpsychologie und allgemeine Psychotherapie (Hrsg.). *Imagination 3*, 25–43.

Stern, David (1992). *Die Lebenserfahrung des Säuglings.* Stuttgart: Klett-Cotta

Winnicott, D. W. (1974). Reifungsprozesse und fördernde Umwelt. München: Kindler.

Wurmser L. (1987). *Flucht vor dem Gewissen. Analyse von Über-Ich und Abwehr bei schweren Neurosen.* Berlin: Springer.

Wurmser L. (1990). *Die Maske der Scham. Die Psychoanalyse von Schamaffekten und Schamkonflikten.* Berlin: Springer.

Wurmser L. (1999). *Magische Verwandlung und tragische Verwandlung. Die schwere Neurose: Symptom, Funktion, Persönlichkeit.* Göttingen: Vandenhoeck & Ruprecht.

9 Traumaintegration mit TRIMB – Trauma Recapitulation with Imagination Motion and Breath

Ellen Spangenberg

9.1 Hintergrund und Entstehungsgeschichte der TRIMB-Methode

In den 1990er Jahren hat Ingrid Olbricht die TRIMB-Methode entwickelt: Trauma Recapitulation with Imagination, Motion and Breath. Es handelt sich demnach um eine Methode der Traumabearbeitung, die Imagination, Atmung und Bewegung einbezieht. Hierfür wird eine überlieferte Atemtechnik (Abelar, 1997) genutzt, die mit einer rechts-links-lateralisierenden Kopfbewegung einhergeht. Ingrid Olbricht erweiterte diese Atemübung um imaginative und weitere Elemente. Seit ihrem Tod habe ich die Methode aufgegriffen und kontinuierlich weiterentwickelt, um sie dem Bedarf komplex traumatisierter Patientinnen fortlaufend anzupassen (Spangenberg, 2017).

Ingrid Olbricht hatte bereits seit den 1980er Jahren in der Wicker-Klinik sehr engagiert und kreativ ein Konzept für die Behandlung von komplex traumatisierten Frauen erarbeitet, die in ihrer Kindheit oder Jugendzeit sexualisierte Gewalt und Übergriffe erleben mussten. Diese Klientel ist häufig nicht stabil genug für klassische Methoden der Traumakonfrontation, profitiert aber irgendwann nicht mehr ausreichend von weiteren Stabilisierungsübungen. Somit war es Olbricht ein wichtiges Anliegen, besonders behutsame Formen von Prozessarbeit zu entwickeln, die es auch früh und komplex traumatisierten Patientinnen ermöglichen, in der Nähe traumatischer Erfahrungen prozessorientiert zu arbeiten, ohne dadurch labilisiert oder gar »retraumatisiert« zu werden.

Überblick über die Arbeit mit TRIMB

Zunächst wird ein traumatisches oder belastendes Standbild definiert. Anschließend werden Schritt für Schritt die Gefühle erarbeitet, die durch dieses Bild ausgelöst werden. Der jeweilige Affekt wird in seiner Intensität skaliert. Danach wird das Gefühl visualisiert, als wäre es eine Verbindung zwischen der Patientin und dem Ausgangsbild, quasi eine Gefühlsverbindung. Im nächsten Schritt wird diese Verbindung visuell durchtrennt bzw. aufgelöst. Wenn dies für alle relevanten Gefühle erfolgt ist, wird mit Hilfe der Kombination aus Atemübung und lateralisierender Kopfbewegung dieser Prozess auf die Körperebene übertragen. Es erfolgt ein Abschluss, in dem positive Veränderungen gewürdigt und verankert werden.

Im Zuge meiner Weiterentwicklung und Vermittlung der Methode habe ich neue Schritte und Bausteine eingeführt, die dazu beitragen, die Methode noch sicherer und handhabbarer zu machen. Dabei werden Elemente wie Distanzierungs- und Beobachtertechnik, Skalierungen und das Arbeiten mit inneren Bildern genutzt. Die imaginative Arbeit beginnt zwar an Traumainhalten bzw. der Belastungssituation, bewegt sich dann jedoch zu einer Lösungsebene hin, wodurch bereits während der Prozessarbeit Ressourcenerleben angeregt wird. Die Atemtechnik selbst enthält eine bilaterale Stimulation, positive Veränderungen werden mittels bilateralem Tapping (Shapiro, 2012) verankert. Dennoch ist die Methode nicht an EMDR angelehnt, sondern ein eigenständiger und innovativer Ansatz.

Über das Bearbeiten traumatoxischer Inhalte hinaus ist es möglich, mit der TRIMB-Methode destruktive Bindungen zu visualisieren, sie zu bearbeiten und dadurch zu lockern, bisweilen sogar zu lösen. Dieser Ansatz ist spezifisch und findet sich ansonsten in keiner der gängigen traumatherapeutischen Ansätze.

TRIMB kann als manualisierte hypnotherapeutische Methode gesehen werden, die imaginative, systemische und körperbezogene Elemente einbezieht. Sie lässt sich in viele gängige Therapieverfahren integrieren, da sie sich keiner Therapieschule (dogmatisch) verpflichtet fühlt. Viele von uns verstehen Traumatherapie ohnehin als eine Art Baukastenprinzip, in dem verschiedene Methoden und Manuale miteinander kombiniert werden können. Es muss demnach für TRIMB kein Theorieglaubensbekenntnis abgelegt werden, um mit der Methode arbeiten zu können. Dennoch sollte auch die Arbeit mit TRIMB sorgfältig in ein größeres und traumatherapeutisch fundiertes Ganzes eingebettet und nicht isoliert eingesetzt werden.

In das Geneseverständnis fließen sowohl tiefenpsychologische, verhaltenstherapeutische als auch systemische Ansätze ein. Das zugrundeliegende Menschenbild ist ein eher systemisches und ressourcenorientiertes, d. h., dass die Lösung in der Patientin selbst gesehen wird. Die therapeutische Aufgabe besteht vor allem darin, einen sicheren Rahmen zu schaffen, in dem die Patientin ihre eigene Lösung entwickeln kann.

9.2 Warum ist TRIMB so wenig belastend? Thesen zu Theorie und Wirkweise

Bei TRIMB handelt es sich um eine äußerst behutsame Methode der Traumaintegration. Doch was genau macht diese Vorgehensweise so schonend und verträglich? Ein Faktor ist sicherlich, dass TRIMB nicht tiefer in das traumatische (Nach-)Erleben hinein und hindurch führt – stattdessen reicht es aus, vorsichtig Tuchfühlung mit Traumainhalten aufzunehmen und diese dann kreativ und lösungsorientiert zu »entgiften« und hierdurch zu transformieren. Diesen Ansatz möchte ich auch begrifflich abgrenzen von den zahlreichen gängigen Traumakonfrontations- bzw. Expositionsmethoden, bei denen es um Traumarekonstruktion, d. h. das tiefere Eintauchen in das damalige Erleben geht. Ich spreche daher in Bezug auf TRIMB von *Traumaentgiftung* oder *Traumaentlastung*.

Es werden verschiedene Formen der Distanzierung genutzt, z. B. Exploration in der grammatikalisch dritten Person, Leinwandtechnik, doppelte Rahmung, Skalierung, »nur die große Zehe im Erleben«, »Zehe wieder raus« etc. Hierdurch kann die Patientin immer wieder Abstand zum Erleben herstellen und dadurch die Kontrolle beibehalten. Die Momente, in denen direkter Kontakt zum Traumainhalt aufgenommen wird, sind sehr kurz und kontrolliert. Die dabei auftauchenden Affekte werden rasch mittels Imagination externalisiert und dann kreativ und lösungsorientiert bearbeitet. Dadurch liegt der Hauptfokus der Arbeit nicht auf den Traumainhalten und den problematischen Aspekten, sondern vielmehr auf den kreativen Lösungsbildern. Diese werden oft als ressourcenreich wahrgenommen und nicht selten als innere Kraftbilder aus der Arbeit mitgenommen.

Dabei nimmt die Patientin eine sehr aktive Rolle ein. Die Exposition wird nicht mit ihr »gemacht«, sondern sie entwickelt selbst die Bilder, trennt selbst die Verbindungen bzw. delegiert diesen Vorgang an imaginierte Hilfsgestalten, die sie selbst damit beauftragt. Somit steht Selbstwirksamkeit sowohl inhaltlich als auch im formalen Ablauf der TRIMB-Methode im Vordergrund. Da Traumaerfahrungen vor allem mit massivem Kontrollverlust und Ohnmachtserleben einhergehen, gehören das Generieren und Erleben von Handlungsfähigkeit und Selbstwirksamkeit zu den allerstärksten Antidoten, die die alte traumatische Erfahrung überschreiben und dadurch transformieren können.

Ein weiterer Aspekt ist, dass auf Vollständigkeit verzichtet und stattdessen auf Generalisierungseffekte im Sinne eines verknüpften Netzwerkes vertraut wird. Das bedeutet, dass die einzelne traumatische Situation nicht vollständig durchgearbeitet werden muss, stattdessen reicht es, nach dem Hot-Spot-Prinzip punktuell zu prozessieren. Die Erfahrung von Entlastung und Selbstwirksamkeit kann dann im Traumanetzwerk generalisieren, wodurch andere (trauma-)toxische Bereiche miterfasst werden und ebenfalls »abkühlen«. Zudem müssen nicht alle relevanten, d. h. symptomauslösenden Situationen bearbeitet werden. Auch hier reicht es, an einem »Zipfel« des Traumanetzwerks zu beginnen und dann abzuwarten, ob und wie sich die Entlastung in diesem Netzwerk ausbreitet. Oft werden weitere Situationen mit erfasst und verlieren wie nebenbei an Toxizität. Somit kann das Ausmaß der zu bearbeitenden Situationen deutlich reduziert werden.

Im Übrigen wurde dieser enorme Generalisierungseffekt nicht mit der Entwicklung der Methode von vornherein postuliert, sondern hat sich erst im Laufe der Jahre und der intensiven Beobachtung von Fallverläufen herausgestellt. In der Regel war geplant, verschiedene traumatisch aufgeladene Erfahrungen sukzessive und entlang der Stabilität zu bearbeiten. Im Verlauf zeigte sich dann häufig, fast regelmäßig, dass mit der Bearbeitung einer einzelnen Situation auch andere Erfahrungen integriert wurden, selbst wenn diese nicht im Sinne einer seriellen Traumatisierung zusammengehörten. Offensichtlich geht es bei diesem Ansatz weniger um Vollständigkeit als darum, Schlüsselerfahrungen – vor allem von Selbstwirksamkeit – zu ermöglichen und die beschriebene Generalisierung anzuregen. Das vormals traumatoxisch aufgeladene Netzwerk wird quasi »durchgefegt« und entwickelt hierbei einen anderen, neuen Modus. Dies ist besonders relevant und ermutigend für komplex traumatisierte Menschen, die bei einer vollständigen Bearbeitung ihrer zahlreichen relevanten Traumaerfahrungen viele Jahre ihres Lebens mit der Aufarbeitung verbringen müssten.

Wie viele andere Traumabearbeitungsmethoden bezieht sich auch TRIMB auf das BASK-Modell[5], bei dem es darum geht, die durch die peritraumatische Dissoziation fragmentierten Erlebensebenen wieder zusammenzubringen, d. h. Bild, Affekt, Wort und Körperempfindungen werden synthetisiert. Hierdurch werden aus unerträglichen und unkontrollierten Intrusionen oder Flashbacks erträgliche und kontrollierbare Erinnerungen (Sachsse, 2010). TRIMB nutzt die Versprachlichung, indem der gesamte Prozess dialogisch erfolgt, Traumabilder werden entgiftet und durch kreative Imaginationsprozesse transformiert, belastende Gefühle werden identifiziert und imaginativ verwandelt bzw. aufgelöst. Nicht zuletzt wird der Körper mit Hilfe der spezifischen Atemübung und im Rahmen der Verankerung durch Tappen adressiert. Somit kommt es zu einem ganzheitlichen Prozess und zu einer ganzheitlichen Integration, die all diese Erlebensebenen einbezieht.

Da TRIMB behutsamer mit Traumamaterial umgeht und keine Traumarekonstruktion beinhaltet, kann damit bereits früher und bei beginnender Stabilität begonnen werden – anders als mit den klassischen Expositionsmethoden. Das ist besonders relevant für Patientinnen, die sonst durch das Raster fallen, weil sie nicht stabil genug sind für Traumakonfrontation aber sich mit alleiniger Stabilisierung nicht mehr weiter entwickeln können. Somit werden neue Optionen eröffnet.

»Das Schwere leicht machen« ist ein wichtiger Grundsatz meiner Arbeit und auch meiner Haltung. Dabei ist zu beachten, dass es nicht um eine Leichtigkeit geht, die das Schwere ausblendet oder banalisiert. Das wird traumatisierten Menschen nicht gerecht. Leichtgängige Methoden werden oft nur dann von schwer belasteten Menschen akzeptiert, wenn zuvor das Schwere ausreichend gewürdigt wurde. Darüber hinwegzugehen und Ressourcen aufzuzeigen, wenn das Leidvolle nicht gewürdigt wird, entkräftet Betroffene eher als sie zu stärken. Hingegen ist »Leid und Leiden anzuerkennen resilienzfördernd« (Reddemann, 2017). Über das Leidvolle zu sprechen und das Unrecht darin zu benennen, ist allerdings nicht gleichzusetzen mit Traumaexposition. Das wird leider oft verwechselt und die Würdigung dann vorenthalten.

Zurück zu TRIMB: Nicht nur für Patientinnen ist die TRIMB-Methode weniger belastend, auch Therapeutinnen sind weniger mit Traumadetails und traumatischen Abreaktionen konfrontiert, was die Arbeit deutlich leichter macht. Immer wieder erlebe ich Kolleginnen, die sich durch Traumatherapie zunehmend ausgebrannt fühlen und erwägen, diese zum Selbstschutz ganz aufzugeben. Durch das Bereitstellen wirksamer, jedoch weniger belastender Methoden, können sie motiviert werden, ihre Kompetenzen weiter für traumatisierte Menschen zur Verfügung zu stellen. Wir brauchen in diesem Bereich weiterhin viele (und noch mehr) Profis, die sich diese Arbeit zutrauen, ohne selbst daran Schaden zu nehmen. Daher finde ich es auch (gesundheits-)politisch bedeutsam, hier zu einem Kurswechsel beizutragen.

---

5 BASK-Modell nach Braun (1988): Behavior, Affects, Sensations, K(C)ognitions and Knowledge

9.3 Aufbau und Ablauf einer TRIMB-Sitzung

Wenn die Voraussetzungen für die Arbeit mit der Methode gegeben sind (▸ Kap. 9.6 und ▸ Kap. 9.7) können wir mit der Prozessarbeit beginnen. Es hat sich bewährt, zunächst mit einer weniger belastenden Situation anzufangen, damit Patientinnen sich mit der Methode vertraut machen können, ohne dass Hochstressempfindungen ausgelöst werden. Der SUD (Subjective Units of Disturbance) des Ausgangsbildes sollte somit nicht über 5–6 liegen. Wenn dies gut gelingt, können sukzessive belastendere Situationen bearbeitet werden.

Es wird gemeinsam mit der Patientin eine traumatische Situation ausgewählt und aus dieser Sequenz ein besonders belastendes Standbild definiert (sog. Hot Spot) und in seiner Belastungsintensität skaliert. Dabei ist darauf zu achten, dass bei der Exploration für (emotionalen) Abstand gesorgt wird: Die Patientin soll nicht in das Erleben eintauchen, sondern es geht um eine sehr nüchterne Faktenerfassung. Hierfür kann das Berichten in der grammatikalisch dritten Person hilfreich sein, z. B. »*Das Mädchen von damals hörte die Schritte des Vaters auf der Treppe.*« Jede Art von Dissoziation wird sofort unterbrochen, auftretende Affekte auf Distanz gebracht. Erst dann wird die Exploration fortgesetzt. Dabei geht es nicht um ein vollständiges Rekonstruieren der Chronologie und der einzelnen Abläufe, sondern um ein Sammeln der bereits aufgeladenen Momente, also ein punktuelles Vorgehen. Dabei begrenzen wir uns auf die »flackernden« Netzwerkpunkte und laden *nicht* durch dezidiertes Nachfragen weitere Punkte auf, d. h. wir halten kein Feuerzeug an dieses Netzwerk, um herauszufinden, wo es noch flackern *könnte*.

Trotz dieses vorsichtigen Vorgehens gibt es nicht selten mehrere Hot Spots, die zunächst erfasst werden, bevor eine Entscheidung getroffen wird, mit welchem dieser Standbilder die Arbeit beginnen soll. Dabei gibt es keine Vorgabe, ob es sich zum Einstieg um einen hochtoxischen oder eher um einen mittelgradig belastenden Hot Spot handeln soll. Die Entscheidung verläuft entlang des Bedarfes und der Möglichkeiten der Patientin. Manche wollen gleich das Schlimmste bearbeiten und hinter sich bringen und sind dazu auch in der Lange, andere tasten sich vorsichtig an das Schwerwiegendere heran. Auch hier steht die Selbstkontrolle und Autonomie der Patientin und somit ihre Entscheidung im Vordergrund.

So könnten neben dem oben angedeuteten Hot Spot »*Schritte des Vaters auf der Treppe*« weitere Hot Spots sein: »*die Türklinke geht runter*«, »*der Vater berührt das Mädchen …*«, »*das Mädchen ist wieder allein und hat Schmerzen*«. Auch hier wird sehr genau darauf geachtet, die Patientin nicht in das Erleben hineingleiten zu lassen, um somit keine ungewollte und zudem ungeschützte Exposition zu provozieren.

Nachdem der Hot Spot definiert wurde und bevor wir mit der Prozessarbeit beginnen, wird das ausgewählte Bild imaginativ auf die Seite gelegt und zunächst eine Distanzierungsmethode genutzt, mit der das Bild unter Kontrolle gehalten wird.

Hierfür hat sich eine von mir entwickelte doppelte Distanzierung bewährt, die ich auch für die Tresor-Übung nutze und die Patientinnen aus diesem Kontext schon kennen: Zunächst visualisiert die Patientin eine leere Leinwand und auf dieser

Leinwand einen leeren Rahmen. Dieser leere Rahmen wird entlang der Toxizität des Standbildes verkleinert. Je belastender das Bild, desto kleiner der Rahmen – womöglich bis zu Stecknadelkopfgröße. Erst dann wird das zuvor definierte Bild in diesen Rahmen hineinprojiziert.

Damit wird deutlich, dass es bei diesem Ansatz nicht vorrangig um das Betrachten des Bildes geht (Traumarekonstruktion), stattdessen steht nach der Bezugnahme auf traumatisches Material dessen Transformation im Vordergrund, wobei das Erleben von Selbstwirksamkeit und Handlungsfähigkeit für die Patientin entscheidend ist.

Nachdem das Hot-Spot-Bild in den Rahmen hinein visualisiert wurde, werden die zu diesem Bild gehörenden Affekte und Emotionen nach und nach erarbeitet und imaginativ prozessiert. Die Patientin wird angeleitet, aus dem Abstand heraus wahrzunehmen und zu benennen, welches Gefühl beim Betrachten des Bildes auftaucht. Manche Patientinnen benötigen hier Hilfe, um passende Gefühlsbegriffe zu finden. Bei diesem Prozess soll die Patientin nicht in das Erleben des Gefühls einsteigen, es reicht aus, »*die große Zehe in das Gefühl hineinzutauchen*«, um es zu identifizieren. Diese Metapher hilft in aller Regel, einen guten Abstand zu belastenden Gefühlen zu bewahren oder wiederherzustellen und damit Überflutungen zu verhindern. Das benannte Gefühl wird auf einer dem SUD entsprechenden Skala (0–10) in seiner Intensität gemessen. Danach kann die Patientin die »*Zehe wieder aus dem Erleben des Gefühls herausnehmen*«. Hierbei leite ich sie an, die Füße oder den Körper tatsächlich zu bewegen, da diese kleine Intervention rasch und ohne großen Aufwand der Starre entgegenwirkt, die auftreten kann, wenn stark belastende Bilder betrachtet werden.

Im nächsten Schritt folgt ein Ebenenwechsel, indem die Patientin das benannte Gefühl visualisiert, als wäre es eine (Gefühls-)Verbindung zwischen ihr und dem verkleinerten Bild auf der Leinwand. Hierdurch wird das Gefühl externalisiert, was bereits häufig als entlastend erlebt wird. Die Beschaffenheit der Verbindung wird genauer exploriert: Welche Farbe, welcher Umfang oder Durchmesser, welches Material. Dabei bleiben wir konsequent auf dem visuellen Sinneskanal, um Abstand beizubehalten.

Dann erfolgt der nächste Schritt, indem sich die Patientin überlegt, wie sie diese Verbindung durchtrennen möchte. Sie kann hierfür Werkzeug, magische Hilfsmittel oder fiktive Hilfsgestalten nutzen. Dann führt sie in ihrer Vorstellung die Durchtrennung aus. Nicht selten kommt es spontan zu Erleichterung oder anderen angenehmen Empfindungen, dann lasse ich genug Zeit, dies »auszukosten«. Damit ist das erste »Gefühlskapitel« für dieses Standbild abgeschlossen, es folgt eine Atempause mit tiefem Durchatmen, bevor mit dem nächsten Affekt analog in diesen vier Schritten weitergearbeitet wird:

Gefühl identifizieren – skalieren – visualisieren – visuell durchtrennen.

Wenn die relevanten Gefühle (max. sechs in einem Durchgang) auf diese Weise durchgearbeitet worden sind, ist der Abschnitt des imaginativen Prozesses abgeschlossen, wir gehen dann weiter zur Atemübung. Diese wurde im Vorfeld erläutert und eingeübt, so dass nun darauf zurückgegriffen werden kann. Es handelt es sich bei dieser Atemübung um eine Kombination einer spezifischen Atmung mit einer lateralisierenden Kopfbewegung. Hierdurch wird der Körper adressiert und einbezogen, so dass der Integrationsprozess nun auch auf der biophysiologischen Ebene erfolgen kann.

Mit dem Einatmen ist die Vorstellung verbunden, sich aus den bearbeiteten Gefühlen die bereinigte Lebenskraft oder Lebensenergie zurückzuholen. Mit dem Ausatmen wird alles Belastende abgegeben bzw. abgeatmet. Sich das konkreter vorzustellen, kann den Prozess unterstützen. Die Atemübung wirkt allerdings auch ohne diese kognitive Einbindung, da wir mit dieser Übung das Grundprinzip von Atmen als solchem und damit ein existenzielles Lebensprinzip aufgreifen: Mit dem Einatmen nehmen wir auf, was wir existentiell benötigen (Sauerstoff) und mit dem Ausatmen geben wir ab, was uns ansonsten vergiften würde (Kohlendioxid). Das tut der Körper ja fortwährend, ohne dass wir uns darauf konzentrierten müssten.

Nach der Atemübung wird erfragt, ob sich im Vergleich zur Ausgangslage etwas verändert hat. Meist beschreiben die Patientinnen eine deutliche Verbesserung und Entlastung. Sie fühlen sich erleichtert, befreit, weiter, weicher, gelassener, ruhiger, friedlicher, wärmer, kraftvoller, zuversichtlicher etc. Oft ist das Ausgangsbild kleiner geworden, weniger farbig, blasser …, nicht selten hat es sich gänzlich aufgelöst. Es kann zwar wieder aufgerufen werden, löst dann aber keine Belastungssymptome mehr aus. Hierbei ist darauf zu achten, der Patientin Raum zu geben für ihr authentisches Erleben und nicht durch Suggestivfragen gute Rückmeldungen zu erzwingen. So frage ich gezielt danach, *ob* es Veränderungen gibt und nicht, *welche* Veränderungen es sind, damit keine Nötigung erfolgt, ein gutes Ergebnis abliefern zu müssen.

Wenn angenehme Empfindungen und Veränderungen geschildert werden, wird erfragt, wo diese im Körper am deutlichsten wahrnehmbar sind, um dadurch den Körper in seinen Ressourcenempfindungen einzubeziehen. Das positive Erleben wird dann mittels bilateraler Stimulation (Tapping) verankert. Die Patientin entscheidet selbst, ob sie sich hierfür abwechselnd rechts-links auf die Schultern, Oberarme oder Beine klopft, etwa 20 Mal und in einem langsamen Rhythmus.

Zum Abschluss kann überprüft werden, wie belastend die bearbeitete Situation nun noch ist. Da sich das Ausgangsbild oft durch die Arbeit verändert oder gar »wegprozessiert« hat und Patientinnen das meist als unphysiologisch erleben, zwinge ich sie nicht dazu, sich das Ausgangsbild noch einmal anzuschauen. Stattdessen frage ich danach, wie die Belastung ist, wenn sie an die Situation *denken*.

Falls das Bild für die Patientin noch zu sehen ist, erfolgt ein formaler Abschluss, indem die Patientin angeleitet wird, die Imagination vollständig zurückzunehmen und wieder den realen Raum bzw. die Wand, auf der die Projektion stattfand, zu sehen und zu beschreiben.

Meist ist ein Hot Spot mit einem solchen Durchgang durchgearbeitet, wobei in der Regel zwei bis vier Gefühle prozessiert werden. Es kommt auch vor, dass mit der Bearbeitung eines einzigen Gefühls der Prozess abgeschlossen werden kann. Insgesamt sollten in einem Durchgang nicht mehr als sechs Gefühle bearbeitet werden, um die Patientin nicht zu überfordern.

Es gibt allerdings Hot Spots, die sehr heiß oder sehr komplex sind, so dass ein einmaliger Durchgang mit maximal sechs Affekten nicht ausreicht, um alle relevanten Gefühle zu bearbeiten und den Hot Spot hierdurch zu entgiften. Oft zeigt sich in diesen Fällen zunächst eine obere Schicht an Gefühlen und darunter scheinen weitere – vielleicht tabuisiertere – Gefühle auf, die dann ebenfalls bearbeitet werden sollten. Abhängig davon, wieviel Zeit noch zur Verfügung steht und wieviel Kraft und Energie die Patientin noch hat, kann ein weiterer Durchgang direkt angeschlossen werden. Falls das nicht möglich ist, wird die Fortsetzung der Arbeit vertagt. Dann sollte das noch virulente Bild mit allen Affekten, die noch damit verbunden sind, bis zur nächsten Gelegenheit zwischengelagert werden. Dafür hat sich (ggf. in Kurzform) die Tresor-Übung bewährt.

Wenn der bearbeitete Hot Spot keine Belastung mehr auslöst, ist noch zu prüfen, ob die anderen Hot Spots, die bei der Exploration gefunden wurden, im Sinne einer Generalisierung nun bereits mit entgiftet wurden, oder ob es hier noch »flackernde« Stellen gibt. Die Erfahrung hat gezeigt, dass die Gesamtbelastung deutlich sinkt, wenn an irgendeiner Stelle im Netzwerk mit der Arbeit begonnen wird. Noch relevante Hot Spots können dann peu à peu weiter bearbeitet werden.

Bisweilen tauchen nach einer erfolgreichen Prozessarbeit neue Hot Spots auf, die bisher der dissoziativen Abwehr unterlagen. So war in dem angedeuteten Fall der Hot Spot *»der Vater berührt das Mädchen …«* erfolgreich prozessiert. Danach tauchte eine neue Erinnerung auf *»die Mutter hat reingeschaut und ist wieder rausgegangen …«*. Dieser neu aufgetretene Hot Spot enthält eine zusätzliche und sehr belastende Komponente, die bisher zum Schutz der Patientin abgespalten war. Dass diese Information nun zugänglich wird, zeigt auf, dass es sich bei diesem Vorgang um einen echten assoziativen Prozess handelt, der die bisherige dissoziative Abwehr aufgelöst hat.

Ein solcher neuer Hot Spot sollte zunächst gewürdigt und die Patientin in ihrem Erleben validiert werden, bevor wir eine Containment-Technik wie die Tresor-Übung anbieten, mit der dieses Material wieder auf Abstand gebracht wird.

9.4 Fallbeispiel

Frau R. (44 Jahre, Verwaltungsangestellte) kam gezielt in meine ambulante psychotherapeutische Behandlung, nachdem wegen einer Burn-Out-Problematik die Behandlung in einer psychosomatischen Klinik eingeleitet worden war. Nach einer für sie sehr schwierigen Trennung habe sie sich beruflich verausgabt und sich auch in ihrer Freizeit mit unzähligen Aktivitäten zunehmend in eine Überforderung und Erschöpfung hineingearbeitet, um ihre Einsamkeit und Traurigkeit nicht zu spüren. In der Klinik habe sie begriffen, dass sie auch Angstzustände und depressive Symptome habe. In der Körpertherapie habe sie oft neben sich gestanden, bei Übungen auf der Matte seien Ängste und Zittern aufgetreten.

In der Einzeltherapie sei ihr dann deutlich geworden, dass in der Kindheit einiges im Argen gelegen habe. Sie sei als Einzelkind aufgewachsen, ihre Mutter sei oft niedergeschlagen und erschöpft gewesen und habe viele Nachmittage im Schlafzimmer verbracht. Viel freie Zeit habe sie bei ihrer Großmutter verbracht, wo sie sich gut aufgehoben gefühlt habe. Der Vater sei zugewandter gewesen, habe sich oft in seiner Freizeit mit ihr beschäftigt und ihr Schwimmen, Radfahren und Skifahren beigebracht. Er sei manchmal cholerisch gewesen und habe viel mit ihrer Mutter gestritten, ihr gegenüber sei er jedoch meist liebevoll gewesen. Samstags habe es in ihrer früheren Kindheit ein Baderitual gegeben. Sie selbst durfte als erste in die Wanne und dann kam der Vater hinzu und habe mit ihr gespielt. In den Sommerferien sei sie als 8-13-Jährige meist mit ihm allein verreist, da die Mutter nicht habe mitfahren wollen.

Erst als die Therapeutin genauer nachfragte, sei ihr bewusst geworden, dass die Ferien zu zweit und auch das gemeinsame Baden ungewöhnlich waren. Sie habe jedoch kaum darüber sprechen können, ohne innerlich wegzudriften. Die Therapeutin habe ihr dann einige Dinge gezeigt, wie sie sich »zurückholen« könne, vor allem ein Igelball sei dafür sehr hilfreich. Nach diesen Gesprächen habe sie häufiger Alpträume gehabt, in denen sie verfolgt worden sei. Dadurch hätten sich die Ängste verschlimmert, es seien auch Erinnerungen an grenzverletzende Berührungen durch den Vater aufgetaucht, die sie mit Abscheu erfüllen würden.

Sehr unterstützend sei für sie die Teilnahme an einer Stabilisierungsgruppe gewesen. Sie habe sich in anderen Patientinnen, die ähnliches erlebt hatten, gut wiedererkennen können und den Rückhalt der Gruppe als sehr stärkend und bestätigend erlebt. Es sei schon ein Schock für sie gewesen, sich mit diesem Thema befassen zu müssen, doch sie könne sich selbst jetzt viel besser verstehen und auch Verhaltensweisen einordnen, die sie früher nicht habe begreifen können.

Als Frau R. zu mir kam, konnte sie bereits konkreter erinnern, dass es auf den Reisen Grenzverletzungen gegeben hatte. Einerseits habe sie sich von ihrem Vater sehr geliebt gefühlt und sei stolz gewesen, wenn er ihr schöne Kleider gekauft und sie zum Essen ausgeführt hatte. Andererseits sei es danach regelmäßig zu körperlichen Annäherungen gekommen. Sie habe sich dabei unwohl gefühlt, das aber nicht einordnen können, da es nicht zu Gewaltanwendungen gekommen sei. Irgendwie habe sie intuitiv gespürt, dass da etwas nicht stimme, sich aber niemandem anvertrauen können. Nach der Heimreise sei dann wieder alles normal gewesen, die Urlaube waren wie ausgestanzt und sie habe viele Jahre nicht mehr daran gedacht. Inzwischen sei ihr klar, warum sie in ihren Partnerschaften so ungerne verreist sei, da sie hier Zusammenhänge vermute. Sexualität sei für sie oft schwierig gewesen, vor allem wenn sie sich emotional sehr verbunden oder abhängig gefühlt habe. Sie habe den Partner dann heftig abgewiesen oder körperliche Nähe über sich ergehen lassen. Auf Dauer habe das ihre Paarbeziehungen sehr belastet.

Zunächst ging es in der Therapie darum, eine vertrauensvolle Arbeitsbeziehung aufzubauen. Frau R. erlebte Aufklärung und Wissensvermittlung als sehr hilfreich, da sie hierdurch ihre Symptome mehr und mehr einordnen und verstehen konnte. Sie lernte, dissoziative Symptome frühzeitig(er) zu erkennen und gegenzusteuern. Hier waren Hilfsmittel wie der schon bekannte Igelball und kantige Steine nützlich. Letztere trug sie fortan bei sich, um sich im Bedarfsfall rasch selbst reorientieren zu können. Erinnerungsbilder wurden mit Hilfe meiner spezifischen Tresor-Übung (Spangenberg, 2016; 2017) auf Abstand gebracht. Bald hatte sie sich soweit stabilisiert, dass mit der Bearbeitung einzelner Übergriffssituationen begonnen werden konnte. Im Vorfeld war dafür wichtig, dass sie sich entschied, den ohnehin nur sehr losen Kontakt zur Mutter, die als Mittäterin gesehen werden kann, für mehrere Monate ganz einzustellen.

Die TRIMB-Methode wurde zunächst theoretisch eingeführt und die Atemübung vorgestellt und eingeübt. Als nächstes bearbeitete Frau R. eine alltägliche belastende Situation aus ihrem beruflichen Kontext, um sich mit der Methode vertraut zu machen. Dies gelang sehr gut und zeigte Wirkung bezüglich ihres Konfliktes mit einer Kollegin, so dass sie zur TRIMB-Methode Vertrauen aufbaute. Wir verabredeten dann, eine sich häufiger aufdrängende Erinnerung zu bearbeiten. Diese war bereits mittels Tresor-Übung distanziert und daher weniger virulent.

Zunächst wurde exploriert, welche Hot Spots zu dieser Situation gehören. Dabei achtete ich darauf, dass Frau R. aus maximaler Distanz und ohne jede emotionale Beteiligung auf der Faktenebene blieb. Ich bot ihr an, den Igelball vom Tisch zu nehmen, was sie dankbar aufgriff, und ließ mir zunächst beschreiben, wie dieser sich anfühlte. Dies half ihr, emotionalen Abstand herzustellen und im so genannten Lernfenster zu bleiben. Frau R. kannte das Konzept des Lernfensters bereits, so dass wir uns darauf beziehen konnten. Zudem berichtete sie mit meiner Unterstützung in der dritten Person, um Distanz zu wahren und selbst in der Identifikation mit dem erwachsenen Selbst zu bleiben. Frau R: »Die kleine Iris hatte sich so über das neue Kleid gefreut. Und dann bin ich mit meinem Vater essen gegangen.« »Die kleine Iris ist mit ihrem Vater essen gegangen.« Frau R.: »Ja, genau, die kleine Iris. Es fällt mir noch schwer, das so zu sagen. Aber ich merke, dass der Abstand mit der Erwachsenen gut für mich ist.«

Bei dieser Exploration ist es weder erforderlich, den genauen Ablauf in all seinen Details zu kennen noch die Szene vollständig zu rekonstruieren. Wir orientieren uns an den Momenten, die die Patientin noch erinnern kann bzw. den emotional oder körperlich aufgeladenen Augenblicken, den so genannten Hot Spots. Frau R. benannte mehrere solcher Momente:

1. Das neue Kleid, auf das sie Tomatensoße gekleckert hatte, der Vater reagierte verbal wütend (SUD 4);
2. im Badezimmer wusch er den Fleck auf ihrem Kleid aus und berührte dabei längere Zeit ihre Brust (SUD 6);
3. sie lag im Bett, der Vater lag hinter ihr, bewegte sich und stöhnte (SUD 8);
4. sie stand im Badezimmer und wusste nicht mehr, wie sie dorthin gekommen war (SUD 5).

Frau R. erwog die Bearbeitung des heftigsten, d. h. dritten Hot Spots. Da sie hierfür stabil genug erschien, einigten wir uns darauf. Dennoch wirkte sie sehr belastet.

T: »Wie hoch ist Ihre Anspannung gerade?«
P: »Bei 8.«
T: »Nehmen Sie bitte den Igelball in die Hand und beschreiben Sie laut, wie er sich anfühlt.« (Anspannung nimmt deutlich sichtbar ab.)
T: »Wie ist Ihre Anspannung jetzt?«
P: [erleichtert seufzend] »Bei 5.«

T: »Gut, dann sind Sie jetzt wieder im Lernfenster und wir können weitermachen.«

Ich leite Frau R. an, das belastende Bild erstmal auf die Seite zu legen und ihren Stuhl so zu drehen, dass sie bequem auf die Wand schauen kann, auf der üblicherweise die Projektionen der inneren Bilder erfolgen. Dies kennt sie schon von der Tresor-Übung und der ersten vorausgegangenen Arbeit mit TRIMB, so dass wir an Vertrautes anknüpfen können.

T: »Stellen Sie sich auf der Wand jetzt eine leere Leinwand vor, und geben Sie mir Bescheid, wenn Sie sie sehen können.«

P: [nickt]

T: »Dann stellen Sie sich auf dieser leeren Leinwand jetzt bitte einen leeren Rahmen vor.«

P: [erneutes Nicken.]

T: »Welche Farbe hat der Rahmen?«

P: »Blau.«

T: »Hellblau, dunkelblau oder mittelblau?«

P: »Dunkelblau«.

T: »Gut, und welches Format hat der Rahmen?«

P: »Rechteckig – im Querformat«.

T: »Und wie groß ist der Rahmen?«

P: »So etwa 50 mal 80 Zentimeter.«

T: »Also noch recht groß.«

Daher leite ich sie an, den Rahmen deutlich zu verkleinern, bis er eine passende Größe für die Bearbeitung hat. Sie verkleinert den leeren Rahmen auf Postkartengröße, weiterhin im Querformat.

T: »Dann projizieren Sie nun das Bild in den Rahmen hinein und geben Sie mir Bescheid, wenn Sie es sehen können.«

P: [nickt].

T: »Welches Gefühl taucht auf, wenn Sie jetzt aus dem Abstand heraus auf dieses verkleinerte Bild schauen?«

P: [zunächst überlegend, dann mit leicht verzerrtem Gesichtsausdruck] »Mir wird richtig schlecht«.

T: »Könnte das Gefühl dazu Ekel sein?«

P: »Ja, genau, Ekel.« (noch weiter das Gesicht verziehend).

T: »Wie stark ist das Gefühl von Ekel, wenn Sie es auf einer Skala von 0–10 messen würden. 10 ist Maximum. Und Sie können sich vorstellen, dass Sie dafür einmal die große Zehe in das Gefühl hineintauchen.«

P: »Das Gefühl ist bei 7.«

T: »Gut, nehmen Sie jetzt die große Zehe wieder heraus aus dem Erleben des Gefühls. Bewegen Sie Ihre Füße oder den Körper, um wieder Abstand zu dem Gefühl zu bekommen.«

Frau R. bewegt ihre Füße und entspannt sich etwas, ist aber noch immer recht aufgeregt. Daher leite ich sie erneut an, den Igelball bewusst wahrzunehmen – auch anzuschauen – und laut zu beschreiben. (Selbst zu sprechen ist ein starker Reiz für den Hippocampus und daher gut zum Reorientieren geeignet.)

T: »Nun stellen Sie sich das Gefühl des Ekels bitte vor, als wäre es eine Verbindung zwischen Ihnen und dem verkleinerten Bild auf der Leinwand. (Kurze Pause). Wie sieht diese Gefühlsverbindung aus?«

Frau R. beschreibt eine dunkelgrüne, schleimige, faserige Verbindung mit ca. 20 cm Durchmesser, die leicht durchhängt und von der es tropft. Sie erinnere an einen Pflanzenstrang.

T: »Wie möchten Sie diese Verbindung durchtrennen?«

P: »Mit einer Machete.«

T: »Machen Sie das selbst oder möchten Sie eine Fantasie-Hilfsgestalt beauftragen?«

P: [lächelt] »Oh, das geht ja auch. Dann beauftrage ich einen Waldarbeiter, der die Machete benutzt.«

Sie stellt sich vor, wie dieser Pflanzenstrang durchtrennt wurde und atmet danach erleichtert und tief durch.

T: »Wie fühlt es sich an, dass der Strang durchtrennt ist?«

P: [seufzt] »sehr gut.«

T: »Dann nehmen Sie sich einen Moment Zeit, um das auszukosten, was sich jetzt sehr gut anfühlt.«

Sie schwelgt noch etwas in dem Bild und schaut mich dann an.

T: »Ist die Durchtrennung für dieses Bild nun abgeschlossen oder soll noch etwas ergänzt werden – oder kann es so bleiben?«

P: »Es ist gut so.«

Dann ließ ich sie einmal tief durchatmen, bevor wir uns mit dem zweiten Gefühl beschäftigten.

Als nächstes benannte sie Ohnmacht, skaliert bei 9. Sie stellte sich dieses Gefühl wie ein großes Betonrohr vor, ca. 40 cm Durchmesser, hohl und leer, von grauer Farbe, etwas fleckig. Sie ließ es von einem Bauarbeiter mit einer riesigen Flex durchtrennen. Die herunter gefallenen Betonstücke ließ sie von einem Bagger verladen und abtransportieren. Das nicht selbst machen zu müssen, entlastete sie sichtlich, auch schien sie dabei etwas amüsiert.

Bei dem dritten Gefühl handelte es sich um Angst, skaliert bei 8,5. Sie stellte sich die Angst vor als neon-orangefarbene, dicke Wäscheleine, ca. 1 cm im Durchmesser, und entschied sich, diese selbst mit einer kräftigen Gartenschere zu durchtrennen, die auch den Metallkern zerschneiden konnte.

Und schließlich tauchte Wut auf den Vater auf, bei 8 skaliert. Zunächst war Frau R. überrascht, dass sie wütend wurde, weil sie das bisher kaum hatte wahrnehmen können. Und sie war ambivalent, ob sie diese Wut bearbeiten oder aber als Ressource sehen sollte. Daher reflektierten wir zunächst ihre Fragen. Ich bestärkte sie darin, dass die Wut sehr konstruktive Anteile enthält und dass es gut ist, sie zu spüren, statt wie bisher gegen sich selbst zu richten. Auch erläuterte ich ihr, dass wir mit der TRIMB-Methode nur die dysfunktionalen Anteile des Wutgefühls transformieren können, die »gesunden« Anteile werden wir ohnehin nicht auflösen, sie bleiben ihr erhalten. Wut auf 8 skaliert wiederum ist sehr hoch, so dass es sinnvoll sein kann, dies zu bearbeiten und damit die Wut zu reduzieren, aber nicht ganz aufzulösen. Diese

Erklärungen waren für sie hilfreich, und sie entschied dann, die Wut in die TRIMB-Arbeit mit hineinzunehmen. Sie stellte sich das Wutgefühl vor als eine leuchtend rote, vibrierende Stoffbahn, ca. einen Meter breit und 5 mm dick. Sie durchtrennte diesen Stoff mit einer großen Schneiderschere, der Stoff fiel danach zu Boden. Das fühlte sich gut an, die zuvor empfundene Wut war reduziert auf eine Intensität von vier, mit der sie sich wohl und stimmig fühlte. Sie hatte selbst die Idee, sich von dem Stoff ein kleines Stück abzuschneiden und als inneres Symbol aus der Arbeit mitzunehmen, damit sie sich daran erinnern konnte, wie wütend sie gewesen war und dass es berechtigt war, auf ihren Vater Wut zu empfinden.

Danach kamen – obwohl wir weitgehend im hoch skalierten Bereich gearbeitet hatten – keine weiteren Gefühle mehr auf, so dass wir es bei diesen vier Gefühlen beließen. Ich sortierte diese in der Reihenfolge ihrer Intensität: Ohnmacht – Angst – Wut – Ekel. Wir besprachen noch einmal den Ablauf der Atemübung, die ich dann anleitete.

»Nehmen Sie wahr, wie Sie jetzt auf dem Stuhl sitzen. Spüren Sie Ihre Füße auf dem Boden und dass die Erde Sie trägt und dass Sie Halt haben. Dann atmen Sie zur Vorbereitung und mit dem Kopf in der Mitte einmal tief ein – und wieder aus.« Frau R. folgte der Anleitung. »Kopf nach links, tief einatmen – Ohnmacht, Angst, Wut, Ekel. Kopf nach rechts, tief ausatmen – Ohnmacht, Angst, Wut, Ekel.« Dann startete die Patientin den nächsten Schritt selbst, indem sie den Kopf in einer fließenden und raschen Bewegung nach links, nach rechts und wieder in die Mitte drehte. Als sie dort angekommen war, leitete ich sie an: »Und jetzt wieder atmen«.

»Nun nehmen Sie sich Zeit, um in Ruhe nachzuspüren, ob sich etwas verändert hat.« Frau R. nahm sich achtsam wahr. »Es ist leichter geworden. … Und das Bild ist weg. Ich fühle mich viel freier.« »Wo im Körper spüren Sie am deutlichsten, dass es leichter und freier geworden ist?« Sie spürte nach. »In meiner Brust ist es viel weiter und freier, und meine Beine sind viel leichter geworden, ich würde mich gerne bewegen.« Sie bewegte die Beine und machte im Sitzen Laufbewegungen. Dabei sah sie vergnügt aus. Ich leitete sie an, diese angenehmen Empfindungen mittels Tapping zu verankern. Sie klopfte abwechselnd 20 Mal auf die Außenseite ihrer Oberschenkel.

Danach gefragt, wie belastend die Situation noch für sie ist, wenn sie daran denkt, mochte sie gar nicht in Zahlen skalieren. »Das ist jetzt vorbei, es belastet mich nicht mehr.« Ich verzichtete daher darauf, einen Zahlenwert zu erfragen. Da das Bild nicht mehr zu sehen war, musste dessen Projektion nicht zurückgenommen werden. Der Vollständigkeit halber ließ ich Frau R. aber noch einmal auf die Zimmerwand schauen, um diese als solche wahrzunehmen und ganz wieder in der Realität anzukommen.

Die ersten beiden Hot Spots waren ebenfalls abgekühlt, obwohl wir sie nicht gezielt bearbeitet hatten. Der vierte Hot Spot war noch nicht ganz abgekühlt und wurde ein anderes Mal bearbeitet. Dabei zeigten sich assoziative Verknüpfungen zu weiteren Grenzverletzungen, die im Badezimmer des Elternhauses stattgefunden hatten, als die Mutter wegen ihrer Erschöpfung bzw. Depression in Kur gefahren war.

So bearbeiteten wir nach dem Hot Spot Prinzip mehrere Traumasituationen. Dabei ging es nicht um Vollständigkeit, sondern darum, den alten Erlebnissen neue Erfahrungen gegenüberzustellen, so dass das ehemals traumatisch aufgeladene

Netzwerk sich nach und nach abkühlen konnte, wodurch es zu einem Moduswechsel kam. Wir bearbeiteten weitere Erfahrungen mit dem Vater, worunter sich die Symptome nach und nach reduzierten. Wichtig wurde im Verlauf, auch das Verhalten der Mutter zu hinterfragen und die Beziehung zu ihr zu bearbeiten. Neben TRIMB nutzten wir hierfür auch Innere-Teile-Arbeit, indem Frau R. lernte, innere verletzte und verletzliche Selbstanteile zu versorgen und hierdurch nachzunähren. Dafür war es weiterhin sinnvoll, dass sie nur selten und ausschließlich telefonischen Kontakt zu ihrer Mutter hatte.

Schließlich ließ sie sich auf eine neue Paarbeziehung ein. Im Rahmen körperlicher Intimität kam es noch zu flashbackartigen Erinnerungen, vor allem auf Körperebene. Sie war zunächst sehr erschrocken und besorgt, dass dies niemals enden würde. Auch hier erwiesen sich Aufklärung und ein Paargespräch als hilfreich, damit ihr Partner besser verstehen konnte, was mit ihr geschieht und einfühlsamer auf sie eingehen konnte. Sie war über sein Verständnis und seine Unterstützung sehr erleichert, so dass sich beide tiefer auf die Beziehung einlassen konnten. In diesem Kontext bearbeiteten wir mit TRIMB sowohl eine aktuelle Situation (Sexualität), die sie als Trigger erlebt hatte als auch frühere Situationen mit einem Ex-Partner, der ihre Grenzen nicht immer respektiert und ihr sexuelle Praktiken abverlangt hatte, die sie als eklig empfunden hatte. Nach diesen Prozessarbeiten konnte sie Sexualität noch einmal neu für sich entdecken. Bestimmte Praktiken lehnte sie weiterhin ab, fühlte sich deswegen aber nicht mehr minderwertig. Sie erlaubte sich zunehmend, einerseits ihre Grenzen zu zeigen und andererseits ihre eigenen Bedürfnisse mehr zu erforschen und Neues auszuprobieren.

Nach dreieinhalb Jahren konnte die Psychotherapie ausschleichend beendet werden. Hierunter hatte sich Frau R. deutlich stabilisiert, es traten keine traumabedingten Symptome mehr auf, allerdings neigte sie phasenweise noch dazu, sich beruflich zu überlasten. Daher meldete sie sich ein Jahr später noch einmal zu einer kurzen Krisenintervention, um ihre Selbstfürsorge zu verbessern. Die Partnerschaft bestand weiterhin und wurde von ihr als sehr tragfähig und konstruktiv beschrieben. Sie nutzte TRIMB hin und wieder in Eigenregie, wenn sie Konflikte am Arbeitsplatz hatte oder sich nicht genug abgrenzen konnte.

Zugegebenermaßen handelt es sich bei der Begleitung dieser Patientin um einen nahezu idealtypischen Verlauf, der mit wenig Hindernissen und Komplikationen einherging. Da er einen guten Überblick über die Methode selbst und ihre Einbettung in den Verlauf bietet, habe ich mich dennoch entschieden, ihn auszuwählen. Allerdings möchte ich noch ausführlicher darauf eingehen, was dazu beigetragen hat, dass das Arbeiten hier so leicht und lehrbuchartig möglich war, um damit indirekt auf die Schwierigkeiten bei vielen anderen Patientinnen einzugehen.

Zum einen hatte Frau R. keinen Kontakt mehr zu ihrem (inzwischen verstorbenen) Vater, d. h. es bestand kein sog. Täterkontakt. Wenn dies nicht gegeben ist, wird die Arbeit sehr viel mühsamer, denn es wird zunächst und vorrangig darum gehen, diesen Kontakt zu reduzieren bzw. ganz aufzugeben. Ansonsten ist keine Traumabearbeitung der Verletzungen durch diesen Menschen möglich (► Kap. 9.5). Günstig war in diesem Zusammenhang, dass auch der Kontakt zur Mutter sehr reduziert war und dies für die Patientin mit wenig Schuldgefühlen einherging. Diesbezüglich hatte sie bereits gut für sich sorgen können. Zudem waren keine malignen (Täter-)Introjekte am Wirken, die mit Vater oder Mutter identifiziert gewesen wären. Patientinnen, die solche Introjekte im Sinne der Überlebensstrategie »Identifikation mit dem Aggressor« entwickeln mussten, fühlen sich häufig verantwortlich und schuldig für das Erlebte. Sie entwerten sich selbst, verleugnen die eigene Not und das Opfergewordensein, finden sich abstoßend oder zurecht bestraft und/oder verstricken sich immer wieder in ähnlichen destruktiven Beziehungskonstellationen. Auch besteht häufiger selbstschädigendes oder selbstverletzendes Verhalten. In diesen Fällen ist sehr viel mehr Vor-, Neben- und Nacharbeit erforderlich, um irgendwann an Traumasituationen selbst arbeiten zu können.

Frau R. hatte neben den Belastungen viele Schutzfaktoren. So hatte sie in ihrer Kindheit neben der emotionalen Mangelsituation mit der Mutter Zuwendung durch ihre in der Nähe wohnende Großmutter erhalten, die für sie sehr haltgebend war. Dadurch konnte sie mehr Ressourcen entwickeln und positive Bindungserfahrungen machen, was ein wenig die schwierige Familiensituation kompensierte. Auch wenn ihre Großmutter nichts von den Übergriffen wusste und vielleicht damit überfordert gewesen wäre, so hatte sie bei ihr doch viel Wärme und Zuneigung erlebt. Darüber hinaus erbrachte sie in der Schule gute Leistungen und erlebte Wohlwollen und Förderung durch die Lehrkräfte. Auch in den Klassenverband war sie gut eingebunden und hatte Freundinnen. So konnte sie neben der belastenden familiären Situation eigene Bereiche aufbauen, in denen sie sich aufgehoben und angenommen fühlte. Daher entwickelte sich keine ausgeprägtere Selbstwertproblematik und sie hatte ein gesundes Unrechtsbewusstsein. Das half ihr, die erinnerten Übergriffe einzuordnen und zwischen Opfer- und Täterseite sicher zu unterscheiden. Auch das ist bei vielen komplex traumatisierten Menschen anders, die das Erlebte schuldhaft und selbstentwertend verarbeiten.

Auf den schulischen Erfolgen aufbauend konnte sie sich beruflich etablieren und einen Wunschberuf erlernen. Somit stand sie finanziell auf eigenen Füßen. Wenn sie auch in den Partnerschaften nicht nur Schönes erlebte, so machte sie sich doch von den Partnern nicht abhängig und bewahrte sich ihre Autonomie, so dass sie auch Trennungen bewältigen konnte. Sie hielt ein gutes soziales Netz aufrecht, was ihr immer wieder Halt und Zuversicht gab. Zudem war sie vielseitig interessiert und ging ihren Freizeitinteressen nach. Insgesamt verfügte sie also über eine gute Resilienz, sehr gute Ressourcen und ein reiferes Strukturniveau. Hieran anknüpfend konnte sie sich rasch im Rahmen der psychotherapeutischen Angebote stabilisieren und an frühere (Lebens-)Erfahrungen anknüpfen. Bei vielen anderen Patientinnen mit relevanten Ich-Strukturellen Defiziten geht es zunächst um sehr viel mehr Basisarbeit wie der Entwicklung solcher Ressourcen, den Aufbau eines konstruktiven sozialen Netzes und auch einer beruflichen stabilen Situation. Desweiteren verfügte Frau R. bereits über eine hinreichende Affektregulation. Diese war durch die Traumaerinnerungen zwar phasenweise außer Kraft gesetzt, es ließ sich aber recht rasch an die früheren Fähigkeiten anknüpfen.

Für die Arbeit mit TRIMB war es zudem von Vorteil, dass Frau R. ihre Gefühle bereits gut unterscheiden und einordnen konnte. Viele komplex traumatisierte Patientinnen können das nicht gut und benötigen zur Identifikation und Differenzierung ihrer Affekte deutlich mehr Hilfestellung.

Nicht zuletzt spielte eine Rolle, dass es außer dem Vater in der Kindheit und Jugendzeit keine weiteren (sexuell) grenzverletzenden Menschen gegeben hatte, sie sich also das Vertrauen in andere Menschen außerhalb der Kernfamilie hatte bewahren können. Zudem waren die Übergriffe nicht mit brutaler Gewalt und körperlichen Verletzungen einher gegangen. Dass die Grenzverletzungen subtiler stattfanden und für die Patientin als Kind nicht als solche zu erkennen waren, ist üblicherweise eher ein Risikofaktor, da sie es einem Kind erschweren, zwischen gefährlichen und förderlichen Begegnungen zu unterscheiden und sich entsprechend zu schützen. Auch für Frau R. war das sehr verwirrend und hatte dazu beigetragen, das Erlebte abzuspalten und lange Zeit nicht mehr zu erinnern. Sie machte jedoch die gute Erfahrung, dass ihr sofort geglaubt und das Erlebte als Grenzverletzung erkannt und gewürdigt wurde, als sie das erste Mal (in der Klinik) davon berichtete. Anders als viele andere Patientinnen erlebte sie keine aktive Verharmlosung oder Verleugnung im sozialen Umfeld, so dass ihr ihre Wahrnehmung nicht abgesprochen und verdreht wurde.

Diese Faktoren erklären, warum die Arbeit mit Frau R. so reibungslos verlaufen konnte. Bei den meisten komplex traumatisierten Patientinnen finden wir deutlich mehr Verletzungen und mehr Strukturdefizite und daher größeren Bedarf an Vorarbeit, Stabilisierung und Ressourcenaufbau.

9.5 Voraussetzungen, Indikationen und Kontraindikationen

9.5.1 Voraussetzungen auf professioneller Seite

Hiermit möchte ich sinnvollerweise beginnen, zumal auf diese Aspekte in Fachbüchern oft nicht genug eingegangen wird.

Um mit (komplex) traumatisierten Menschen zu arbeiten, benötigen wir das entsprechende Fach- und Hintergrundwissen, das es uns erlaubt, Traumafolgestörungen sowie dissoziative Symptome und strukturelle Dissoziation als solche zu erkennen. Wir sollten den Stabilisierungsbedarf und ggf. noch bestehenden Täterkontakt wahrnehmen und entsprechende Angebote machen können. Wir sollten im Rahmen von eigener Selbsterfahrung bzw. Therapie genug über eigene Lebensbelastungen und ggf. Traumatisierungen wissen und über Erfahrungen verfügen, wie diese sich entgiften bzw. bewältigen lassen. Neue Prozessmethoden sollten wir zunächst in der Selbsterfahrung kennenlernen, bevor wir sie unseren Patientinnen anbieten.

Um eine Methode wie TRIMB zu erlernen, ist eine Fortbildung erforderlich, in der eigene Erfahrungen gemacht und reflektiert werden können. Das Lesen eines Buches reicht hierfür keinesfalls aus. Wir lernen ja auch Tanzen oder Skifahren nicht aus Büchern, da hierfür die eigene (körperliche) Erfahrung nötig ist, um sich eine Methode wirklich anzueignen.

Ich weise auf diesen Punkt so dezidiert hin, da nach der Veröffentlichung meines TRIMB-Handbuchs (Spangenberg, 2017) deutlich wurde, dass etliche Kolleginnen und Kollegen trotz entsprechender Hinweise mit TRIMB zu arbeiten begonnen hatten, ohne zuvor eine Fortbildung zu besuchen. Die ausführliche Darstellung der Methode in meinem Handbuch kann und soll nicht eine Fortbildung ersetzen, in der im geschützten Rahmen zunächst geübt wird und in der Fehler korrigiert und Missverständnisse ausgeräumt werden können. Es ist vielmehr gedacht als Nachschlagewerk, nachdem eine Fortbildung genutzt wurde. Regelmäßig erreichen mich jedoch Mails und Anrufe von mir unbekannten Kollegen und Kolleginnen mit dringendem Bedarf, weil sich in der Anwendung gravierende Fehler eingeschlichen haben und ich dann weiterhelfen soll. Viele von ihnen verfügen nicht einmal über psychotraumatologische Grundkenntnisse. Das Ausmaß dieser »Experimentierfreudigkeit« – zum Teil auf Kosten von Patientinnen – finde ich doch sehr bedenklich.

9.5.2 Voraussetzungen der Patientinnen

Und nun kommen wir zu den Voraussetzungen auf Seiten der Patientinnen. Natürlich müssen diese vor der TRIMB-Anwendung über die Methode aufgeklärt werden und damit einverstanden sein, sie zu nutzen. Dies beinhaltet sowohl das Einverständnis, überhaupt an Traumainhalten zu arbeiten als auch Traumabearbeitung mit einer sehr behutsamen Methode zu machen statt mit kathartischen oder konfrontativeren Ansätzen.

Es muss diagnostische Klarheit bestehen oder erarbeitet werden, um welche Art der Traumatisierung(en) und der Traumafolgestörung es sich handelt: Akut- bzw. Monotrauma versus komplexe Entwicklungs-, und/oder Bindungstraumatisierungen. Auch das Ausmaß ggf. bestehender struktureller Dissoziation sollte geklärt und ausführlich besprochen worden sein.

Darüber hinaus muss ausreichende Stabilität bestehen, um an Traumamaterial arbeiten zu können. Da bei TRIMB nur kurz Kontakt dazu hergestellt wird, das Trauma nicht rekonstruiert und auch keine Abreaktion induziert wird, sind die Voraussetzungen hierfür nicht so hoch wie bei anderen Trauma-Expositionsmethoden wie z. B. EMDR. Dennoch müssen auch für die TRIMB-Anwendung die im Folgenden beschriebenen Aspekte berücksichtigt werden.

Die Patientin sollte bereits mit der Arbeit mit inneren Bildern vertraut sein und die Arbeit mit Ressourcen-Imaginationen kennen. Die Tresor-Übung oder vergleichbare Containment-Techniken sollten bekannt und abrufbar sein. Bei Neigung zur Dissoziation sollten Reorientierungshilfen wirksam sein. Diese muss die Patientin noch nicht selbstständig anwenden, doch mit unserer Hilfe sich verlässlich wieder im Hier und Jetzt orientieren können. Ebenso sollte die Fähigkeit zur ausreichenden Affektregulation bestehen, so dass die Patientin anhand unserer Interventionen ins Lernfenster zurückfindet, wenn sie in Übererregung gerät oder dissoziiert.

Es sollte grundsätzliche eine Motivation zur Veränderung bestehen. Dies ist nicht immer gegeben, daher sollten Kontextfaktoren sorgfältig einbezogen werden. Ich finde den Begriff des sekundären Krankheitsgewinns problematisch, da er eine Absicht und einen Profitwunsch unterstellt, das wird unserem Klientel in aller Regel nicht gerecht. Doch es gibt Situationen, in denen Menschen für Unterstützung, die sie dringend benötigen, nachweisen müssen, wie schlecht es ihnen geht, während sie gleichzeitig echten und großen Leidensdruck haben. Hierbei handelt es sich um ein echtes Dilemma, das nicht leicht aufzulösen ist. Damit meine ich nicht nur das oft zitierte Beispiel Rentenwunsch; auch ein OEG-Antrag, Antrag beim Missbrauchsfond, Finanzierung bzw. Verlängerungsanträge für die Psychotherapie, sozialpsychiatrische Betreuung, anstehendes Asyl- bzw. Gerichtsverfahren spielen oft eine wesentliche Rolle. Solange solche Verfahren laufen, ist Traumabearbeitung meist nicht erfolgreich möglich. Zudem können wirksame Methoden durch falsches »Timing« als unwirksam erlebt und somit depotenziert werden. Ich mache in solchen Phasen eher niederfrequent stabilisierende und stützende Angebote. Intensivere Prozessarbeit am Trauma erfolgt dann erst unter besseren Bedingungen und wenn diese schwebenden Verfahren abgeschlossen sind.

Auch weitere Kontextfaktoren können eine Rolle spielen, wenn z. B. wichtige Personen des Umfelds den Heilungsprozess nicht unterstützen oder gar boykottieren. Die Patientin kann dadurch in Loyalitätskonflikte geraten, sie darf sich oder ihre Beziehungen nicht verändern, weil sonst Verluste oder andere Konsequenzen drohen.

Last not least ist eine tragfähige und belastbare Arbeitsbeziehung notwendig, um sich an die Traumabearbeitung heranzuwagen. Insbesondere bei man-made-Traumatisierungen wird diese Beziehung nicht selten intensiv getestet, bevor genug Vertrauen aufgebaut werden kann.

9.5.3 Indikationen

Entwickelt wurde die TRIMB-Methode vor allem für komplex traumatisierte Patientinnen, die für eine klassische Expositionsmethode nicht stabil genug sind (und möglicherweise auch nicht werden können). Somit stellt dies die wichtigste Indikation dar. Natürlich können auch Menschen mit monotraumatischen Erfahrungen von der Methode profitieren. Beide Untergruppen können TRIMB nutzen, um alltäglichere – nicht traumatisch aufgeladene – Belastungen zu reduzieren und um damit die Alltagsbewältigungskompetenzen deutlich zu verbessern. Auch nicht traumatisierten Menschen kann selbstredend die Arbeit mit der Methode zur Verfügung gestellt werden.

Neben der Prozessierung von Traumainhalten ist es möglich, Triggersituationen zu bearbeiten. Nicht selten reicht das aus, um auch das darunter liegende Trauma wieder zur Ruhe kommen zu lassen, so dass unter Umständen keine weitere Traumabearbeitung mehr erfolgen muss.

Traumatische Erfahrungen, die nicht mit eigenen (bildhaften) Erinnerungen einhergehen, z. B. als Frühgeburt im Inkubator gewesen zu sein oder unter Einsatz von K.o.-Tropfen sexuelle Übergriffe erlebt zu haben, können ebenfalls bearbeitet werden. Für den Hot Spot werden dann entweder Bilder genutzt, die durch die Beschäftigung mit dem Thema inzwischen sekundär entstanden sind, oder es können Bilder neu konstruiert werden, indem das (fragmentarische) Wissen oder Empfinden genutzt wird. Dabei sollte der Patientin sehr deutlich sein bzw. gemacht werden, dass es sich dabei dann nicht um authentische (Erinnerungs-)Bilder handelt, sondern dass diese Bilder Hilfskonstruktionen sind und auch bleiben werden.

Unter Umständen kann mit Metaphern gearbeitet werden, wenn es keine konkreten Bilder gibt. So könnte der Trigger Alkoholgeruch mit einer Alkoholflasche oder dem geschriebenen Wort Alkohol symbolisiert werden. Wenn es um weitere Sinneskanäle geht z. B. das Hören von Schüssen oder Explosionen bei kriegstraumatisierten Menschen, könnten diese ebenfalls sichtbar gemacht werden mit Hilfe von Comic-Bildern o. ä. Somit werden verschiedenste Sinneseindrücke auf die visuelle Ebene transferiert und dadurch der Bearbeitung zugänglich gemacht.

Über das Vergangene hinaus können auch zukünftige Situationen bearbeitet und dadurch handhabbar gemacht werden z. B. Prüfungen, Untersuchungen, Operationen oder andere Behandlungen, Begegnungen etc. Dadurch lässt sich die Bewältigungskompetenz erfahrungsgemäß deutlich verbessern.

Desweiteren können wir dysfunktionale Beziehungsmuster bearbeiten, indem diese Aspekte als Gefühlsverbindungen sichtbar gemacht und dann durchtrennt werden. Allerdings lässt sich durch TRIMB die innere Beschäftigung mit dem Thema, z. B. Kontaktabbruch zu den schädigenden Eltern, nicht mit der Methode ersetzen. Es muss die Bereitschaft dazu bestehen bzw. erarbeitet werden, diesen Schritt zu gehen und sich mit den damit verknüpften Gefühlen, z. B. Trauer, Schuldgefühle etc. auseinanderzusetzen und mit den Konsequenzen umgehen zu lernen. Auch können sich Menschen erst aus dysfunktionalen Systemen lösen, wenn sie damit beginnen, alternative Kontakte oder Netzwerke aufzubauen. Wenn diese Vorarbeiten erfolgt sind, ist TRIMB ein sehr hilfreiches und wirksames Mittel, den Loslösungsprozess in eine Form zu gießen sowie kreativ und selbstwirksam zu gestalten.

Auch für Trennungen, Trauer- und Ablösungsprozesse können wir die TRIMB-Methode nutzen. Allerdings finde ich sehr wichtig, echte pathologische Trauer von organischen Verarbeitungsvorgängen zu unterscheiden. Ein Trauerjahr sollten wir Menschen mindestens zugestehen, bevor wir zu Diagnosen greifen. Wenn es sich hingegen um einen wirklich pathologischen Prozess handelt oder auch bei dem Wunsch, Rituale zu nutzen, die der Trauer Bilder und Gestaltungsmöglichkeiten bieten, kann TRIMB hilfreich und tröstlich sein.

Vorsichtig bin ich hingegen bei einer reinen symptomorientierten Behandlung z. B. bezüglich Phobien, Ängsten Süchten, Selbstverletzungen oder Suizidalität. Aus meiner Sicht ist es unerlässlich, zunächst die Funktion dieser Symptome und deren psychodynamische Bedeutung herauszuarbeiten. Denn oft haben Symptome eine Art Plombenfunktion, unter der sich noch gravierendere Verletzungen und Symptome verbergen können. Es kann gefährlich sein – falls es überhaupt funktioniert und nicht zu einer Symptomverschiebung kommt – diesen Schutz zu nehmen. Diese Vorarbeit, das Symptom in seiner Bedeutung zu verstehen und zu würdigen und nach Alternativen zu suchen, wäre also wichtig. Dann lässt sich ggf. an den zugrunde liegenden Themen (auch mit TRIMB) arbeiten.

9.5.4 Kontraindikationen

> Die wichtigste Kontraindikation zur Traumabearbeitung ist ein noch bestehender Täterkontakt!

Bei noch bestehendem Täterkontakt dürfen keinesfalls die durch diesen Menschen zugefügten Traumatisierungen durchgearbeitet werden. Denn wer den Kontakt zu schädigenden Menschen noch aushalten muss, braucht den dissoziativen Schutz, der durch die Traumaintegration aufgelöst wird. Wenn das nicht beachtet wird, können schwerwiegende Destabilisierungen ausgelöst werden: massive Symptomzunahme, Suizidalität, sich zuspitzendes selbstverletzendes Verhalten, entgleitendes Suchtverhalten, Impulsdurchbrüche (Gewalt gegen sich und andere), selbst psychotische Symptome sind möglich. Das wird leider viel zu oft nicht beachtet und auch in der Literatur nicht immer vermittelt. Dabei ist Täterkontakt kein prinzipielles Hindernis für Psychotherapie, allerdings sollte dann mit höchster Priorität daran gearbeitet werden, äußere Sicherheit (wieder) herzustellen. Andere Traumata, z. B. ein Verkehrsunfall könnten ggf. angegangen werden, sofern hierfür genug Stabilität besteht.

Sehr oft wird Täterkontakt übersehen oder nicht gründlich bzw. nicht häufig genug exploriert. Es ist zudem nicht sinnvoll zu fragen: »Haben Sie noch Täterkontakt?« Darauf werden wir nur selten eine Bestätigung erhalten, da dies ein großer und plakativer Begriff ist, der von Patientinnen nur selten auf Menschen aus ihrem Umfeld angewendet wird. Wir sollten demnach konkreter und alltagsnäher explorieren – und zwar immer dann, wenn trotz fundierter Angebote der Prozess längere Zeit stagniert oder es zu Rückschritten kommt. Aus meiner reichhaltigen supervisorischen Erfahrung kann ich nur betonen, dass – noch vor fehlender Auftragsklärung – ein übersehener oder nicht als relevant erachteter Täterkontakt die allerhäufigste Ursache ist für Schwierigkeiten in der Begleitung komplex traumatisierter Menschen. Auch wenn wir selbst an diesem Punkt manchmal müde und resigniert sein mögen – es nützt ja nichts, darüber hinwegzugehen. Wir müssen das Thema hartnäckig immer wieder und aktiv einbringen.

An dieser Stelle werde ich oft gefragt »Und was ist mit den Müttern, die weggeschaut oder ausgeliefert haben? Ist das auch Täterkontakt?« Je nachdem: Wenn sie aktiv(er) an Übergriffen beteiligt waren oder diese eigenständig begangen haben, sind sie ebenfalls Täterinnen. Wenn sie davon wussten und nicht eingriffen, sehe ich sie eher als Mittäterinnen bzw. Mitwisserinnen. In den allerseltensten Fällen ist in der Zwischenzeit eine Klärung und Verantwortungsübernehme in der Familie erfolgt, auch wenn sich viele Patientinnen danach sehnen. In aller Regel wird die Verleugnung oder Bagatellisierung oder gar Schuldzuweisung aufrechterhalten. Dann ist während der Phase der Traumabearbeitung auch der Abstand zu den Müttern notwendig, damit die traumatischen Erfahrungen gut entgiftet und integriert werden können, statt durch Kontakt zu einem weiterhin verleugnenden System immer wieder toxisch aufgeladen zu werden. »Die Beziehung zu meiner Mutter ist jetzt doch so gut geworden …«, argumentieren Patientinnen manchmal. Und wenn es zutrifft, dass sich die Beziehung konstruktiv weiterentwickelt hat, dann wird eine solche Mutter auch respektieren, dass ihre Tochter bzw. ihr Sohn für eine Weile den Kontakt reduziert, um sich selbst zu sortieren und zu heilen.

Eine weitere Frage, die häufig auftaucht: »Während eines laufenden Asylverfahrens besteht nicht wirklich Sicherheit, dürfen wir dann am Trauma arbeiten?« Auch das kann sehr heikel sein, wenn der Aufenthaltsstatus ungewiss ist bzw. die Lebensumstände noch sehr belastend sind, z. B. die Wohnsituation. Dann sollten wir uns auf Stabilisierung begrenzen. Wenn zumindest die nächste Zeit und Lebensgrundlage sicher erscheinen, können wir uns vorsichtig herantasten.

Ein anstehendes Gerichtsverfahren, z. B. wegen einer Sexualstraftat, ist ebenfalls sehr heikel und kann eine Kontraindikation darstellen. Meist steht hier Aussage gegen Aussage, so dass vor Gericht in aller Regel und im Sinne des »in dubio pro reo« die Glaubwürdigkeit der Nebenklägerin geprüft und vom Verteidiger des Angeklagten sehr häufig hinterfragt wird. Zum einen ist ein solches Verfahren mit dem wiederholten und detaillierten Befragtwerden für Patientinnen ohnehin sehr belastend bis hin zu retraumatisierend. Zum anderen kann jede psychotherapeutische Arbeit an Traumamaterial als die Glaubwürdigkeit mindernd eingestuft und daher gegen die Nebenklägerin und für den Angeklagten verwendet werden. Dies ist besonders brisant, da zwischen Anzeige und Beginn des Gerichtsverfahrens nicht selten ein bis zwei Jahre verstreichen, wenn nicht eine der beiden Personen in der Öffentlichkeit steht (dann geht es bedeutend schneller ...). Wir müssen uns in solchen Konstellationen darauf begrenzen, über längere Zeit stabilisierend zu arbeiten, obwohl wir mehr und aktiver zur Genesung beitragen könnten. Hier ist auf politischer und rechtlicher Ebene noch einiges zu tun, um die Situation für Betroffene deutlich zu verbessern.

Auch während einer Schwangerschaft bin ich zurückhaltend mit Prozessarbeit, da Stress(-hormone) auf das Ungeborene übertragen werden und dort bereits im Gehirn Fehlentwicklungen und verminderte Stressbelastbarkeit bewirken können (Sachsse, 2004). Vor allem das erste und letzte Trimenon sind am anfälligsten für Komplikationen wie Aborte oder Frühgeburten. Dann sind eher beruhigende Methoden angebracht, auch zur Geburtsvorbereitung, falls diese aufgrund von Traumaerfahrungen als schwierig einschätzt wird. Hier nutze ich gerne Ressourcenübungen z. B. die Arbeit mit dem Ressourcen-Team (Huber, 2012).

Weitere Kontraindikationen würde ich analog zu Kontraindikationen bzgl. Psychotherapie im Allgemeinen formulieren, d. h. im Umkehrschluss: Wer Psychotherapie nutzen kann, darf auch mit der TRIMB-Methode arbeiten, sofern dies indiziert und die Patientin damit einverstanden ist.

Wenn akute Suizidalität besteht, hat selbstredend die Sicherung des Lebens absoluten Vorrang. Latente Suizidalität ist hingegen kein Argument gegen Psychotherapie (und somit gegen TRIMB), zumal sie bei vielen unserer Patientinnen zum Selbsterleben dazu gehört. Sie wird oft als letzter Ausweg wahrgenommen, was überhaupt erst ermöglicht, das Leben im Hier und Jetzt auszuhalten. Das Thema sollte jedoch regelmäßig fokussiert werden, um Zuspitzungen nicht zu übersehen und dann frühzeitig intervenieren zu können. Auch sollten Lebens- oder Selbstschutzvereinbarungen erarbeitet werden, die in Krisen dann engmaschiger erneuert werden. Ich ziehe diese Begriffe übrigens der Bezeichnung Anti-Suizid-Pakt vor, da sie die Zielrichtung klarer aufgreifen.

Floride psychotische Symptome stellen eine klare Kontraindikation dar zu jedweder Arbeit mit inneren Bildern, da hierfür Patientinnen verlässlich zwischen Fantasie und Realität unterscheiden können müssen. Im Intervall zwischen psychotischen Schüben ist die Arbeit durchaus möglich, es sollte allerdings ein gutes Monitoring bezüglich der Realitätswahrnehmung erfolgen, um verdeckte Symptome frühzeitig aufzuspüren.

Suchterkrankungen würde ich nicht prinzipiell als Kontraindikation definieren, sondern abhängig davon, wie lebensbestimmend das Suchtverhalten ist. Oft sind Trauma und Sucht eng miteinander verknüpft. Der frühere Grundsatz »erst die Sucht und dann das Trauma« lässt sich oft nicht umsetzen, da durch die Abstinenz die Traumafolgestörung erst zutage tritt, die zuvor vom Suchtverhalten maskiert worden war. Meist wird das Suchtmittel als Versuch einer Art Selbstmedikation und zur Symptomkontrolle eingesetzt. Wir brauchen also Ansätze, die fließend ineinander greifen. Wenn die Sucht allerdings das Leben sehr stark prägt, sollten zunächst Entgiftungs- und Entwöhnungsbehandlungen erfolgen, vorzugsweise in Einrichtungen, die auch über traumatherapeutische Kompetenzen verfügen. Die ambulante Weiterbehandlung sollte dann Beratungsstellen und Selbsthilfegruppen mit einschließen.

9.6 Hinweise zur praktischen Anwendung

Die TRIMB-Methode gehört – wie andere Traumaintegrations-Methoden auch – in versierte, d. h. psychotraumatologisch erfahrene Hände, d. h. Kolleginnen sollten über fundierte Kenntnisse verfügen (▶ Kap. 9.5). Von Vorteil sind darüber hinaus Erfahrungen im Umgang mit Imaginationen und hypnotherapeutischen Methoden. Insbesondere sprachliche Feinheiten sind von Bedeutung, da das Unbewusste vieles wortwörtlich nimmt, so dass manche Formulierungen, z. B. Verneinungen oder das Induzieren von Optionen, heikel sein können.

In der Arbeit mit einzelnen Patientinnen hat sich die im Folgenden ausführlicher beschriebene Reihenfolge bewährt.

Zunächst geht es um den Aufbau eines vertrauensvollen und tragfähigen Arbeitsbündnisses, was bei Menschen mit Gewalterfahrungen und Vertrauensverletzungen durch andere Menschen bereits eine große Hürde darstellen kann. Hierzu gehört neben einer sorgfältigen Auftragsklärung für die gemeinsame Arbeit auch die Aufklärung und Psychoedukation über Traumafolgestörungen sowie deren Behandlungsmöglichkeiten.

In der diagnostischen Phase werden sowohl Traumata und Belastungen als auch Ressourcen und Bewältigungsstrategien erfasst. Die Metapher einer so genannten *Traumalandkarte* finde ich hier sinnvoll und verwende dieses Bild auch im Kontakt mit Patientinnen. Dieses Bild greift auf, dass es im Rahmen der Stabilisierung darum geht, Abgründe zu lokalisieren und zunächst mit Hilfe von Geländern so zu sichern, dass es nicht zu Abstürzen kommt, während gleichzeitig sichere Wege zwischen diesen Abgründen erkundet und ausgebaut werden. Erst dann werden die relevanten Abgründe erforscht und transformiert. Dazu gehört auch, die Themen Täterkontakt und äußere Sicherheit im Blick zu behalten und vorrangig hieran zu arbeiten, wenn es Hinweise auf noch anhaltende Verletzungen gibt.

Entlang der Labilität bzw. Stabilität machen wir ressourcenstärkende Angebote. Wir arbeiten an Selbstwahrnehmung, Selbstfürsorge, Selbstwertempfinden, Selbstakzeptanz, Selbst- und Affektregulation, Distanzierungsfähigkeit, Beziehungs- und Konfliktfähigkeit sowie je nach Bedarf auch an Selbstschutz, Dissoziationsstopp und Reduktion bzw. Veränderung schädlicher Beziehungen. Dabei ist Stabilisierung als Vorgang oder Therapiephase kein Selbstzweck, sondern es geht um Stabilität. Wenn diese bereits besteht, kann die Stabilisierungsphase abgekürzt werden. Bei vielen komplex traumatisierten Menschen brauchen wir hierfür jedoch genug Zeit, bevor sie überhaupt in der Lage sind, an Traumainhalten zu arbeiten.

Dabei möchte ich betonen, dass Traumakonfrontation kein Muss ist, auch wenn manche – vorrangig verhaltenstherapeutische – Ansätze dies als unerlässlich verordnen. Ich kenne viele Patientinnen, die sich durch Ressourcenarbeit sehr gut stabilisiert und eine so gute Lebensqualität erreicht haben, dass eine Traumaexposition nicht erforderlich und auch von ihnen nicht gewollt ist. Das sollten wir respektieren und auch Traumaexposition nicht zum Selbstzweck machen.

Entlang der oben beschriebenen Voraussetzungen auf Seiten der Patientin und wenn diese damit einverstanden ist, können wir nun die TRIMB-Methode in die Arbeit einführen. Zunächst kläre ich die Patientin über die Vorgehensweise auf und lasse sie die Atemtechnik einüben. Erst beim nächsten Mal werden wir dann mit TRIMB arbeiten, damit sie zunächst Gelegenheit hat zu prüfen, ob sie dies auch wirklich umsetzen möchte.

Wir beginnen mit einer alltäglicheren Belastungssituation (SUD < 6) damit die Patientin sich mit der Methode vertraut machen kann. Erst dann gehen wir zu belastenderen, d. h. auch traumatischen Situationen über. Dabei machen wir nicht zahlreiche Traumabearbeitungen hintereinander, sondern beschäftigen uns auch immer wieder mit Alltagsthemen. So wird einerseits eine Überdosierung und Kumulation verhindert, andererseits engt sich der Horizont nicht so stark auf das traumatische Erleben ein, wenn auch Alltäglicheres regelmäßig in den Blick genommen wird.

Prinzipiell können Patientinnen mit genug Routine in den Abläufen die Methode selbstständig für sich nutzen. Dies hat sich vor allem bewährt bei »Alltagsstress« und ggf. bei Triggern. Keinesfalls sollten traumatische Situationen im Alleingang bearbeitet werden. Zum einen liegt es in der Natur des hochtoxischen Materials, dass dieses emotionale und körperliche Abreaktionen auslösen kann, die sich alleine nicht steuern lassen. Dann integriert sich das Trauma nicht, sondern es wird als Kontrollverlust im Sinne einer Reinszenierung erlebt. Zum anderen bedeuten man-made Traumatisierungen in aller Regel die Erfahrungen tiefster Verlassenheit in der Anwesenheit eines anderen Menschen. Diese Aspekte von Verlassenheit und Verrat können sich nicht auflösen, wenn die Patientin dies alleine versucht, stattdessen wiederholen sich Einsamkeit und Verlorenheit. Besonders bei solchen Traumasituationen braucht es eine freundliche, parteiliche, Sicherheit vermittelnde und würdigende Begleitung.

Die Anwendung der TRIMB-Methode findet in ständigem dialogischem Kontakt statt. Die Patientin ist niemals allein mit ihren Gefühlen oder Bildern. So kann sie umgehend Unterstützung oder Anregungen bekommen, wenn sie diese benötigt. Alle Elemente, in denen Kontakt zu Gefühlen oder Belastungen aufgenommen wird, sind sehr kurz und gut strukturiert. Hier bietet die Therapeutin ein stabiles Geländer, an dem entlang sich die Patientin sicher bewegen kann. Es geht dabei nicht um

Vertiefen oder starkes Mitgefühl, denn ein mitschwingendes Geländer gibt keinen Halt. Vielmehr geht es an diesen Stellen um Lenken, Dosieren, Ermutigen, Zutrauen und Weitergehen.

Die TRIMB-Methode kann in allen Phasen der Traumatherapie eingesetzt werden.

Im Rahmen der Stabilisierung eignet sie sich sowohl zum Bearbeiten von alltäglich(er)en Stresssituationen als auch Triggerentschärfung, was die Stabilität deutlich verbessert. Nicht zuletzt können destruktive Bindungen an andere Menschen gelöst werden, sofern die Patientin dies will und sich bereits andere soziale Kontakte aufgebaut hat. Die Traumaintegration mit TRIMB ist die klassische Indikation, dies wurde ausführlicher beschrieben. Auch in der Integrations- und Abschlussphase kann TRIMB genutzt werden, um Trauer und Ablösungsprozesse zu erleichtern und aktiv zu gestalten.

9.7 Varianten der TRIMB-Methode, Verknüpfung mit anderen Ansätzen

Es gibt für die konkrete Arbeit mit TRIMB einige Varianten, die sich im Laufe der Jahre herauskristallisiert haben und die ich in meinem TRIMB-Handbuch detaillierter erläutere. So können manche visualisierten Gefühlsverbindungen besser transformiert als durchtrennt werden. Bisweilen zeigen sich im Prozess nicht nur belastende, sondern auch Ressourcengefühle. Diese können herausgearbeitet, gewürdigt und verankert werden, wodurch sich das Ressourcenerleben verstärken lässt.

Sowohl bei Patientinnen, die vertieftes Atmen als zu belastend oder triggernd erleben als auch bei Menschen mit pulmonalen Erkrankungen kann die Atemübung abgewandelt werden, so dass sie weniger intensiv wird. Es hat sich jedoch nicht bewährt, ganz darauf zu verzichten, da hierüber der Körper einbezogen ist und dieses »BASK-Element« ansonsten unterrepräsentiert wäre.

Auch wenn bilaterale Stimulationen im Ablauf mehrfach enthalten sind, so ist die TRIMB-Methode doch keine an EMDR angelehnte Technik, sondern unterscheidet sich hiervon grundlegend. Insbesondere werden keine freien Assoziationen quer durch das Traumanetzwerk angeregt, auch körperliche Abreaktionen werden nicht gefördert und durchlebt, sondern rasch unterbrochen.

Die TRIMB-Methode lässt sich gut mit anderen traumatherapeutischen Ansätzen verknüpfen, die die Würde und Selbstbestimmung sowie Ressourcen der Patientinnen betonen. Sehr passend ist hierbei das PITT®-Manual (Reddemann, aktuellste Auflage 2017), da es auf einem ähnlichen Menschenbild und einer ähnlichen Haltung basiert (▸ Kap. 7).

Besonders konfrontative oder dogmatische Ansätze, die Traumaexposition als unerlässliches und alleiniges Mittel sehen, halte ich hingegen für sehr problematisch (Spangenberg, 2017).

Oft bieten sich Kombinationen mit Ego-State-Konzepten an, so können verletzte Selbstanteile vor, während oder nach der TRIMB-Arbeit gesichert und versorgt werden. Bisweilen ist im Vorfeld die Arbeit mit so genannten Täterintrojekten sinnvoll, falls diese die Arbeit an Traumaentlastung aktiv behindern.

Zudem habe ich sehr gute Erfahrungen damit gemacht, die Affektkette (Huber, 2011) mit der Atemübung zu kombinieren. Hier werden zunächst serielle small-t-Traumata mittels Affektbrücke gesammelt und wie eine Perlenkette aneinandergereiht, um schließlich mit Hilfe der Atmung prozessiert zu werden. Bei größeren »Perlen der Kette« können diese sehr gut mit der TRIMB-Atemübung bearbeitet werden.

Somit sind viele Kombinationen umsetzbar und das »Baukastenprinzip« darf genutzt werden, allerdings immer entlang der eigenen fundierten traumatherapeutischen Routine. Und sicherlich ist es sinnvoll, zunächst die Standardvorgehensweise gut zu beherrschen, bevor Abwandlungen und Erweiterungen vorgenommen werden.

9.8 Problematische Aspekte und Risiken

Wenn die Methode sachgerecht, bei ausreichender Stabilität, mit richtiger Indikationsstellung und unter Beachtung der Kontraindikationen angewendet wird, sind die Risiken eher gering, da sie nicht tiefer in das belastende Erleben hineinführt, sondern dieses nur tangiert, um rasch auf eine lösungsorientiere Ebene zu wechseln.

Auftretende Schwierigkeiten sind meist auf Anwendungsfehler, mangelnde Routine oder fehlendes Grundwissen zurückzuführen, vor allem dann, wenn bei noch fehlender Anwendungserfahrung zu früh mit zu instabilen Patientinnen an zu belastenden Situationen gearbeitet wird. Daher weise ich auf diese Voraussetzungen auch immer wieder so dezidiert hin.

Wenn in Supervisionen oder Fortbildungen über Nichtwirksamkeit oder Verschlechterungen berichtet wird, dann ist eine der häufigsten Ursachen nicht gründlich explorierter oder übersehener Täterkontakt. In der Regel führt die Reflexion darüber dann auf eine neue Ebene der therapeutischen Zielsetzung: Es geht zunächst wieder mehr um die wichtigen »Basics«, d. h. äußere Sicherheit und Selbstfürsorge. Ein anderer recht häufiger Grund besteht in übersehenen Kontextfaktoren, die eine Verbesserung behindern. Auch dann ist es vorrangig, die Lebensumstände neu zu analysieren und zunächst an besseren Voraussetzungen für Prozessmethoden zu arbeiten. Auch (übersehene) Konflikte oder Dissonanzen in der therapeutischen Beziehung können Hindernisse sein und sollten erforscht und möglichst rasch geklärt werden.

9.9 Studien sowie Fortbildungsmöglichkeiten in der Methode

Leider ist die Methode bisher noch nicht wissenschaftlich untersucht. Mir ist sehr daran gelegen, dass es perspektivisch kontrollierte randomisierte Studien zur Wirksamkeit von TRIMB geben wird, um die Methode weiter bekannt zu machen und den Nachweis zu erbringen, dass sie nachhaltig wirkt. Wenn Leserinnen und Leser sich hiervon angesprochen fühlen und erwägen, eine solche Studie zu initiieren oder durchzuführen, können sie sich gerne direkt an mich wenden.

Ingrid Olbricht hat in den 1990er Jahren die TRIMB-Methode patentieren lassen. Dabei ging es ihr nicht um monetäre Interessen, sondern darum, die Methode und deren Namen vor Missbrauch zu schützen und sicherzustellen, dass die Arbeit mit TRIMB in ihrem Sinne und mit Achtung und Respekt vor traumatisierten Menschen weitergeführt wird, wobei ihr Frauenaspekte ein besonders wichtiges Anliegen waren. Seit 2005 bin ich von den Nachkommen Ingrid Olbrichts autorisiert, die TRIMB-Methode in ihrem Sinne weiterzuentwickeln und weiterzuverbreiten. Das habe ich seitdem mit großer Dankbarkeit aufgegriffen und umgesetzt. Im Rahmen des Patentschutzes obliegt die Vermittlung der Methode allein mir und den von mir dezidiert damit beauftragten Personen.

TRIMB sollte nur dann angewendet werden, wenn eine hierfür qualifizierende Fortbildung besucht wurde und eine entsprechende berufliche Eignung und Qualifikation besteht, die insbesondere fundierte psychotraumatologische Kenntnisse beinhaltet.

Neben umfassenderen Fortbildungen, in denen auch traumatherapeutisches Grundlagenwissen vermittelt wird, gibt es spezifische Fortbildungen »TRIMB für TraumatherapeutInnen«. Diese richten sich an Kolleginnen und Kollegen, die bereits psychotraumatologisch ausgebildet sind und über entsprechende Berufserfahrung in diesem Bereich verfügen.

Konkrete Termine finden sich in meinen Flyern oder auf der folgenden Webseite: www.ellen-spangenberg.de

Literatur

Abelar, T. (1997): *Die Zauberin. Die magische Reise einer Frau auf dem toltekischen Weg des Wissens*. Frankfurt: Scherz/Fischer.

Beckrath-Wilking, U., Biberacher, M., Dittmar, V. & Wolf-Schmid, R. (2013). *Traumafachberatung, Traumatherapie & Traumapädagogik. Ein Handbuch für Psychotraumatologie im beratenden, therapeutischen und pädagogischen Kontext*. Paderborn: Junfermann.

Boden, M. & Feldt, D. (2012). *Krisen bewältigen, Stabilität erhalten, Veränderung ermöglichen. Ein Handbuch zur Gruppenmoderation und zur Selbsthilfe*. (4., erweiterte Neuausgabe). Bonn: Psychiatrie Verlag.

Boon, S., Steele, K. & von der Hart, O. (2013). *Traumabedingte Dissoziation bewältigen. Ein Skills-Training für Klienten und ihre Therapeuten*. Paderborn: Junfermann.
Braun, B. G. (1988). The BASK model of dissociation. *Clinical applications. Dissociation 1*, 4–23.
Chrystal, P. (2006). *Die inneren Fesseln sprengen*. Berlin: Ullstein.
Courtois, C. A. & Ford, J. D. (2011). *Komplexe traumatische Belastungsstörungen und ihre Behandlung: Eine evidenzbasierte Anleitung*. Paderborn: Junfermann.
Dabney, M. E (2011). *101 Dinge, die ich gerne gewusst hätte, als ich anfing, mit Hypnose zu arbeiten*. Heidelberg: Carl-Auer.
Flatten, G., Gast, U., Hofmann, A., Knaevelsrud, C., Lampe, A., Liebermann, P., Maercker, A., Reddemann, L. & Wöller, W.: (2014). *Posttraumatische Belastungsstörung. Leitlinien und Quellentext*. Stuttgart: Schattauer.
Fürstenau, P. (2007). *Psychoanalytisch verstehen, systemisch denken, suggestiv intervenieren*. Stuttgart: Klett Cotta.
Hantke, L. & Görges, H.-J. (2012). *Handbuch Traumakompetenz. Basiswissen für Therapie, Beratung und Pädagogik*. Paderborn: Junfermann.
Herman, J. L. (2006). *Die Narben der Gewalt Traumatische Erfahrungen verstehen und überwinden*. (2. Auflage). Paderborn: Junfermann.
Huber, M. (2003). *Trauma und die Folgen. Teil 1*. Paderborn: Junfermann.
Huber, M. (2003). *Trauma und Traumabehandlung Teil 2*. Paderborn: Junfermann.
Huber, M. (2012). Der Innere Garten. Ein achtsamer Weg zur persönlichen Veränderung. Paderborn: Junfermann.
Neuner F. (2008). Stabilisierung vor Konfrontation in der Traumatherapie – Grundregel oder Mythos? *Verhaltenstherapie, 18*,109–118.
Olbricht, I. (2002). *Was Frauen krank macht. Der Einfluss der Seele auf die Gesundheit der Frau*. München: Kösel.
Olbricht, I. (2004). *Wege aus der Angst. Gewalt gegen Frauen – Ursachen, Folgen, Therapie*. Frankfurt: Beck.
Peichl, J. (2007). *Die inneren Trauma-Landschaften. Borderline – Ego-State – Täter-Introjekt*. Stuttgart: Schattauer.
Reddemann, L. (2001). *Imagination als heilsame Kraft. Zur Behandlung von Traumafolgen mit ressourcenorientierten Verfahren*. Stuttgart. Stuttgart: Klett Cotta.
Reddemann, L. (2008). *Würde – Annäherung an einen vergessenen Wert in der Psychotherapie*. Stuttgart: Klett Cotta.
Reddemann, L. (2017). *Psychodynamisch Imaginative Traumatherapie PITT. Das Manual*. Stuttgart: Klett Cotta.
Sack, M. (2010). *Schonende Traumatherapie. Ressourcenorientierte Behandlung von Traumafolgestörungen*. Stuttgart: Schattauer.
Sack, M., Sachsse, U. & Schellong, J. (2013). *Komplexe Traumafolgestörungen. Diagnostik und Behandlung von Folgen schwerer Gewalt und Vernachlässigung*. Stuttgart: Schattauer.
Schubbe, O. (Hg.) (2006). *Traumatherapie mit EMDR. Ein Handbuch für die Ausbildung*. Göttingen: Vandenhoeck & Ruprecht.
Sachsse, Ulrich (2004): Traumazentrierte Psychotherapie. Theorie, Klinik und Praxis. Schattauer Stuttgart.
Shapiro, F. (2012). *EMDR. Grundlagen und Praxis. Handbuch zur Behandlung traumatisierter Menschen* (3. Auflage). Paderborn: Junfermann.
Spangenberg, E. (2016): *Dem Leben wieder trauen. Traumaheilung nach sexueller Gewalt*. (4. Auflage). Ostfildern: Patmos.
Spangenberg, E. (2017). *Behutsame Trauma-Integration (TRIMB). Belastende Erfahrungen lösen mit Atmung, Bewegung und Imagination* (3. Auflage) Stuttgart: Klett-Cotta.
Spangenberg, E. (2017). TRIMB (Trauma Rekapitulation with Imagination, Motion and Breath). In T. Hensel: *Stressorbasierte Psychotherapie* (S. 165–171). Stuttgart: Kohlhammer.
Wirtz, U. (2005). *Seelenmord. Inzest und Therapie*. Kreuz: Stuttgart.
Wirtz, U. (2018): *Stirb und werde. Die Wandlungskraft traumatischer Erfahrungen*. Patmos: Ostfildern.
Wöller, Wolfgang (2013). *Trauma und Persönlichkeitsstörungen. Ressourcenbasierte Psychodynamische Therapie (RPT) traumabedingter Persönlichkeitsstörungen*. Stuttgart: Schattauer.

10 Der Diskurs – Auf dem Weg zu einer Expertenempfehlung

Helmut Rießbeck

10.1 Die Begriffe Integration und Konfrontation

Zwei Begriffe ziehen sich durch dieses Buch – Traumakonfrontation und Traumaintegration. Sie haben beide etwas für sich und sie können ebenso gut in die Irre führen. Etymologisch heißt Konfrontation zunächst »Gegenüberstellung« und ist vom lateinischen »frons – Stirn« abgeleitet, meint in der Gerichtssprache die Gegenüberstellung von zwei Zeugen. Damit ist auch der Vorteil dieses Begriffes erkennbar. Es geht um dingliche Phänomene, die außerhalb der Person liegen, die einem gegenübergestellt sein können. Alle Methodiken, die wir in diesem Buch beschrieben haben, nutzen diesen Aspekt. Die Erinnerungen, vornehmlich die Sinneseindrücke, aber auch Botschaften, die im Rahmen von Untaten und Übergriffen eingeimpft werden, können in der Konfrontation nach außen gestellt werden, letztlich so aus dem psychischen Binnenraum entfernt werden. Gleichzeitig wird der Begriff sofort im Zusammenhang mit militanten Aktionen verstanden, die das Assoziationsfeld hierzu prägen (https://www.dwds.de/wb/Konfrontation, abgerufen am 26.04.2019). Der Begriff Traumakonfrontation führt also auch in eine missverständliche Grundhaltung. Dieser Grundhaltung ist die Vorstellung eigen, Konfrontation könne zu einer Abschwächung, Gewöhnung und damit zu einer Neutralisierung der Belastungserfahrungen führen. Dies trifft aber wohl weitgehend nicht zu. Eine Bewältigung traumatischer Last erfolgt gerade dann nicht, wenn Menschen wieder in den gleichen Zustand gebracht werden, der das Belastungserleben kennzeichnete. Es ist also keinesfalls zweckmäßig, Menschen in denselben inneren Stress zu bringen, der dort und damals durch das Geschehen, den Übergriff, die Untaten provoziert worden war. Dies gilt bei chronischen länger einwirkenden traumatischen Prozessen natürlich ungleich mehr, als bei einem einzelnen Schockerleben. Menschen, die in ihrer Stressorganisation körperlich, mental und sozial verändert sind, habituieren i. d. R. nicht im klinischen Sinne (Vervliet, 2013; Hensel, 2017; Sachsse, 2004) bei der Konfrontation mit Reizen die dem traumatischen Geschehen entstammen, es kommt wahrscheinlich nur zu einer Abschwächung von Reaktionen, noch weniger zu einer inneren Bearbeitung des Erlebten, sondern eher zur Ausbildung überwiegend defensiver reaktiver Automatismen (Kolk, 1994). Auch Advokaten der verlängerten Exposition haben bei diesem Verfahren, wie in der Untersuchung von Hendriks nachgewiesen, 61 % der Patienten, die teilweise oder gar nicht auf die Intervention ansprachen (Hendriks, 2018). Als Faustregel kann aus diesen Erwägungen abgeleitet werden, dass das Wiederauftreten von Phänomenen der peritraumatischen Dissoziation bei der Konfrontation die

Überlastung der Betroffenen anzeigt. Die Reflexion des Übertragungsgeschehens kann nutzbar gemacht werden um solche Vorgänge rechtzeitig zu erkennen, und andere Wege einzuschlagen. Es besteht allerdings wenig Konsens wie weitgehend die Symptome der traumatischen Reaktionen als dissoziative Vorgänge verstanden werden sollten.

Das Wort Traumaintegration wirkt deutlich »ziviler«, wird es doch in der Übersetzung aus dem lateinischen Begriff hergeleitet, der mit Unversehrtheit und Ganzheit zu tun hat. Die Erschütterungserfahrungen sollen Teil des autobiographischen Gedächtnisses werden. Integration muss zumindest dazu führen, dass die Erinnerung mit den wesentlichen Zeitebenen der Person verbunden werden kann. Die Bedeutung für mindestens vier Zeitpunkte sollte revidiert werden (van der Hart & Steele, 1997):

1. Die prätraumatische Entwicklung
2. Die Phasen der Erschütterung selbst
3. Die erfahrbare Gegenwart
4. Die für die Person bedeutungsvolle Zukunft

Damit verbunden ist letztlich auch eine Rekonstruktion der Zeitachse selbst. Sie erinnern sich vielleicht des kleinen aber wichtigen Werkzeuges bei der Aufstellung einer Lebenslinie, wenn wir Ereignismomente markieren, die zwischen Traumazeit und Gegenwart lagen, und als Inseln, gleichsam als Trennblätter, das Unerträgliche vom Gegenwartserleben auseinanderhalten helfen. Dies hilft dabei, die traumatischen Vorgänge als vergangen, vorbei und abgeschlossen zu betrachten.

Allerdings muss die Wirkung auf die Gegenwart, auf die Veränderung der Persönlichkeit, auf die Grundhaltungen, Selbstüberzeugungen und Weltüberzeugungen von den Betroffenen anerkannt werden. Es gibt kein Zurück vor das Erleben der Erschütterung, kein »Ungeschehen machen« – das Ziel vieler vergeblicher kognitiver Operationen der Betroffenen – indem sie letztlich die Verletzung ignorieren und auszublenden suchen. Führende Experten für chronische Traumatisierungen haben diese Realisierungsarbeit kürzlich ausführlich beschrieben (Steele, Boon & Van der Hart, 2017).

Doch Integration als Hereinnahme der Erfahrungen in die persönliche Welt hat Grenzen. Wichtig erscheint die Identifizierung der Elemente, die als »Nicht-Ich« dem Einfluss- und Verantwortungsbereich des Opfers entzogen sind, stattdessen zur Welt der Täter gehören. Sie sind persönlichkeitsfremd und vom Opfer nicht assimilierbar. Dabei handelt es sich insbesondere um die absichtsvollen Manipulationen durch Täter und um Wahrnehmungselemente, die als wiederholte Intrusionen quasi Echos aus der erlebten Vergangenheit darstellen. Die »Traumafilme«, und damit sind natürlich Intrusionen aus dem Bereich aller fünf Sinne gemeint, sollen als fremd, wieder aus dem psychischen Binnenraum entfernt werden. Integration heißt hier also das Wiederaufrichten von gesunden Grenzen und damit das Fremde, Überwältigende als solches zu erkennen und in den Täterbereich zumindest symbolisch zurückzuschicken.

10.2 Die Besonderheiten der Methodiken

Die in den vorangegangenen Kapiteln beschriebenen Methodiken haben alle ihre Eigenheiten und Besonderheiten. Was sie an Wirkung teilen, darüber hat Gertraud Müller im Eingangskapitel bereits geschrieben (▸ Kap. 1). Im Folgenden werde ich die spezifischen Eigenheiten der Methodiken vergleichend zusammenfassen.

10.2.1 Mit Trauma-States prozesshaft und phasenspezifisch arbeiten

Lutz Besser verwendet ein übliches Vierphasenmodell für die Traumabewältigung (▸ Kap. 2). Mit der erlebnisnahen Konzentration auf »positive life events«, die im Hier und Jetzt in allen Erlebensbereichen aktualisiert werden, schafft er die Voraussetzung für die spontane aber auch gelenkte Verbindung von Ressourcen- und Belastungsnetzwerken. Dabei betont er die Bedeutungsgebung für genau definierte Erlebensmomente und neben der Messung (Skalierung) der Belastung eine ebenso detaillierte Messung der positiven Zustände als »subjective units of comfort- SUC«. Dieses Vorgehen fördert einerseits die Differenzierung: Stärkende Erfahrungen existieren neben und trotz der schlimmen Überwältigungsmomente. Daraus entsteht eine innere Pendelbewegung zwischen belastungs- und ressourcenreichen Zuständen, was wir sicherlich zu den wesentlichen Grundprinzipien der Integrationsarbeit zählen dürfen. Seine Screentechnik erscheint einfach, und man kann verschiedene Metaphern für den Projektionsvorgang nehmen – Fernseher, Leinwand, »inneres Kino« usw. Bei KReST aber ist konzeptionell durch die verbale, affektive und körperliche Beteiligung der Therapeutin eine Verbindung zum Erleben der Therapeutin geschaffen, die das Geschehen sozusagen mitverarbeitet und ihre Zustandsänderung, ihre BASK-Elemente, in abgeschwächter Form dazu gibt, ein gemeinsames gebremstes Wiedererleben in Beziehung.

Das Ego-State Modell, von dem Einiges auch bei KReST aufgenommen wurde, konzipiert die Vorstellung von abgegrenzten Ich-Zuständen und die Möglichkeit sich in diese Ich-Zustände hineinzuversetzen. Positive Ich-Zustände werden kontaktiert – darin unterscheidet sich dieses Vorgehen nicht sehr von anderen Formen der Ressourcenaktivierung. Da die Ego-States aber personalisiert sind, ergeben sich spezifische Möglichkeiten der inneren Kommunikation. Diese werden vornehmlich genutzt um die Verzerrungen der Selbstüberzeugungen und der Weltsicht im Blick auf eine bessere Zukunft umzuwandeln. Dies ist oft überhaupt die Voraussetzung für die Integration der traumatischen Erinnerungen. Dabei bedient sich die Ego-State-Therapie verschiedener Kommunikationsstile einschließlich der Hypnose. Primär werden ressourcentragende und traumaresiliente States aktiviert, oder, wenn bei diesem Versuch innere Widersacher auftreten, wird versucht eine Wandlung zugunsten einer besseren Kooperation und innerem Mitgefühl der States untereinander zu erreichen. Hauptwerkzeug wird dann der innere Begegnungsraum, in dem Perspektiven über das Alltagsleben der Gegenwart, Haltungen über die Zukunft und Vergangenheit ausgetauscht werden. Dies ist der vorbereitende Schritt für die Aktualisierung der »hot spots« des traumatischen Erlebens. Wesentlich in der Vorbereitung ist es die Rollen festzulegen, welche einzelne Ego-States bei der Traumakonfrontation haben. Verletzte und zerbrechliche Anteile werden entsprechend geschützt, andere Anteile haben mehr progressive Rollen in der Bewältigung.

Susanne Leutner hat mit ihrem Beitrag eine besondere Aufgabe (▸ Kap. 4). Die innere Kommunikation der Ego States hat eine typische Netzwerkarchitektur, während das EMDR gerade durch einen linearen Ablauf erfolgreich zu sein scheint. Kaum eine andere Methodik zentriert ihr Vorgehen so stark auf die Belastungskerne wie das EMDR. Das AIP-Modell setzt mit seinem positiven Menschenbild Selbstheilungskräfte voraus, die innere Bereitschaft des Organismus sich an das Erlebte wie auch an die Gegenwart förderlich anzupassen. Einerseits wird mit kleinen Ausschnitten gearbeitet, den Belastungskernen, andererseits mit allen »inneren Organisatoren des Erlebens«. Um es mit einem bekannten Bild zu sagen: Die in einem Wasserstrom verkeilten Baumstämme müssen nicht sämtlich neu sortiert werden, es genügt den quer liegenden, blockierenden Stamm neu auszurichten um die Stämme in Fluss zu bringen und auf diese Weise ihrem Ziel entgegen. Die Methodik fokussiert damit auf die dysfunktional gespeicherten Informationen. Man kann den Begriff »Information« hier zwar als eingeengt sehen, geht es doch um Erleben, Erfahrungen auf mehreren Ebenen und auf dieser Basis entstehende komplexe Handlungsentwürfe, die sich z. B. als trauma- und stressbegrenzende Schemata äußern. Aber das Verständnis von fehlgespeicherter Information ist gut an den Zeitgeist und an die Lebenswelt der Menschen im IT-Zeitalter angepasst und daher recht griffig. Leutners zweiter Schwerpunkt ist es, gezielt Ressourcen so zu aktivieren, dass sie während des Prozessierens, sozusagen während die Fenster für Veränderungen geöffnet sind, neue Verbindungen entstehen. Damit betont sie auch das »Hier und Jetzt« der therapeutischen Situation. EMDR führt exemplarisch vor, wie die sämtlichen Bereiche des Erlebens (BASK) so aktiviert werden müssen, dass eine Form der Anregung mit gleichzeitiger Stressbegrenzung entsteht. Letztlich entsteht vermittels des EMDR ein Kontakt mit Ich-Zuständen zu sehr umschrieben definierten Zeitpunkten. Das Verständnis von Ego-States führt dazu, dass die Kommunikation mit diesen Ego-States in jeder Phase des EMDR-Standardprotokolls genutzt werden kann. Die Nutzung der direkten Kommunikation mit den Ego-States wird von ihr als komplexe Einwebtechnik verstanden, die letztlich in jeder Phase von EMDR-Protokollen möglich ist. So entsteht ein Prozess in dem die traumatische Last fortschreitend abnimmt, die Verfügbarkeit von Ressourcen in der Gegenwart steigt und damit die integrative Kapazität des traumatisierten Menschen.

10.2.2 Ein besseres Ende für die traumatischen Szene

Im Beitrag von Mervyn Schmucker und Ines Riedeburg-Tröscher stecken einige Überraschungen (▸ Kap. 5). Wer erwartet hatte, sie würden eine modifizierte Form der prolongierten Exposition vorstellen, sieht eine sehr veränderte Struktur. Sie bleiben zwar dabei, in einer möglichst frühen Phase ein umfangreiches Wiedererleben einzuleiten, zumindest auf der kognitiven und visuellen Ebene, haben aber in begrenztem Umfang ein Teilemodell integriert, ein verletztes Kind und das »aktuelle Ich«. Sie legen großen Wert auf die umfassende Aktivierung aller »hot spots«. Hierbei räumen die Autoren ein, dass bei komplexen Traumafolgeproblematiken zunächst eine innere Kommunikation und Akzeptanz des verletzten Kindes vor der Aktualisierung der »hot spots« erreicht sein muss. Wichtig ist ihnen, die negativen Gedanken und Gefühle den verletzten Anteilen gegenüber auszudrücken und dies dann umzuwandeln. Niemand betont so sehr wie Schmucker die Entmachtung des Täters durch Umschreibung der Geschichte in der Gegenwart. Dazu zählt die Vorstellung der Begegnung des »aktuellen Ich« mit dem Täter von Damals und dessen darstellbare und physisch erlebbare Entmachtung. Anschließend wird das verletzte Kind aus der traumatischen Szene befreit. Hier beschreiten die Autoren also einen umgekehrten Weg im Vergleich beispielsweise zur Ego-State-Therapie und dem KIPT oder dem PITT-Konzept. Bei diesen Methodiken wird primär das oder die verletzten jüngeren Ich geborgen und dann die Konfrontation durchgeführt. Auch wenn dies als logischer Bruch erscheint, taucht in den genannten drei Methodiken der zentrale verletzte Anteil doppelt auf, einmal an einem geschützten Platz, dann aber wieder in der Durcharbeitung der Szene auf der Projektionsfläche (Screen). Diese Konzeption führt aber kaum zu Irritation bei Patientinnen, denn das verletzte Kind wird am geborgenen Ort oder im Begegnungsraum als Person erlebt, auf der Projektionsfläche dagegen durch fünf Sinneseindrücke in einer anderen Funktion. Man kann die Screenfunktion als positive Nutzung von dissoziativem Schutz ansehen.

10.2.3 Externalisieren, Dissoziation hemmen und Filtern

Therapeutinnen, die Erwachsene behandeln, sind weit weniger erfahren als Kindertherapeutinnen, erlebte Szenen oder auch innere Vorgänge modellhaft oder bildlich darzustellen. Das Malen im Sinne der Affektexpression oder zur Symbolisierung innerer Zustände ist zwar verbreitet, und in der Katathym Imaginativen Psychotherapie Teil des Therapiestandards. Dorothea Weinberg hat einen Ansatz entwickelt, der durch Arbeiten mit selbst gezeichneten Comics spielerisch abläuft und doch eine stringente Struktur aufweist (► Kap. 6). Das gemeinsame Zeichnen und Schreiben führt als Setting dazu, dass das Ereignis, die Szene als vergangen und außerhalb der Person erlebt wird. Natürlich könnte man die Szene auch mit anderen Mitteln, z. B. figürlich darstellen. Dies ist aber nicht nur aufwändiger, sondern führt manchmal zu »zu viel Erleben«, mindert die innere Distanzierung. Strukturierend und sequenzierend wirkt in jedem Fall der »Null-Durchgang«, d. h. die Abgrenzung der Szene mit einem Erlebenspunkt, an dem die Welt noch in Ordnung ist und dem Endpunkt, an dem das Schlimme vorbei ist. Die anschließenden mindestens sechs Durchgänge, in denen jeweils nur ein Bereich des Erlebens, der BASK-Elemente, aktiviert wird, garantiert eine Filterfunktion, die im Bearbeitungsprozess auch gemeinsam aufrechterhalten wird. Ein positiver Nebeneffekt des Vorgehens scheint zu sein, dass ein einzelnes großes Blatt geschaffen wird, welches das subjektive Erleben der Wirklichkeit festhält. Auf dieses Blatt kann in weiteren Therapieschritten zurückgegriffen werden. Letztlich ist es beim Abschluss der Therapie dann meist möglich das Blatt abzulegen, entweder bei der Therapeutin, oder es auf irgendeine Weise, z. B. in einem Ritual zu entsorgen.

10.2.4 Verarbeiten mit implizit wirkenden Interventionen

Die Suche nach Verdauungshilfen für Belastungserinnerungen, die nicht in das Wiedererleben hineinführen und Überforderungen verhindern, ist viel älter als die traumafokussierenden Therapien. Wenn wir unstrittig mit Patientinnen viele Erfolge durch reale Konfrontation erringen, so bleibt die Tatsache, dass viele Patientinnen zu einem solchen Vorgehen schlicht nicht bereit sind. Ulrike Reddemann weist in ihrem Beitrag darauf hin, dass das Paradigma, eine adäquate Traumabewältigung entstehe nur durch Aktualisierung der traumatischen Erinnerung, so nicht haltbar ist (▸ Kap. 7). Therapien, die sich ganz mit dem gegenwärtigen Leben der Betroffenen befassen, scheinen nicht grundsätzlich unterlegen zu sein. Diesen Aspekt hat auch P. Zimbardo in seinem Konzept der »time cure therapy« (Zimbardo, Sword, & Sword, 2012) betont. Die Einsicht entstammt bereits der Erfahrung von Pierre Janet. Er schrieb sinngemäß, dass die Überwindung der traumatischen Vergangenheit heiße, in der Gegenwart anders handeln zu können.

Drei Beiträge in diesem Buch konzentrieren sich auf verschiedene Weise auf dieses implizite Vorgehen. Anders als z. B. die present-centered therapy (Frost, Laska, & Wampold, 2014) beschäftigen sie sich zwar mit der belasteten Vergangenheit. Sie untersuchen aber auch detailliert die Wirkungen, welche einzelne Aspekte der Vergangenheit noch in der Gegenwart haben.

Exemplarisch findet sich dies bei der TRIMB-Methode von E. Spangenberg (▸ Kap. 9). Ein Belastungsbild wird zwar entworfen und beschrieben. Das eigentliche Ziel aber ist die Wirkung auf die Gegenwart, speziell die affektive Wirkung umzuarbeiten bzw. aufzulösen. Die affektive Bindung an einen definierten Belastungsmoment wird imaginativ materialisiert. Therapeutin und Patientin arbeiten gemeinsam auf einer imaginativen Ebene daran, die gegenwärtigen Fähigkeiten und Möglichkeiten zu nutzen, um die Bindung an das Ereignis so umzugestalten, dass das Ereignis für die Gegenwart unschädlich wird. Hier finden wir auch ein besonderes Ritual, welches Körperressourcen nutzt um die Fähigkeit des Abgebens, des Auflösens, der »Körperreinigung« darzustellen und zu erleben. Die Akteure der therapeutischen Beziehung bündeln ihre Fähigkeiten der Affektmodulation und die Möglichkeit strukturiert in einen unbelasteten Körper-State hinüber zu gehen.

Beate Steiners Konzept der Begegnung mit Täteraspekten weist mehrere interessante Besonderheiten auf (▸ Kap. 8). Die KIPT konzentriert sich stark auf den Bereich der Beeinträchtigung der Selbstbeziehung, des Selbstverhältnisses und den hier vorliegenden traumabedingten Verzerrungen. Sie nimmt dafür in Kauf, dass der Begriff der Traumatisierung relativ weit gefasst wird. Dafür rücken emotionale Übergriffe und Erschütterungen deutlich in den Fokus der Therapie. Stärker als andere Formen der Traumaintegration müssen Ressourcen von Patientinnen bereits mitgebracht werden. Zum einen ist dies die Fähigkeit, einen therapeutischen Raum mitzuentwerfen, in dem sich eine Art Spiel entfalten kann, eine symbolhafte Darstellung. Damit muss die Ebene des »Als-ob-Handelns«, das mittlere Mentalisierungsniveau (Fonagy, bei Bolm, 2009) erreichbar sein. Zum anderen braucht es hier relativ stabile Fähigkeiten zwischen der gegenwärtigen Realität in der Therapie und dem Traumafilm als Geschehen der Vergangenheit bereits unterscheiden zu können. Dafür belohnt die KIPT Therapeutinnen und Patientinnen mit einem fein gestuften Vorgehen, einem Dialog in dem fortlaufend die inneren Bilder gemeinsam konstruiert werden und der Erlaubnis heile Gegenwelten sehr weitgehend auszugestalten. Selbstverständlich wird man von außen betrachtend das zentrale Geschehen beim Imaginieren als hypnotische Trance bezeichnen. Eine zu wenig beachtete Stärke der Methodik ist die hier eingerichtete katathymen Bilderlandschaft. Die wesentlichen Orte sind miteinander verbunden, oder es wird zumindest angestrebt. Letztlich wird eine Konfrontation mit Täteraspekten von einem geschützten Ort unter der Beteiligung hilfreicher Wesen durchgeführt, die auf diese Weise gut dosiert steuerbar wird. Für die Entmachtung der Introjekte gibt es auch ein gestuftes Vorgehen, wenn keine zu stark reflexhafte Identifikation mit dem Täterbereich vorliegt.

10.3 Grundhaltung und Nutzung der Übertragung

Die Ausrichtung auf Methodiken, insbesondere der Wunsch von Therapeutinnen wirkmächtig zu werden, das »Böse« zu eliminieren, lässt leicht die Grundhaltung vergessen, die immer wieder neu reflektiert werden muss. Ulrike Reddemann betont dies am deutlichsten und sieht das »Machertum« kritisch (▸ Kap. 7). Die Bereitschaft, sich mit dem Übertragungsgeschehen zu beschäftigen und die Beziehungsreflexion als roten Faden in der Traumakonfrontation gegenwärtig zu haben, hilft den ethischen Grundsätzen von Würde und Selbstbestimmung der Patientinnen gerecht zu werden. Damit rückt auch das miteinander geteilte Beziehungserleben mit Trösten, geduldigem Ertragenkönnen und das tätige Mitgefühl in den Vordergrund. Die Beobachtertechnik selbst ist gespeist von der Fähigkeit des Menschen eine Polarität zwischen Erleben und Beobachten herstellen zu können. Aus den hinduistisch inspirierten und um die buddhistische Praxis erweiterten Vorstellungen inneren Beobachtens ergibt sich eine Form der inneren Distanzierung, die aufgrund des spezifischen Blickwinkels zu einer Reduktion der traumatischen Last in der Wiederbegegnung führt. Bei der Auflösung der traumatischen Erinnerung werden Elemente des Ego-State Konzeptes genutzt. Sehr umfangreich ist der Aspekt der Versorgung der verletzten Anteile, der Aufbau einer positiven Bindung i. S. der guten Elternschaft. Das Prozessieren selbst ist ein Narrativ in der dritten Person, begleitet von Skalierungen, die aus dem EMDR übernommen wurden. Wenn auch auf die Vollständigkeit der Beschreibung und Ausdruck aller Ebenen des Erlebens Wert gelegt wird, so ist die Grundhaltung eine Bescheidenheit angesichts der Verwundung der Betroffenen, die Therapeutinnen oft nur sehr begrenzt nachvollziehen können.

10.4 Herr »Peter Pein« – kleinschrittig multimodales Arbeiten

Die Geschichte von Herrn Pein soll am Ende dieses Bandes stehen. Am Fall dieses Patienten kann gezeigt werden, wie eine Vielzahl der Methoden aus diesem Buch angewendet wird. Dabei wird die Therapie nicht primär als Gesamtplan entworfen, sondern Abschnittsziele für fünf bis zehn Sitzungen formuliert sowie Therapiewerkzeuge erklärt. Jede Sitzung hat einen Transfer in den Alltag zur Folge, in Form von »Hausaufgaben«. Herr P. dokumentiert Erkenntnisse, Techniken, Aufgabenstellungen und Besonderheiten im Erleben der Therapiesitzungen in einem »Werkstattbuch«. Das Besondere dieses Falles ist der Umfang der Methodenvielfalt. So kommen Ego-State-Arbeit, Elemente der KIPT, TRIMB und in der weiteren Folge EMDR (zunächst CIPOS) zum Einsatz. Allerdings wird auch auf Elemente direkter Exposition nicht verzichtet durch die Begegnung mit dem Unfallopfer (in Begleitung des Therapeuten) und der Besichtigung des Unfallortes.

10.4.1 Erschütterung und traumakompensatorische Schemata

Herr P. ist Mechaniker und bei der Erstvorstellung 50 Jahre alt. Wegen eines degenerativen Wirbelsäulenleidens ist er im vorzeitigen Ruhestand. Er ist verheiratet, hat zwei heranwachsende Kinder, beide Hobbyfussballer. Seine Kindheit ist geprägt durch schwere Angstzustände gegenüber dem alkoholkranken Vater, mit vielfachen Erfahrungen von Demütigung, körperlicher Bedrohung und Gewalt, die sich regelmäßig auch gegen die Mutter richtet.

Bis zum Tag der Erschütterung sind die Kindheitsbelastungen für ihn ohne bewusst erkennbare Folgen. 26 Monate vor Beginn der Therapie wird Herr P. beteiligter Zeuge eines entsetzlichen Vorfalls. Bei einem Fußballturnier prallt der mit Herrn P. befreundete gleichaltrige Nachbar als Torwart mit einem Angreifer zusammen und erleidet eine hohe Querschnittslähmung. Herr P. ist nicht nur Mitspieler in seinem Team. Er hatte den Verletzten zuvor gedrängt, an dem Freundschaftsspiel teilzunehmen.

Abrupt verändert der Vorfall das gesamte Leben. Herr P. zieht sich weitgehend in den Keller zurück, unterhält nur die nötigste Kommunikation mit den nächsten Angehörigen. Er reagiert umfassend phobisch für alle Reize, die mit dem Unfallgeschehen direkt oder indirekt zusammenhängen könnten. An den überwiegend sichtbaren Körperteilen (z. B. Arme) lässt er ein Knochenskelett tätowieren. Zwanghaft verziert er Gebrauchsgegenstände mit Totenkopfabbildungen, bis hin zu der von ihm geliebten Gitarre. Er erlebt eine umfassende emotionale Taubheit und ein Erlöschen jeglichen Mitgefühls.

Eine stationäre Therapie in einer traumafokussiert arbeitenden psychosomatischen Klinik bleibt ohne Wirkung, da er sich völlig abkapselt, in Einzelgesprächen einerseits seine Funktionseinbußen beklagt, daneben Schuldkognitionen stereotyp wiederholt. Eine tiefenpsychologisch fundierte Einzeltherapie, die allerdings Traumaaspakte a priori ignoriert (50 Sitzungen) erlebt er als Stagnation mit weitgehender Demoralisierung, indem er den Misserfolg schuldhaft gegen sich selbst wendet.

10.4.2 Die Eingangsszene

Herr P. drückt sich mit schreckhaft geweiteten Augen in eine Ecke des Wartebereichs. Dabei versucht er sein Gesicht zu verdecken – ähnlich eines Täters vor Gericht. Auf kleinste Geräusche hin zuckt er zusammen. Ein Martinshorn in weiter Entfernung führt zu abruptem Erregungssturm und Desorientierung i. S. der Wiederholung der peritraumatischen Dissoziation. Blickkontakt wird gemieden. Nach aktiven gemeinsamen Körperübungen sinkt die globale Spannung so weit, dass eine Orientierung im Therapieraum basal erfolgen kann (z. B. Gegenstände benennen). Nach 20 Minuten ist die Konzentration erschöpft. Verbal finden sich in der Initialphase ausschließlich negativistische Gedanken zur eigenen Person, dem Alltag, zu Lebenserfahrungen und zur Zukunft. Der Patient gibt an, er werde sich ohnehin nichts merken können, damit seien die Bemühungen zum Scheitern verurteilt. Tatsächlich zeigen sich umfangreiche Wortfindungsstörungen und eine mittelgradige Beeinträchtigung des Kurzzeitgedächtnisses.

10.4.3 Phasen der Einzeltherapie

Die vorangegangenen Therapiebemühungen hatten zu einer Symptomzunahme geführt, so dass eine typische Phase 1 einer traumafokussierten Therapie begonnen wurde. Die wesentlichen zwischenzeitlich eingetretenen Verschlechterungen wurden im Ausmaß der körperlichen Erregung, dem Kontrollverlust und der dargestellten schweren Scham deutlich. Diese zeigte sich unmittelbar mit elementaren Handlungsautomatismen wie Rückzug in Starre und Bedecken des Gesichts mit beiden Händen. Dieser reflexhafte Ablauf konnte durch Einzelreize ausgelöst werden i. S. der klassischen Konditionierung. Ein minimaler Spielraum wurde zeitweise durch das Gitarrenspiel eröffnet, welches der Selbsttröstung diente, ebenso wie das Rauchen der Wasserpfeife, allerdings z. T. mit Cannabis. Daneben waren Erinnerungen an Landschaften in den USA und Bewunderung der dortigen Folkkultur aus den destruktiven Zyklen ausgespart.

Die typischen Phase 1-Interventionen umfassten neben der Psychoedukation und der Arbeit mit Geborgenheit, Spannungsregulation v. a. die folgenden Elemente:

- Führen eines »Werkstattbuches« in dem alle wesentlichen Elemente der Therapiesitzungen, wie der Beobachtungen zwischen den Sitzungen, festgehalten werden.
- Kleinste Veränderungen im Alltag erproben zur Flexibilisierung der Zwänge und Verbesserung der Kontrollüberzeugungen.
- Positive Nutzung von Dissoziation für Imagination unbelasteter (konfliktfreier) Bereiche auch im Körper und Nutzung der dualen Wahrnehmung.

- Baker´sche Übungen zur Schaffung eines personalen Beziehungserlebens mit Objektpermanenz.
- Arbeit mit einem konkreten Tresor (Schuhschachtel), in dem Gegenstände, die für Belastungsmomente stehen, abgelegt werden.

Bei den von Baker (1981; vgl. auch Rießbeck, 2013) vorgeschlagenen Übungen handelt es sich um simpel erscheinende Visualisierungen bzw. Imaginationen, die fein abgestuft werden können. In sieben Schritten wird Nähe und Distanz, Annäherung und Abwendung von der Therapeutin erprobt. Es beginnt damit, sich bei einer angenehmen Tätigkeit zu erleben. Neutrale oder angenehme Gegenstände aus dem Therapieraum werden beschrieben und später wiederholt als Bild aufgerufen. In weiteren Schritten wird die Therapeutin visualisiert, mit ihr an einem Ort zu sein, bis hin zu einer gemeinsamen Tätigkeit. Dies kann dann so erweitert werden, dass auch Situationen visualisiert werden, in denen die Betroffenen oder auch die Therapeutin in einem unangenehmen Zustand auftreten. Diese Übungen können sehr gut variiert werden und verlangen eine nur sehr begrenzte Mentalisierungsfähigkeit (Rießbeck, 2013).

Die nachlassende psychomotorische Spannung in den Therapiestunden, die verbesserte Präsenz und erhöht Konzentrationsfähigkeit, sowie die dichtere Arbeitsbeziehung mit gezielter Nutzung des »Werkstattbuches«, zeigen das Ende der Phase 1 an, während das Bedrohungserleben und Misstrauen in der therapeutischen Beziehung zurück gehen. Dies wird durch den Verzicht auf Benzodiazepine und Cannabis bestätigt.

Dafür wird, mit der Lösung der emotionalen Erstarrung und verstärkten Expressionsfähigkeit der Druck durch Scham- und Schulderleben stärker, die konfrontativen Erprobungen (z. B. Verlassen des Hauses für Einkäufe) scheitern mehrfach.

Es zeigt sich, dass die Schuldgedanken eine dreifache Verbindung mit »hot spots« aus unterschiedlichen Lebensabschnitten haben. Die zentralen Gedanken erlebt Herr P. in Szenen mit dem Vater wieder, der ihn z. B. beim Versuch Fahrrad fahren zu lernen schwer gedemütigt hatte. Die zweite Szene findet sich kurz nach dem Unfallgeschehen. Die Ehefrau des Nachbarn kam hinzu, als der Nachbar auf dem Fußballfeld am Boden lag. Sie, wie der Patient in höchster Erregung berichtet, äußerte sich mit Worten wie »Ich hab´s ja gleich gewusst… er hätte nie zu diesem Fußballspiel gehen dürfen« usw. Ein dritter Belastungspunkt liegt in der nahen Zukunft, in Form einer Zukunftsbefürchtung. Herr P. lebt in ständigen Gedanken, vom Opfer oder von irgendwelchen Personen aus der Gemeinde beschuldigt zu werden. In seinen kognitiven Verzerrungen erlebt er sich als ohnehin allein Schuldiger. Er glaubt, es sei mit dem Weiterleben nicht vereinbar, wenn zu den inneren Angriffen noch welche von außen hinzukämen. Für sein Schulderleben erbringt Herr P. täglich »Sühneleistungen« – Ersatzhandlungen in Form von schmerzhaftem sportlichen Drill, die erst beim Auftreten schwerer körperlicher Schmerzen beendet werden. In seiner Vorstellung sollte er mindestens genauso leiden wie das Unfallopfer, was ihn mental für einige Stunden von der Täter- auf die Opferseite bringt.

Die Strategie der Phase 2 besteht darin die drei Belastungszeitpunkte mental zu trennen, aus jedem dieser Belastungspunkte den Druck zu nehmen, also den Stress in gewissem Umfang zu reduzieren. Die Belastungspunkte werden durch eine jeweils schlimmste Szene charakterisiert, graphisch auf der Lebenslinie dargestellt. Die Einführung des Ego-State-Modells zielt bei Herrn P. zunächst darauf ab, ressourcenreiche Zustände so zu aktivieren, dass er den frühen Belastungen mit Vernichtungsqualität durch den Vater besser standhalten könnte. Neben der liebevollen Mutter (Bindungsaspekte) und dem früheren Hund der Familie, benennt Herr Pein seinen Sohn aus der Gegenwart. Es ist zwar theoretisch nicht vorteilhaft für Helfergestalten tatsächliche Beziehungspersonen der Gegenwart zu nehmen, stört aber letztlich häufig nicht. Mit den Helfergestalten taucht aber auch als Ego-State ein »Bestimmer« auf, eine teuflische, für die selbstbeschädigenden Handlungen verantwortliche Gestalt. Diese repräsentiert sowohl Täteraspekte des Vaters, eignet sich aber alle Vorwürfe und Beschuldigungen aus dem Unfallgeschehen an. Sehr eindeutig kann dargestellt werden, wie diese Figur sich aus intrusivem Erleben der Vorschulzeit speist, aber auch einer Reihe von Schuldgedanken aus dem Unfallgeschehen. Schultz v. Thun hat solche Anteile etwas salopp »Klumpatsch-Teile« (Schulz von Thun, 1998) genannt. Die Funktion der Schuldgedanken des Sportunfalls ist vorwiegend die Verhinderung des Ohnmachtserlebens.

Die andauernden Beeinflussungen durch den »Bestimmer« sind geeignet die Entwicklung der Therapie entscheidend zu hemmen, duldet er doch weder eine erweiterte Ressourcenaktivierung noch irgendwelche Veränderungen der zwanghaften schmerzhaften Alltagsrituale. So werden zunächst Dialoge mit dem Ego-State »Bestimmer« durchgeführt, die Herrn P. erleben lassen, dass die Macht des Bestimmers bereits Grenzen, er aber auch stabilisierende Funktionen hat. Die Selbstbeobachtung im Alltag sichert die Erfahrung der zeitweiligen Abwesenheit des vorher allmächtig geglaubten, überwiegend selbst verletzenden Ego-States.

Hier ein kleiner Ausschnitt aus der Begegnung mit dem Ego-State »Bestimmer« in einer Therapiesitzung (Videomitschnitt gerafft):

T: »Sie haben mir in der letzten Stunde erklärt, wie ›Bestimmer‹ Sie zu Aktionen bringen kann, die Ihrem Willen entgegen stehen – sich in Ihrem Drill zu verausgaben, bis Sie vor Schmerzen nicht mehr können. ›Bestimmer‹ ist ja etwas innerlich ›Ausgedachtes‹ – also können Sie sich einen Treffpunkt vorstellen, wo Sie ihm in der inneren Vorstellung begegnen?«

P: »Auf einem hohen Berg.«

T: »Können Sie den ein bisschen näher beschreiben?«

P: »Sehr hoch, kalt ist's da, Schnee, ja unangenehm, passt zu einem Unangenehmen…«

T: »Hört sich alpin an.«

P: »Himalaya oder so, dünne Luft.«

T: »Stellen Sie sich vor, wie Sie sich ausrüsten, dass Sie sicher unüberwindlich werden… wie für eine Expedition.«

(…) [Innenfokussierung]

P: »Also meine Gehilfen sind da: Merlin [der Zauberer – innerer Helfer], mein Sohn, Sheila mein Hund und Mama…,«

T: »Schauen Sie, ob es da einen Ort gibt, wo Sie mit Ihrer Mannschaft Kraft tanken können – so wie ein Basislager.«

P: »Das ist die Höhle.« [Ort der Geborgenheit]

T: »Wenn Sie jetzt los gehen, gibt es Dinge, die Sie mitnehmen, mit denen Sie Ihre Kraft zeigen?«

P: »Bergsteigerausrüstung und so eine Pumpgun, den [den Bestimmer] möchte ich am liebsten da runter schießen.«

T: »Wie wäre es, wenn wir uns einigen, ihn irgendwie zu entmachten?«

P: »So ein Elektroschocker auf die Brust gesetzt geht auch.«

(...] [geschützte Annäherung]

P: »Der Bestimmer kommt jetzt so schemenhaft aus dem Schneetreiben...«

T: »Wie schaut er aus?«

P: »Schwarze Kapuze, aber ich kann kein Gesicht sehen. Er schimpft als ob er spürte, dass ich in der Nähe bin.«

T: »Stellen Sie sich vor, dass er über J. (das Unfallopfer) laut spricht, die Gedanken und Urteile...«

P: »Er sagt: ‚Jetzt bist du ja doch hoch gekommen. Du hast es gar nicht verdient da zu sein. Du warst schon für deinen Vater nur eine Last... deine Helfer werden dir nichts nützen...«

(...)

P: (lässt den Bestimmer sprechen) »Wenn er nicht da wäre, dann wäre das ganze Schlimme nicht passiert.«

T: »Schauen Sie ihn unverwandt an und lassen Sie ihn alles sagen, bis nichts mehr kommt.«

P: »Der Peter ist schuld.«

T: »Schauen Sie, ob noch was Neues kommt, oder ob er das Gleiche wiederholt.«

P: »›Sein Vater hat recht gehabt als er ihn nicht wollte‹ – sagt das immer wieder.

T: »Was sagt er über den Unfall und das Unfallopfer?«

P: »Peter hat das Unfallopfer provoziert und lächerlich gemacht... jetzt ist das ganze Leben kaputt und du Peter bist verantwortlich, weil du ein einfach nicht lassen konntest, ihn so gedrängt hast.«

T: »Ist das Repertoire von »Bestimmer« jetzt erschöpft?«

P: »Er sagt ›du musst jetzt und auf immer deinen Tribut zahlen.‹...«

T: »Könnten Sie sich mit Ihrer Mannschaft zusammentun und beraten?«

P: »...wir in unserem Versteck, wir machen jetzt einen Kreis, die Arme ineinander, Schulter an Schulter...«

T: »Sie können sich mit ihnen beraten über das was ›Bestimmer‹ gesagt hat... und lassen sich Ratschläge geben, wie Sie auf das, was da kommt, reagieren können.«

P: »Mama sagt ›ich wollte dich immer haben... und danke dir auch, dass du mir damals die Tabletten aus der Hand geschlagen hast, damit ich nicht sterbe‹...«

T: »Bestimmt hilft Ihnen ›Mama‹ das unschädlich zu machen, was so vom ›Bestimmer‹ kommt...«

P: »Sie sagt nicht viel mehr als ›ich habe dich lieb‹.«

T: »Wie ist das? Schauen Sie, wie Sie das im Körper spüren.«

P: »Gut.«
T: »Schauen Sie, wie sie das mitnehmen können, diese Kraft, wenn Sie dem »Bestimmer« entgegentreten. Lassen Sie sich von ihr etwas geben.«
P: »Sie gibt mir ihr warmes Herz... Eine Kugel hell und warm, das ist ihre Kraft.«
T: »Und während sie die Kugel in der Hand halten, schauen sie nach den anderen Gefährten.«
P: »Mein Sohn, der weint, der ist ganz traurig, zeigt mir, dass er zu mir hält.«
T: »Wie kann er Ihnen dabei helfen, dem ›Bestimmer‹ die Macht zu nehmen?«
P: »Ich kann den nicht unschädlich machen!«
(...)
T: »Wenn es erstmal darum geht dem »Bestimmer« gegenüberzutreten und Stand zu halten, wer aus der Runde unterstützt Sie noch?«
P: »Den Merlin [Zauberer] würd′ ich gern vor mir haben, der hat Macht, wie ein Schutzschild...«
T: »Was würde ihn jetzt weiter unschädlich machen?«
P: »Wenn ich meinen Drill gemacht habe, dann gibt er ja einen Tag Ruhe...«
T: »Wenn er unschädlich gemacht ist, ist das mit dem Drill dann noch erforderlich?«
P: »Nein, gar nicht!«
T: »Ok, ich bitte Sie ihn hier auf dem Berg unschädlich zu machen, Sie und Ihre Gefährten zusammen.«
P: »Ja?«
T. »Wenn Sie sich mit Ihrer Mannschaft beraten haben, möchte ich Sie bitten ganz in die Vorstellung hineinzugehen, ihm mit all Ihrer Ausrüstung entgegen treten...«
P: »Ja, es könnte so gehen. Wir haben ja den Hund und Merlin hat ja die größte Energie...Er könnte mit seinem Stab mit Blitzen ... so wie ein Mega-Schocker...ihn so vom Berg schleudern.«
T: »Ich möchte Sie bitten, genau diese Szene ganz langsam ablaufen zu lassen, in Zeitlupe, von dem Moment ab, wo ›Bestimmer‹ merkt, dass Peter gegenwärtig ist.«
[Ablauf der Szene]
T: »Und während Sie das beobachten, möchte ich Sie bitten, all das, was Sie gesammelt haben, alle Gedanken, ihm entgegen zu stellen und so seinen hasserfüllten Tiraden die Kraft nehmen.«
P: »...die Blitze prallen an ihm ab, der ist unsterblich.«
T: »Wenn es gar nicht um den Körper geht, sondern um die Botschaften, denn alle Wesen sind sterblich, aber Botschaften können uns Menschen überleben, gerade solche, die wie Gehirnwäsche funktionieren.«
P: »Ja, genau solche ... ›Es ist nicht richtig, dass du Spaß hast‹...«
T: »Genau, sehen Sie, wie sie diese Botschaften im Angesicht dieser Figur, dieser feigen Gestalt, die noch nicht mal ein Gesicht hat, entkräften.«
P: (An den »Bestimmer« gerichtet) »Du weißt nicht, was in mir drin ist, du hast gar kein Gefühl, weißt nicht, was in mir vorgeht.«

T: »Und seine Urteile – gelten die?«
P: »Es ist was im Unfallopfer, was ihm recht gibt.«
T: »Wenn Sie noch mal auf die Kugel in der Hand achten!«
P: »Fühlt sich ganz warm und sicher an.«
T: »Schauen Sie, was geschieht, wenn Sie sich auf den Eindruck konzentrieren, wie langsam, wie diese Urteile wie eine einfarbige Schrift langsam verblassen.«
P: »Hmm...könnte gehen...«
T: »Was kann helfen, dass die Schrift verblasst, welche Gedanken müssten dann, so wie mit einem großen Lautsprecher gesprochen, gegenwärtig sein, damit das geschieht?«
T: »...und könnte Merlins Stimme die sein, die diese Gedanken ausspricht, wie ›Menschen dürfen Freude haben, dürfen spielen und andere zum Mitmachen bringen‹...«
P: »Und Peter wollte nicht, dass das Schlimme passiert.«
T: »Und es könnte da so einen Satz bei Merlin sein, dass Menschen an ihren guten Absichten zu messen sind... Peter wollte ein Freundschaftsspiel... Freundschaft und Freude...«
P: »Und es ist zu hart, auf so viel zu verzichten... und was soll er [Peter.] denn sonst noch machen [T. – der Bestimmer ist durch keine Handlung, keine Sühneleistung je zu befriedigen].
T: »Und schauen Sie, ob es da ein Wort gibt, ein besonderes Wort, das stärker noch ist, als die Lichtblitze, das für Befreiung sorgt, und ›Bestimmer‹ wie von selbst ins Wanken kommt und was weiß ich wohin rutscht.«
(...)
P: »Es gibt ein Wort, das heißt Vergebung.«
T: »Und es ist gut, wie es ist, jetzt.«
P: »Hmm, ja.«
T: »Und für den Bereich der Vergebung, die jetzt schon da ist, möchte ich Sie bitten mit Ihren Gefährten einen Kreis zu markieren, wo das schon wirksam ist, und der ›Bestimmer‹ keinen Zutritt hat.«
P: »Merlin mit den anderen macht einen Feuerkreis mit so grünblauen Flammen und es wärmt auch.«
T: »Und wie der ›Bestimmer‹ da nicht rein kann.«
P: »Ja, ja genau.«
T: »Und schauen Sie, wie das ist.«
P: »Es ist jetzt alles schön warm.«
T: »Bitte schauen Sie, wie der ›Bestimmer« jetzt ausschaut, so jetzt von Ihrer Position aus.«
P: »Der hat die Arme jetzt nicht mehr so oben, mehr so gesenkt. Er steht schon noch da, aber es kommt mir so vor, dass er sieht, wie wir in unserem Bündnis den wärmenden Schutz genießen.«
T: »Bleiben Sie noch bei dem Eindruck.«
P: »Das ›Körperliche‹ spürt es jetzt auch, einfach etwas gelindert.«
(...)

Auch hier wird die Technik des Durchsprechens zu dem Anteil verwendet, die indirekte Kommunikation, wenngleich in einer sehr direktiven suggestiven Form. Der Ausschnitt zeigt einerseits die Rigidität dieses inneren Anteils, der einen großen Teil der Schuld- und Schamkognitionen trägt. Die ressourcentragenden Anteile können letztlich mit dem Widersacher in Verbindung gebracht werden. Herr P. erlebt sich als wirksam statt gelähmt und evoziert zum Ende der Sitzung hin einen stressarmen angenehmen Körperzustand.

Die Phase 2 umfasste damit die folgenden Stationen:

- Trennen der »hot spots« und Einrichtung eines vorläufigen Zeitrasters,
- Einführung des Ego-State-Modells und Einrichtung eines Ressourcenteams,
- Mit Hilfe des inneren Ressourcenteams angenehme Tätigkeiten planen und durchführen (zunächst Wiederaufnahme früherer Interessen wie Musik hören, Konzertprogramme studieren…),
- Pendeln zwischen belasteten und angenehmen Körperzuständen,
- Dialog mit einem verletzenden (partiell Täter imitierenden) Anteil,
- Umarbeiten der zentralen Belastungsszene aus der Kindheit durch »Retten des verletzten Kindes« und Entmachtung des Täters von damals,
- Umarbeiten des Belastungspunktes Sportunfall des Nachbarn mit CIPOS und TRIMB,
- Bearbeiten der auf die Zukunft gerichteten Zwangsbefürchtungen durch Probehandeln im sozialen Raum (einen alten Freund treffen…) und Variieren von Zwangshandlungen.

Am Ende dieser Phase ist die Dissoziationsneigung so weit bewältigt, dass ein besonders heikler Bereich angegangen werden kann. Herr P. lebt praktisch Wand an Wand mit dem Unfallopfer und sieht sich nicht in der Lage, ihm zu begegnen oder sich Reizen zu stellen, die mit Fußballsport zu tun haben. Da beide Kinder als Hobbyfußballer aktiv sind, kann Herr Pein den belastenden, in Form von Triggern wirkenden Reizen, allerdings kaum entgehen.

Die Entscheidung zum direkten Kontakt mit dem Unfallopfer fällt Herrn P. schwer. Angesichts der schwierigen Gesamtkonstellation, die sonst ein umfangreiches Vermeidungsverhalten auf Dauer erzwungen hätte, kann ich Herrn P. motivieren, sich dem Unternehmen zu stellen. Zunächst planen wir die Annäherung in kleinen Schritten. Mit EMDR als Zukunftsprojektion lassen sich die eskalierenden Befürchtungen so weit begrenzen, dass wir an reale Exposition denken können. Dann gibt es einen Zeitungsartikel, wo geschildert wird, wie meisterlich das Unfallopfer trotz der schwersten Behinderung wieder zurück ins Leben gefunden hatte. Nach der gemeinsamen Lektüre des Zeitungsartikels in der Therapiestunde nimmt Herr T. mit dem behinderten Nachbarn zunächst per E-Mail-Kontakt auf. Nach einigen Zwischenstationen begleite ich Herrn P. letztlich zu einem ersten Besuch bei seinem behinderten Nachbarn, der unter erheblicher Anspannung aber mit äußerster Aufmerksamkeit des Patienten sehr erfolgreich verläuft. Inzwischen ist die Freundschaft mit dem Nachbarn auf einer tiefgehenden Ebene wiederbelebt. Herr P. kann tätiges Mitgefühl als inneren Zustand erleben, was auch auf die anderen Lebensbeziehungen Einfluss hat. Beide Nachbarn musizieren häufiger miteinander, wobei der vom Hals ab gelähmte Partner auf einer umgeschnallten Mundharmonika bläst. Daneben schauen sie Fußballspiele im Fernsehen an. Beides, ebenso wie das Füttern des Nachbarn, erlebt Herr P. als stilles Glück.

Die Phase 3 umfasste:

- Planung einer direkten Begegnung (»Exposition«),
- belastende Dialoge (mit Ego-State »Bestimmer«) aus dem Vorgehen ausklammern,
- EMDR-Zukunftsprojektion mit der Herausforderung dem Unfallopfer zu begegnen,
- schrittweise indirekte Kontaktaufnahme (Zeitungsartikel, E-Mail),
- Begegnung in Begleitung des Therapeuten,
- Neugestaltung der Beziehung zum Unfallopfer.

Die Bewältigung der 3. Phase wird von Herrn P. als entscheidend erlebt. Doch verbleiben weiterhin Symptome, die sich auf die fragmentierte Wahrnehmung des Sportunfallgeschehens bezogen. Auffälligstes Symptom ist der Erregungszustand, der weiterhin durch ein Martinshorn hervorgerufen werden kann. Daneben hat sich der sportliche Drill als motorischer Automatismus so weit verselbstständigt, dass er starr und praktisch kontextfrei abläuft. Die Therapie konzentriert sich darauf, kleine Veränderungen in die zwangsorganisierten Abläufe zu bringen, verbunden mit anderen Wahrnehmungen. So gelingt es aus dem klassisch konditionierten Muster »Martinshorn gefolgt von dissoziativem Erregungszustand« zu kommen, indem eine neue Verbindung für Martinshorn, verbunden mit einem anderen Sinnesreiz geschaffen wird. Herr P. hat noch ein schönes Blechspielzeugpolizeiauto aus der Kindheit, dessen Blaulicht so mild im Dunkeln strahlt, dass es Herrn P. beruhigen kann. Mit dieser Erfahrung kann sich Herr P. verschiedene Alarmsignale (aus dem Internet) anhören. Zur Umwandlung der selbstbestrafenden Zwangssymptomatik werden die Dialoge mit dem Ego-State »Bestimmer« wieder aufgenommen. Für ihn wird eine neue Rolle gefunden, als Fitness-Coach ist er nicht mehr der Widersacher von einst, die inneren Vorwürfe sind durch positive Kognitionen während der sportlichen Betätigung zum größeren Teil ersetzt.

Damit ist der Weg frei das Unfallgeschehen insgesamt nochmals als kohärenten inneren Film durchlaufen zu lassen, wobei hier die EMDR-Methode, mit der Herr P. schon vertraut war, bevorzugt wird. Verletzte Anteile aus den früheren Belastungserfahrungen spielen jetzt keine hemmende Rolle mehr. Die Belastungsszene mit der vorwurfsvollen Gattin des Unfallopfers erweist sich als durchaus noch schwer überwindlich. Sie wird letztlich mit einer Stühle-Technik psychodramatisch gespielt, so dass Herr P. seine Verantwortung für das Unfallgeschehen neu begrenzen kann. Mit dem Umstand, einen Freund hartnäckig zum Mitmachen überredet zu haben, ihn bedrängt zu haben, kann er letztlich leben.

Damit umfasste die Phase 4:

- Auflösung elementarer konditionierter Handlungsautomatismen,
- Konversion des Inneren Widersachers zum Ressourcenträger,
- Durcharbeiten des gegenwartsnahen Belastungspunktes mit EMDR,
- Psychodramatisches Bearbeiten von Kernszenen mit realen Vorwürfen.

Man könnte jetzt noch eine 5. Phase abgrenzen, in dieser Therapie, eine Phase die mit vertiefter Sinnfindung zu tun hat. Da Herr T. neues mitmenschliches Handeln in mehrfacher Hinsicht erprobt hat, erscheint die Integration der traumatischen Erfahrung in die Zukunftsentwürfe unschwierig.

Die Behandlungsgeschichte von Herrn P., bei dem ich mich an dieser Stelle ganz herzlich bedanken möchte, weil er mir gestattet hat seinen Werdegang detailliert zu beschreiben, soll zeigen, dass nicht eine Methode überlegen ist, sondern dass wir bei komplexen Problematiken multimodale Therapieformen, deren Schritte sorgfältig geplant ineinandergreifen sollten, mit absehbarem Erfolg durchführen können. Dabei muss natürlich betont werden, dass die spezifischen Methoden zwar wichtig sind. Wesentlich bleibt jedoch die Beziehungsgestaltung auf der Basis der Reflexion der Übertragung. Dies erst gibt die Möglichkeit die spezifischen traumatischen Enactments zu nutzen und zu ermessen, wie ein eingesetztes Werkzeug beim aktuellen gegenwärtigen Stand einer Therapie voraussichtlich wirken wird.

Es wäre ungünstig die Methodiken, welche in diesem Band beschrieben wurden, als konkurrierend anzusehen. Beim Schreiben, ebenso wie bei der Begegnung mit den Mitautorinnen und Mitautoren wurde für die Herausgeber klar, dass es wichtig ist aus mehreren Vorgehensweisen mit den Patientinnen wählen zu können. Dabei können wir die nächsten Schritte nur begrenzt vorhersehen. Ähnlich wie beim Qualitätsmanagement ist es daher vorteilhaft, gemeinsam Schritte für eine Behandlungssequenz vorauszuplanen, den Prozess zu gestalten, ihn auszuwerten und dann eine Neubestimmung oder Nachjustierung vorzunehmen. Es darf dabei nochmals betont werden, dass gute Erfolge dann erzielt werden, wenn die Methodiken zu der Erfahrungs- und Wertewelt sowohl der Patientinnen wie auch der Therapeutinnen passen. Dies lehren die Ergebnisse der Wirksamkeitsforschung der Psychotherapie.

Literatur

Baker, E. L. (1981). An hypnotherapeutic approach to enhance object relatedness in psychotic patients. *Int J of Clinical and Experimental Hypnosis, 124*, S. 136–147.
Bolm, T. (2009). *Mentalisierungsbasierte Therapie.* Köln: Deutscher Ärzte Verlag.
Frost, N., Laska, K., & Wampold, B. (2014). The evidence for present-centered therapy as a treatment for posttraumatic stress disorder. *J Trauma Stress, (1)*, S. 1–8.
Hendriks L, d. K. (2018). Intensive prolonged exposure therapy for chronic PTSD patients following multiple trauma and multiple treatment attempts. *Eur J Psychotraumatol.*; *9*(1).
Hensel, T. (2017). *Stressorbasierte Psychotherapie.* Stuttgart: Kohlhammer.
https://www.dwds.de/wb/Konfrontation. Abgerufen am 26. April 2019.
Kolk, v. d. (1994). The body keeps the score: Memory and the evolving stress ofposttraumatic stess. *Havard Rev Psychiatry*, S. 252–264.
Rießbeck, H. (2013). *Einführung in die hypnodynamische Teiletherapie.* Heidelberg: Carl-Auer.
Sachsse, U. (2004). *Traumazentrierte Psychotherapie. Theorie, Klinik.* Stuttgart: Schattauer.
Schulz von Thun, F. (1998). *Miteinander reden Bd III.* Reinbek: Rowohlt TB Verlag.

Steele, K., Boon, S., & Van der Hart, O. (2017). *Die Behandlung traumabasierter Dissoziation.* Lichtenau/Westf.: Probst.

Van der Hart, O., & Steele, K. (1997). Time distortions in dissociative identity disorder: Janetian concepts and treatment. *Dissociation, 10*(2), S. 91–103.

Vervliet B., C. M. (2013). Fear extinction and relapse: state of the art. *Annu Rev Clin Psychol.*, S. 215–248.

Zimbardo, P., Sword, R., & Sword, S. (2012). *The time cure: Overcoming PTSD with the new Psychology of time perspective therapy.* San Francisco: Wiley.

Stichwortverzeichnis

W

Z